实用内科临床诊治

韩菲菲　崔泽照　刘凤　刘淑红　王国立　王新◎主编

吉林科学技术出版社

图书在版编目（CIP）数据

实用内科临床诊治/韩菲菲等主编. --长春:吉
林科学技术出版社,2024.3
　　ISBN 978-7-5744-1179-1

　　Ⅰ.①实… Ⅱ.①韩… Ⅲ.①内科-疾病-诊疗
Ⅳ.①R5

中国国家版本馆 CIP 数据核字(2024)第 064180 号

实用内科临床诊治

主　　编	韩菲菲　等
出 版 人	宛　霞
责任编辑	张　楠
封面设计	长春市阴阳鱼文化传媒有限责任公司
制　　版	长春市阴阳鱼文化传媒有限责任公司
幅面尺寸	185mm×260mm
开　　本	16
字　　数	310 千字
印　　张	13.375
印　　数	1~1500 册
版　　次	2024 年 3 月第 1 版
印　　次	2024 年 10 月第 1 次印刷

出　　版	吉林科学技术出版社
发　　行	吉林科学技术出版社
地　　址	长春市福祉大路5788 号出版大厦A 座
邮　　编	130118
发行部电话/传真	0431-81629529 81629530 81629531
	81629532 81629533 81629534
储运部电话	0431-86059116
编辑部电话	0431-81629510
印　　刷	廊坊市印艺阁数字科技有限公司

书　　号	ISBN 978-7-5744-1179-1
定　　价	82.00元

目　　录

目 录

第一章 呼吸系统疾病

第一节 慢性支气管炎

慢性支气管炎是气管、支气管黏膜及周围组织的慢性非特异性炎症。临床以咳嗽、咳痰为主要症状,每年发病持续 3 个月,连续 2 年或 2 年以上。需要进一步排除具有咳嗽、咳痰、喘息症状的其他疾病(如肺结核、尘肺、肺脓肿、心脏病、心功能不全、支气管扩张、支气管哮喘、慢性鼻咽炎、食管反流综合征等疾患)。

一、病因

本病的病因尚不完全清楚,可能是多种因素长期相互作用的结果。

1.有害气体和有害颗粒

如香烟、烟雾、粉尘、刺激性气体(二氧化硫、一氧化氮、氯气、臭氧等)。

2.感染因素

病毒、支原体、细菌等感染是慢性支气管炎发生发展的重要原因之一。

3.其他因素

免疫、年龄和气候等因素均与慢性支气管炎有关。

二、临床表现

缓慢起病,病程长,反复急性发作导致病情加重。主要症状为咳嗽、咳痰,或伴有喘息。急性加重系指咳嗽、咳痰、喘息等症状突然加重。急性加重的主要原因是呼吸道感染,病原体可以是病毒、细菌、支原体和衣原体等。

1.咳嗽

一般晨间咳嗽为主,睡眠时有阵咳或排痰。

2.咳痰

一般为白色黏液和浆液泡沫性,偶可带血。清晨排痰较多,起床后或体位变动可刺激排痰。

3.喘息或气急

喘息明显者常称为喘息性支气管炎,部分可能合伴支气管哮喘。若伴肺气肿时可表现为劳动或活动后气急。

早期多无异常体征。急性发作期可在背部或双肺底听到干、湿啰音,咳嗽后可减少或消失。如合并哮喘可闻及广泛哮鸣音并伴呼气期延长。

三、检查

1. X 线检查

早期可无异常。反复发作引起支气管壁增厚,细支气管或肺泡间质炎症细胞浸润或纤维化,表现为肺纹理增粗、紊乱,呈网状或条索状、斑点状阴影,以双下肺野明显。

2. 呼吸功能检查

早期无异常。如有小气道阻塞时,最大呼气流速-容量曲线在 75% 和 50% 肺容量时,流量明显降低。

3. 血液检查

细菌感染时偶可出现白细胞总数和(或)中性粒细胞增高。

4. 痰液检查

可培养出致病菌。涂片可发现革兰阳性菌或革兰阴性菌,或大量破坏的白细胞和已破坏的杯状细胞。

四、诊断

依据咳嗽、咳痰,或伴有喘息,每年发病持续 3 个月,并连续 2 年或 2 年以上,并排除其他慢性气道疾病。

五、鉴别诊断

1. 咳嗽变异型哮喘

以刺激性咳嗽为特征,灰尘、油烟、冷空气等容易诱发咳嗽,常有家庭或个人过敏疾病史。对抗生素治疗无效,支气管激发试验阳性可鉴别。

2. 嗜酸细胞性支气管炎

临床症状类似,X 线检查无明显改变或肺纹理增加,支气管激发试验阴性,临床上容易误诊。诱导痰检查嗜酸细胞比例增加(≥3%)可以诊断。

3. 肺结核

常有发热、乏力、盗汗及消瘦等症状。痰液找抗酸杆菌及胸部 X 线检查可以鉴别。

4. 支气管肺癌

多数有数年吸烟史,顽固性刺激性咳嗽或过去有咳嗽史,近期咳嗽性质发生改变,痰中带血。有时表现为反复同一部位的阻塞性肺炎,经抗菌药物治疗未能完全消退。痰脱落细胞学、胸部 CT 及纤维支气管镜等检查可明确诊断。

5. 肺间质纤维化

临床经过缓慢,开始仅有咳嗽、咳痰,偶有气短感。仔细听诊在部下后侧可闻爆裂音

(Velcro啰音)。血气分析示动脉血氧分压降低,而二氧化碳分压可不升高。

6.支气管扩张

典型者表现为反复大量咯脓痰,或反复咯血。X线胸部拍片常见肺野纹理粗乱或呈卷发状。高分辨螺旋CT检查有助诊断。

六、治疗

采取防治结合的综合措施,目的在于缓解症状,防止肺功能损伤,促进康复。急性发作期和慢性迁延期应以控制感染和祛痰、止咳为主;伴发喘息时,应予解痉平喘治疗。在缓解期以加强锻炼、增强体质、提高机体免疫力、预防复发为主。

(一)急性发作期的治疗

急性发作的原因最多见的是细菌或病毒感染,应确定急性发作的原因及病情严重程度,决定门诊或住院治疗。

1.控制感染

应用抗菌药物,可分为经验治疗与目标治疗,经验治疗可给予β-内酰胺类/β-内酰胺酶抑制剂、第二代头孢菌素、大环内酯类或喹诺酮类。如门诊可用阿莫西林/克拉维酸、头孢唑肟0.25g,每日3次。左氧氟沙星0.2g,每日2次。

近年研制开发的氟喹诺酮类,与环丙沙星、氧氟沙星等相比,具有以下特点:①对革兰阳性球菌的抗菌活性增强,如葡萄球菌属(包括MRSA及MRCNS)、化脓性链球菌、肺炎链球菌(PSSP及PRSP)、粪肠球菌、屎肠球菌等,但耐环丙沙星菌株对之耐药。②对厌氧菌包括脆弱拟杆菌的作用增强。③加强对肺炎支原体、肺炎衣原体、沙星衣原体、鹦鹉热衣原体、军团菌、弓形虫、结膜分枝杆菌及其他分枝杆菌的作用。④对革兰阴性杆菌仍保留良好抗菌活性。新开发的品种有莫西沙星、加替沙星、吉米沙星、西他沙星等,其中莫西沙星被称为专为治疗呼吸道感染的新喹诺酮类药物,对肺炎链球菌的体外活性是环丙沙星的4～16倍,对金黄色葡萄球菌的活性是环丙沙星的16倍,对脆弱拟杆菌亦有较好活性,而抗支原体、衣原体的活性较环丙沙星强66～125倍。莫西沙星0.4g,1次/天;或加替沙星0.4g,2次/天。较重者可用头孢曲松钠2.0g加于生理盐水100～250mL静脉点滴,1次/天。或莫西沙星0.4g,静脉点滴,1次/天。目标治疗为根据痰培养及药敏选药。

2.祛痰、镇咳

对痰不易咳出者可应用祛痰、镇咳药。常用药物有溴己新,16mg,3次/天。盐酸氨溴索,30mg,3次/天。羧甲司坦0.5g,3次/天。

3.解痉、平喘

(1)茶碱类。茶碱缓释或控释片,0.2g,2次/天。

氨茶碱,0.1g,3次/天。

(2)抗胆碱药。异丙托溴氨气雾剂,40～80μg(每喷20μg),雾化吸入,2次/天。

噻托溴铵为一种新的抗胆碱类舒张支气管药物,在缓解症状、改善患者肺功能、改善健康状况及减少急性加重频率方面均优于异丙托溴氨。用量为 $18\mu g$/天。

（3）β_2-肾上腺素受体激动剂。沙丁胺醇气雾剂，$100\sim200\mu g$（每喷 $100\mu g$），雾化吸入，疗效持续 $4\sim5$ 小时，每 24 小时不超过 $8\sim12$ 喷。

（二）缓解期治疗

应注意避免各种致病因素，吸烟者须戒烟。加强锻炼，增强体质，提高机体免疫能力。可冬病夏治，一些扶正固本的中药方药，可有一定效果。也可用卡介苗注射液，$1mL$ 肌内注射，隔日 1 次，连用 $1\sim2$ 个月，临床上已观察到较好疗效。

七、预后

慢性支气管炎如无并发症，消除诱发因素（如吸烟、寒冷、粉尘等），并积极进行治疗，防止复发。如病因持续存在，治疗不彻底，迁延不愈或反复发作，使病情不断发展，易并发阻塞性肺气肿、慢性阻塞性肺疾病，甚至导致慢性肺源性心脏病，危及生命。

第二节　支气管哮喘

一、概述

支气管哮喘通常简称为哮喘，但并非所有有哮喘症状的患者都是支气管哮喘，根据中华医学会呼吸学会修订的支气管哮喘诊疗指南，支气管哮喘定义如下：哮喘是由多种细胞包括气道的炎性细胞和结构细胞（如嗜酸粒细胞、肥大细胞、T 淋巴细胞、中性粒细胞、平滑肌细胞、气道上皮细胞等）和细胞组分参与的气道慢性炎症性疾病。这种慢性炎症导致气道高反应性，通常出现广泛多变的可逆性气流受限，并引起反复发作性的喘息、气急、胸闷或咳嗽等症状，常在夜间和（或）清晨发作、加剧，多数患者可自行缓解或经治疗缓解。

二、病因

支气管哮喘的发病原因极为复杂，至今尚无满意的分类方法，目前多主张将引起支气管哮喘的诸多因素分为哮喘发病的危险因素，包括宿主因素（遗传因素）和环境因素两个方面。

（一）遗传因素

哮喘是一种具有复杂性状的，具有多基因遗传倾向的疾病。其特征为：①外显不全；②遗传异质化；③多基因遗传；④协同作用。通过哮喘遗传学协作研究组（CSGA）对三个种族 140 个家系的研究表明染色体可能含有哮喘易感因素，且特异性哮喘易感基因只有相对重要，同时也表明环境因素或调节基因在疾病表达方面，对于不同的种族可能存在差异。

（二）环境因素

变应原是哮喘激发的主要因素,包括室内变应原和职业性变应原。屋螨是最大的室内变应原,是世界范围内重要的发病因素。家中饲养的宠物如猫、狗、鸟释放的变应原在它们的皮毛、唾液、尿液与粪便等分泌物中,是引起哮喘急性发作的主要危险因子。真菌也是室内空气中的变应原之一,特别是阴暗、潮湿以及通风不良的地方,常见为青霉、曲霉、交链孢素、分枝孢子菌和念珠菌等。其中链格孢酶已被确认为致哮喘的危险因子。常见的室外变应原有花粉与草粉。可引起职业性哮喘常见的变应原有谷物粉、面粉、木材、饲料、茶、咖啡豆、家蚕、鸽子、蘑菇、抗生素、异氰酸盐、邻苯二甲酸、松香、活性染料、过硫酸盐、乙二胺等。药物及食物添加剂:阿司匹林和一些非皮质激素抗炎药是药物所致哮喘的主要变应原。

很多报道认为,室外大气中非抗原物质是哮喘发病率上升的一个重要原因。这些物质可引起人体肺功能、气道反应性及免疫系统的变化,导致哮喘患者对抗原的敏感性增强,使哮喘发病率上升及症状加重。

此外,感染包括细菌、病毒、原虫、寄生虫等也是引起哮喘急性发作的主要原因之一,其中呼吸道病毒感染与哮喘发作有密切联系,婴儿支气管病毒感染作为哮喘发病的启动病因尤其受到关注。呼吸道常见病毒有呼吸道合胞病毒(RSV)、腺病毒、流感病毒、副流感病毒、冠状病毒以及某些肠道病毒,合胞病毒是出生后第一年的主要病原。与成人哮喘有关的病毒以鼻病毒和流感病毒为主。

围产期胎儿的环境:由于在整个妊娠期胎盘主要产生辅助性Ⅱ型T细胞(Th2)细胞因子,因而在肺的微环境中,Th2的反应是占优势的,若母亲已有特异性体质,又在妊娠期接触大量的变应原或受到呼吸道病毒特别是合胞病毒的反复感染,即可能加重其Th2调控的变态反应,以致增加出生后变态反应和哮喘发病的可能性。

其他如剧烈运动,气候转变及多种非特异性刺激如吸入冷空气、蒸馏水雾滴等都会引发哮喘。此外,精神因素亦可诱发哮喘。

三、发病机制

（一）基本发病机制

1.免疫学机制

免疫系统中体液介导和细胞介导的免疫均参与哮喘的发病,Ⅰ型变态反应和IgE合成调控紊乱抗原(变应原)初次进入人体后,作用于B淋巴细胞,使之成为浆细胞而产生IgE,IgE吸附于肥大细胞或嗜碱粒细胞上,其Fc段与细胞膜表面的特异性受体结合,使IgE牢固吸附于细胞膜上,致使机体处于致敏状态。当相应抗原再次进入致敏机体时,即吸附在肥大细胞及嗜碱粒细胞膜上与IgE结合,导致细胞膜脱颗粒,释放一系列化学介质包括组胺、慢反应物质、缓激肽、5-羟色胺和前列腺素等,这些生物活性物质可导致毛细血管扩张、通透性增强、平滑肌痉挛和腺体分泌亢进等生物效应作用,引起支气管哮喘。近来认为炎症细胞尤其是 Th1 细胞向 Th2 的漂移可导致多种炎性介质如白介素-4、白介素-5 等的产生,使气道病变加重,炎症细胞浸润增加,产生哮喘的临床症状,这是一个典型的变态反应过程。

2.气道炎症

气道慢性炎症被认为是哮喘的本质,活化的 Th2 细胞分泌的细胞因子可以直接激活肥大细胞、嗜酸粒细胞及肺泡巨噬细胞等多种炎症细胞,使之在气道浸润和聚集。这些细胞相互作用可分泌出 50 多种炎症介质和 25 种以上的细胞因子,构成了一个与炎症细胞相互作用的复杂网络,使气道反应性增高,气道收缩,黏液分泌增加,血管渗出增多。此外,各种细胞因子及环境刺激因素可作用于气道上皮细胞,后者分泌内皮素-1 及基质金属蛋白酶(MMP)并活化各种生长因子特别是转移生长因子-β(TGF-β)。以上因子共同作用于上皮下成纤维细胞和平滑肌细胞,使之增殖而引起气道重塑。由血管内皮及气道上皮细胞产生的黏附分子(AMs)可介导白细胞与血管内皮细胞的黏附,白细胞由血管内转移至炎症部位,是加重气道炎症的另一个机制。

3.气道高反应性

气道肺表面活性物质可以维持气道稳定性,防止液体在管腔聚集,促进液体清除,在局部形成阻止吸入颗粒物质的屏障,并有调节免疫的重要功能。哮喘时肺表面活性物质功能失常主要的原因是气道内血浆蛋白渗出,导致局部蛋白浓度增高,而多种蛋白(如白蛋白、纤维蛋白)均可抑制肺表面活性物质的功能。

(二)非典型表现发病机制

神经机制:支气管受复杂的自主神经支配,除胆碱能神经、肾上腺素能神经外,还有非肾上腺素能、非胆碱能(NANC)神经系统。支气管哮喘与 β-肾上腺素受体功能低下和迷走神经张力亢进有关,并可能存在有 α-肾上腺素能神经的反应增加,NANC 能释放舒张支气管平滑肌的神经介质,如血管活性肠肽(VIP)、一氧化氮(NO),及收缩支气管平滑肌的介质如 P 物质、神经激肽,两者平衡失调,则可引起支气管平滑肌收缩,导致支气管哮喘的发作。

四、病理

广泛的气道狭窄是产生哮喘临床症状最重要的基础。气道狭窄的机制包括:支气管平滑肌收缩、黏膜水肿、慢性黏液栓形成,气道重塑及肺实质弹性支持的丢失。

哮喘发作早期或急性发作时产生的气道狭窄多为气道平滑肌收缩和黏液水肿,此时,很少发现器质性改变,气道狭窄有较大的可逆性,随着病情持续、黏膜水肿进一步发展,且由于炎性细胞特别是嗜酸粒细胞聚集,黏液分泌亢进,可出现慢性黏液栓,此时,临床持续且缓解不完全。若哮喘反复发作,即可进入气道不完全可逆阶段,主要表现为支气管平滑肌肥大,气道上皮细胞下的纤维化,及气道重塑、周围组织对气道的支持作用消失。

五、病理生理

阻塞性通气障碍为哮喘的主要病理生理学表现,可见气道黏膜水肿、炎性细胞浸润和气道壁的增厚,黏膜下胶原沉积引起基质成分增加,平滑肌肥大与增生,黏液腺肥大及黏液分泌细胞增生等,形成气道重构。而气道重构可加重气道阻塞。哮喘时气道重构的主要病理学改变为气道壁的增厚。气道壁增厚可累及全部支气管树,但主要以膜性和小的软管性气道为主。气道壁的各个成分均有异常改变,如黏膜上皮脱落及平滑肌收缩时黏膜的折叠,黏膜下胶原沉积引起基质成分增加,平滑肌肥大与增生,外膜新血管形成与局部血容量增加,黏液腺肥大及黏液分泌细胞增生等。以上改变均造成气道壁面积普遍增大。气道重构可加重气道高反应性,导致肺功能持续性与进行性损害。

六、临床表现

1.一般情况

重症哮喘患者多有喘息、咳嗽、呼吸困难,呼吸频率增加(>30 次/分)。部分重症患者常常呈现极度严重的呼气性呼吸困难、吸气浅、呼气延长且费力。患者有强迫端坐呼吸、不能平卧、不能讲话、大汗淋漓、焦虑、表情痛苦而恐惧。病情严重的患者可出现意识障碍,甚至昏迷。

2.体格检查

重症哮喘典型发作时,患者脸色苍白、口唇发绀,可有明显的三凹征。常常有辅助呼吸肌参与呼吸运动,胸锁乳突肌痉挛性收缩,胸廓饱满。有时呼吸运动呈现为矛盾运动,即吸气时下胸部向前、而上腹部则向内侧运动。呼气时间明显延长,呼气期两肺满布哮鸣音。但是危重患者呼吸音或哮鸣音可明显降低甚至消失,表现所谓的"静息胸"。可有血压的下降,心率大于 120 次/分。如果患者出现神志改变、意识模糊、嗜睡、精神淡漠等则为病情危重的征象。

七、辅助检查

1.肺功能

呼气流速峰值(PEFR)<150L/min 或<预计值 30%,患者应住院治疗;1 秒钟用力呼气量(FEV_1)<25%预计值、肺活量(VC)<1.01 时常常提示严重哮喘发作。但 PEFR 或 FEV_1 低于预计值的 30% 时需做血气分析检查以监测病情,通常 FEV_1<25%预计值或 PEFR<100L/min 时,血二氧化碳分压开始升高,大多数成人哮喘患者最大呼气流速(PEF)<50%预计值则提示重症发作,PEF<33%预计值提示危重或致命性发作。多次重复测定最大呼气流速的目的是评估患者的治疗反应以及肺功能受损的情况。

2.血气分析

重症哮喘患者大多有低氧血症,PaO_2<8.0kPa(60mmHg),极少数患者的 PaO_2<6.

0kPa(45mmHg)。低碳酸血症常见于轻至中度的哮喘发作。"正常"的 $PaCO_2$ 往往是哮喘恶化的指标,常需给予足够的重视。出现高碳酸血症即是哮喘危重的表现。由于使用脉搏氧饱和仪,有的临床医师忽视了血气分析,这样易掩盖 $PaCO_2$ 的水平以及酸碱平衡的情况。对于 PEFR<30％预计值和呼吸窘迫的患者,测定动脉血气非常重要。PaO_2 的假正常化或水平升高很可能是哮喘患者呼吸衰竭的早期征象,在呼吸衰竭出现之前,动脉血氧可以在一个比较稳定的水平。

单纯性呼吸性碱中毒是重症哮喘最常见的酸碱平衡紊乱,哮喘进一步加重时出现呼吸性酸中毒。代谢性酸中毒也较常见,且常和呼吸性酸中毒及呼吸性碱中毒混合存在。当存在代谢性酸中毒时,往往可见阴离子间隙增大,多为乳酸酸中毒所致。

3.X 线胸片

哮喘急性发作时常见的 X 线表现为肺过度充气,胸部 X 线检查对于哮喘持续状态患者来说十分重要。对重症哮喘必须作胸片检查,目的在于检测有无气胸、纵隔气肿发生,因为气胸是重症哮喘的严重并发症。偶可发现肺实变和肺不张。

4.常规实验室检查

重症哮喘患者可有电解质的紊乱,但无特异性。文献报道17％的患者可有低钾血症,低钾血症与 $β_2$ 受体激动剂及糖皮质激素的临床应用有关。呼吸性酸中毒代偿后也可有低磷血症。重症哮喘合并呼吸衰竭患者若血清肌酐水平升高,则需要监护。

重症哮喘时中性粒细胞和嗜酸性粒细胞数升高也常见,中性粒细胞数升高提示可能存在阻塞性感染,也可能与 $β_2$ 受体激动剂及糖皮质激素关系更为密切。但中性粒细胞和嗜酸性粒细胞数升高与哮喘的严重程度无关。

5.痰液检查

哮喘患者的痰液中可见到大量嗜酸性粒细胞、脱落的上皮细胞、Charcot-Leyden 晶体(即嗜酸性粒细胞溶血磷脂)、Curshmann-螺旋体(细支气管管型),若怀疑过敏性支气管肺曲菌病,则需查痰液中是否存在菌丝。

6.心电图检查

急性重症哮喘患者的心电图常表现为窦性心动过速、电轴右偏、偶见肺性 P 波。重症哮喘患者在使用大量糖皮质激素(甲泼尼龙)和 $β_2$ 受体激动剂后,可有房性或室性的期前收缩、室上性心动过速,但可随着哮喘病情的控制而缓解,无需特殊治疗。

八、重症哮喘或危重发作的诊断标准

重症哮喘或危重发作的诊断标准见表 1-2-1。

表 1-2-1　重症哮喘或危重发作的诊断标准

项目	重度	危重(呼吸停止)
气短	休息时	
体位	前弓位	

项目	重度	危重(呼吸停止)
谈话方式	仅能说出字和词	不能说话
精神状态	常有焦虑或烦躁	嗜睡或意识模糊
出汗	大汗淋漓	
呼吸频率	常>30次/分	
辅助肌肉活动及胸骨凹陷	常有	胸腹部矛盾运动
喘鸣	常响亮	哮鸣音消失
脉率	>120次/分	脉率变慢或不规则
奇脉	常有	无,提示呼吸肌疲劳
使用支气管舒张剂 PEF 占预计值或本人最高值	<60%,成人<100L/分	
PaO_2(吸入空气)	<8kPa(60mmHg),可有发绀	
$PaCO_2$	>6kPa(45mmHg)	
SaO_2(吸入空气)	≤90%	
pH	降低	

九、鉴别诊断

(一)心源性哮喘

(1)中老年人多见,多有高血压、冠心病等心脏病史。

(2)咳大量粉红色泡沫痰。

(3)常并有心源性肺水肿,两肺底常有湿性啰音。

(4)胸片及心电图符合左心病变。

(5)强心、利尿效果显著,吗啡有效。

(二)喘息型慢性支气管炎

年龄常在50岁以上,咳嗽、咳痰与喘息等症状严重,多在冬季发病,感冒后加重,除平喘外尚需控制呼吸道感染才有效。

(三)急性肺栓塞

(1)下肢静脉或盆腔静脉有血栓形成或心血管疾病史。

(2)突发性的剧烈胸痛,可伴咯血,发绀明显,常伴血压下降。

(3)胸部 X 线呈楔形阴影,血乳酸脱氢酶(LDH)升高,血清胆红素升高。

(4)心电图呈 $S_I Q_{III} T_{III}$,完全性右束支传导阻滞。

(四)急性呼吸道异物、肿瘤、梗阻

(1)有异物吸入史,为吸气性呼吸困难。

(2)可闻及单侧、局限性吸气相哮鸣音。

(3)平喘药物治疗效果不佳。

此外,尚应和代谢性酸中毒的过度通气、过敏性肺泡炎与自发性气胸等相鉴别。

十、治疗

(一)药物治疗

治疗哮喘的药物可以分为控制性药物和缓解药物:①控制性药物:需要每天使用并长时间维持的药物,这些药物主要通过抗炎作用使哮喘维持临床控制,其中包括吸入性糖皮质激素(ICS)、全身性激素、白三烯调节剂、长效 β_2-受体激动剂(LABA)、缓释茶碱、色甘酸钠、抗 IgE 抗体及其他有助于减少全身激素剂量的药物等;②缓解药物:又称急救药物,这些药物在有症状时按需使用,通过迅速解除支气管痉挛从而缓解哮喘症状,包括速效吸入和短效口服 β_2-受体激动剂、全身性激素、吸入性抗胆碱能药物、茶碱等。

1.糖皮质激素

糖皮质激素是最有效的控制哮喘气道炎症的药物。给药途径包括吸入、口服和静脉应用等,吸入为首选途径。

(1)吸入给药:ICS 局部抗感染作用强,药物直接作用于呼吸道,所需剂量较小,全身性不良反应较少。大量研究已充分证实长期使用 ICS 可有效控制气道炎症、降低气道高反应性、减轻哮喘症状、改善肺功能、提高生活质量、减少哮喘发作的频率和减轻发作时的严重程度,降低病死率。对那些需要使用大剂量 ICS 来控制症状或预防急性发作的患者,应当特别关注 ICS 相关的不良反应。ICS 在口咽局部的不良反应包括声音嘶哑、咽部不适和念珠菌感染。吸药后应及时用清水含漱口咽部,选用干粉吸入剂或加用储雾器可减少上述不良反应。ICS 全身不良反应的大小与药物剂量、药物的生物利用度、在肠道的吸收、肝脏首过代谢率及全身吸收药物的半衰期等因素有关。哮喘患者长期吸入临床推荐剂量范围内的 ICS 是安全的,但长期高剂量吸入激素后也可能出现全身不良反应。临床上常用ICS 及其剂量换算如表 1-2-2 所示。

表 1-2-2　临床上常用的 ICS 及其剂量换算

成人和青少年(12 岁及以上)	药物每天剂量(μg)低剂量	中剂量	高剂量
二丙酸倍氯米松(CFC)	200~500	500~1000	>1000
二丙酸倍氯米松(HFA)	100~200	200~400	>400
布地奈德(DPI)	200~400	400~800	>800
环索奈德(HFA)	80~160	160~320	>320
丙酸氟替卡松(DPI)	100~250	250~500	>500
丙酸氟替卡松(HFA)	100~250	250~500	>500
糠酸莫米松	110~220	220~440	>440
曲胺奈德	400~1000	1000~2000	>2000

注:CFC:氯氟烃(氟利昂)抛射剂;DPI:干粉吸入剂;HFA:氢氟烷烃抛射剂

吸入药物的疗效不仅取决于药物本身，也取决于肺内沉积率，而肺内沉积率受药物剂型、给药装置、吸入技术等多种因素影响。一般而言，干粉吸入装置肺内沉积率高于气雾剂，超细颗粒气雾剂高于普通气雾剂。

（2）口服给药（OCS）：适用于轻中度哮喘急性发作、大剂量 ICS 联合 LABA 仍不能控制的慢性持续性哮喘以及作为静脉应用激素治疗后的序贯治疗。一般使用半衰期较短的激素（如泼尼松、泼尼松龙或甲泼尼龙等）。对于激素依赖型哮喘，可采用每天或隔天清晨顿服给药的方式，以减少外源性激素对下丘脑-垂体-肾上腺轴的抑制作用。泼尼松的每天维持剂量最好≤10mg。长期口服激素可以引起骨质疏松症、高血压、糖尿病、下丘脑-垂体-肾上腺轴抑制、肥胖症、白内障、青光眼、皮肤菲薄导致皮纹和瘀斑、肌无力等。对于伴有结核病、寄生虫感染、骨质疏松、青光眼、糖尿病、严重抑郁或消化性溃疡的哮喘患者，应慎重给予全身激素治疗并密切随访。

（3）静脉给药：中重度哮喘急性发作时，应通过静脉给予琥珀酸氢化可的松（400～1000mg/d）或甲泼尼龙（80～160mg/d）。无激素依赖倾向者可在短期（3～5 天）内停药；有激素依赖倾向者应适当延长给药时间。哮喘症状控制后可采用序贯疗法，改为口服给药，并逐步减少激素用量。

2.β_2-受体激动剂

此类药物较多，可分为短效（维持时间 4～6 小时）和长效（维持时间 12 小时）β_2-受体激动剂。后者又可分为快速起效的长效 β_2-受体激动剂如福莫特罗，缓慢起效的长效 β_2-受体激动剂如沙美特罗。

短效 β_2-受体激动剂（简称 SABA）：常用药物如沙丁胺醇和特布他林等。吸入给药：可供吸入的 SABA 包括气雾剂、干粉剂和溶液等。这类药物能够迅速缓解支气管痉挛，通常在数分钟内起效，疗效可维持数小时，是缓解轻至中度哮喘急性症状的首选药物，也可预防运动性哮喘。这类药物应按需使用，不宜长期、单一、过量应用。不良反应包括骨骼肌震颤、低血钾、心律失常等。口服给药：如沙丁胺醇、特布他林、丙卡特罗等，通常在服药后 15～30 分钟起效，疗效维持 4～6 小时。使用虽较方便，但心悸、骨骼肌震颤等不良反应比吸入给药时明显，不推荐用于哮喘的长期维持治疗。缓释和控释剂型的平喘作用维持时间可达 8～12 小时，特布他林的前体药班布特罗的作用可维持 24 小时，可减少用药次数，适用于夜间哮喘患者的预防和治疗。注射给药：虽然平喘作用较为迅速，但因全身不良反应的发生率较高，不推荐使用。

长效 β_2 受体激动剂（简称 LABA）：LABA 舒张支气管平滑肌的作用可维持 12 小时以上。目前在我国临床使用的吸入型 LABA（均为与 ICS 的复合剂型）有沙美特罗、福莫特罗和茚达特罗等，可通过气雾剂、干粉剂或碟剂装置给药。福莫特罗起效快，也可作为缓解药物按需使用。长期单独使用 LABA 有增加哮喘死亡的风险，不推荐长期单独使用 LABA。

ICS/LABA 复合制剂：ICS 和 LABA 具有协同的抗感染和平喘作用，可获得相当于或优于加倍剂量 ICS 的疗效，并可增加患者的依从性、减少大剂量吸入激素的不良反应，尤其适合于中至重度持续哮喘患者的长期治疗。目前在我国临床上应用的复合制剂有不同规格的布地奈德/福莫特罗干粉剂、沙美特罗/替卡松干粉剂和倍氯米松/福莫特罗气雾剂。

3.白三烯调节剂

其包括半胱氨酰白三烯受体拮抗剂(LTRA)和5-脂氧合酶抑制剂,是ICS之外唯一可单独应用的长期控制性药物,可作为轻度哮喘的替代治疗药物和中重度哮喘的联合用药。目前在国内主要使用LTRA。LTRA可减轻哮喘症状、改善肺功能、减少哮喘的恶化,但其抗感染作用不如吸入激素。LTRA服用方便,尤其适用于伴有变应性鼻炎、阿司匹林哮喘、运动性哮喘患者的治疗。

4.茶碱

其具有舒张支气管平滑肌及强心、利尿、兴奋呼吸中枢和呼吸肌等作用,低浓度茶碱具有一定的抗感染作用。对吸入ICS或ICS/LABA仍未控制的哮喘患者,可加用缓释茶碱作为哮喘的维持治疗。茶碱的不良反应有恶心、呕吐、心律失常、血压下降及多尿等,个体差异大,临床应用应注意监测。多索茶碱的作用与氨茶碱相同,但不良反应较轻。双羟丙茶碱的作用较弱,但不良反应较少。

5.抗胆碱药物

吸入型抗胆碱药物如异丙托溴铵和噻托溴铵,具有一定的支气管舒张作用,但较β_2-受体激动剂弱,起效也较慢,但长期应用不易产生耐药性,心血管不良反应较少。本品可通过气雾剂、干粉剂和雾化溶液给药,并与β_2-受体激动剂联合应用具有互补作用。妊娠早期女性,患有青光眼、前列腺肥大的患者应慎用此类药物。

6.抗IgE治疗

抗IgE单克隆抗体适用于血清IgE水平增高的过敏性哮喘患者。全球多项临床及上市后研究显示,抗IgE单克隆抗体可显著改善哮喘患者的症状、肺功能和生活质量,减少口服激素和急救用药,降低哮喘严重急性发作率,降低住院率,且具有良好的安全性和耐受性。在我国的注册临床研究显示,抗IgE单克隆抗体(奥马珠单抗)在中国人群中的有效性和安全性与全球数据一致。

7.变应原特异性免疫疗法(AIT)

通过皮下注射常见吸入变应原(如尘螨、猫毛、豚草等)提取液,可减轻哮喘症状和降低气道高反应性,适用于变应原明确,且在严格的环境控制和药物治疗后仍控制不良的哮喘患者。其远期疗效和安全性尚待进一步研究与评价,变应原制备的标准化也有待加强。AIT存在过敏反应的风险,应在医师指导下进行。舌下给药(SLIT)较皮下注射简便,过敏反应发生率较低,但长期疗效尚待进一步验证。

8.生物治疗

除了前述抗IgE治疗外,目前正在开展针对哮喘炎症反应主要细胞因子和介质的生物靶向治疗(表1-2-3),如针对IL-4、IL-5、IL-13、TNF-α的单克隆抗体,临床试验证实部分细胞因子疗法能够改善哮喘控制、减少急性发作,但疗效限于特定的表型,因此有必要采用适当的生物标志物以筛选最可能获益的哮喘人群。

表 1-2-3 已上市和研发中的哮喘生物治疗

细胞因子治疗	TNF-α 拮抗剂：可溶性 TNF-α 受体融合蛋白单克隆抗 TNF-α 抗体（英利昔）
	GM-CSF 拮抗剂：单克隆抗 GM-CSF 抗体
	IL-4 拮抗剂：可溶性 IL-4 受体、IL-4 受体 α 拮抗剂
	IL-13 拮抗剂：可溶性 IL-13 受体、抗 IL-13 单抗
	IL-5 拮抗剂：IL-5 生成抑制剂（细胞因子、转录因子、反义单核苷酸）
	IL-5 受体拮抗剂：抗 IL-5 单抗（Mepolizumab，可溶性 IL-5 受体 α 拮抗剂）
趋化因子受体抑制剂	CCR3 拮抗剂
黏附分子抑制剂	CXCR2（IL-8 受体）拮抗剂 SB265610
	整合素 VLA-4 单克隆抗体、抑制剂：Antegren，BIO-1211，TR-14035，ZD-7349
	选择素拮抗剂：Cylexin，重组可溶性 P 选择素糖化蛋白配体 1，TBC1269
	ICAM-1 和 VCAM-1 拮抗剂：单克隆抗体、反义分子复合物、可溶性受体
转录因子干预剂	转录因子激动剂：PPAR-γ 激动剂
	转录因子抑制剂：NF-κB 抑制剂、STATA6 抑制剂、MAPK 抑制剂
基因治疗	反义寡核苷酸（ASONs）：ASON 与靶 mRNA 通过碱基配对结合形成 ASON-mRNA 复合物，或干扰 RNA 的组装，导致功能改变，或激活 RNaseH 诱导 RNA 降解，从而抑制其编码的蛋白的合成
	呼吸性反义寡核苷酸（RASONs）可直接吸入肺部
	核酶治疗：以序列特异的方式清除目标 RNA
	基因治疗：载体介导的基因转染治疗
	基因转染过度表达细胞因子：IL-12、IFNγ
	基因转染过度表达 GR 和 I-κB
	基因转染抗 TGF-β

9.其他治疗哮喘药物

第二代抗组胺药物（H_1 受体拮抗剂）如酮替芬、氯雷他定、阿司咪唑、氮草斯汀、特非那丁，其他口服抗变态反应药物如曲尼司特、瑞吡司特等，在哮喘治疗中作用较弱，主要用于伴有变应性鼻炎的哮喘患者。某些免疫调节剂（甲氨蝶呤、环孢素、金制剂等）、某些大环内酯类抗生素和静脉应用免疫球蛋白，可能会减少口服激素的剂量，主要用于激素依赖或激素免疫性哮喘。某些中药单方或组分可能具有一定的平喘作用，但大多数临床试验的样本量偏少，疗程较短，观察指标客观性差，需要设计严谨的多中心随机双盲临床研究加以验证。

（二）非药物治疗措施

气道平滑肌的过度收缩被认为是哮喘气道高反应性形成关键的决定性因素。多数研究证实哮喘患者的气道平滑肌存在增生肥大和收缩力增强,同时气道平滑肌发生表型的转换,主动参与炎症反应。支气管热成形术(BT)首次将介入技术应用于哮喘,目前已被多个国家批准为针对重度哮喘的非药物治疗方法。支气管热成形术通过射频导管应用可控的热能以减少平滑肌体积。一项热成形术治疗中重度哮喘的研究证实,热成形术可以减少吸入支气管收缩剂引起的气道反应性并改善肺功能,患者的症状和生活质量也得到改善,急救药物使用有所减少。支气管热成形术需要连续做三次支气管镜操作,存在一定的风险,迄今尚缺乏长期不良反应的数据,因此,2014 年 ERS/ATS 重症哮喘指南不推荐在临床上广泛开展支气管热成形术。

十一、哮喘慢性持续期治疗

(一)哮喘治疗的目标与一般原则

哮喘作为一种慢性疾病,需要进行长期的维持治疗,其目标在于达到哮喘症状的良好控制,维持正常的活动水平,同时尽可能减少急性发作、肺功能不可逆损害和药物相关不良反应的风险。经过适当的治疗和管理,绝大多数哮喘患者能够达到这一目标。哮喘慢性持续期的治疗原则是以哮喘患者病情严重程度和控制水平为基础,选择相应的治疗方案。基于哮喘控制水平的治疗策略已经得到大量循证医学证据的支持。应为每例初诊患者制订书面的哮喘防治计划,定期随访、监测,并根据患者控制水平及时调整治疗以达到并维持哮喘控制。

哮喘治疗方案的选择既有群体水平的考虑也要兼顾患者的个体因素。在群体水平上需要关注治疗的有效性、安全性、可获得性和效价比,目前世界各国基本上均采用 GINA 推荐的长期治疗方案(阶梯式治疗方案),这一方案有大量随机对照临床试验和观察性研究得到的群体水平证据的支持,适用于多数哮喘患者,作为优选方案可以获得更好的症状控制、更好的安全性、更低的费用负担以及更低的急性发作风险。而在患者个体水平上需要考虑以下因素:患者的临床特征或表型、可能的疗效差异、患者的喜好、吸入技术、依从性,以及经济能力和医疗资源等实际状况。

(二)哮喘的长期维持治疗

一旦确立了哮喘的诊断,尽早开始规律的控制性治疗对于取得最佳的疗效至关重要,有证据表明:①早期开始 ICS 治疗,哮喘患者肺功能改善更明显,而在哮喘症状出现数年以后才开始治疗者,往往需要更大剂量的 ICS,肺功能改善的程度也不如早期治疗;②未接受 ICS 治疗的患者,急性发作的次数更多,肺功能下降更快;③对职业性哮喘,早期脱离环境致敏物质,尽早开始治疗,可以增加痊愈的机会。

根据哮喘的严重程度和控制水平,哮喘长期维持治疗方案分为五级。整个哮喘治疗过程中需要连续对患者进行评估、调整并观察其治疗反应。控制性药物的升降级应按照阶梯式方案选择。哮喘控制维持 3 个月以上可以考虑降级治疗,并找到维持哮喘控制的最低有效治疗级别。

1.第一级治疗

按需吸入缓解药物。

(1)优先推荐：按需吸入短效 β_2-受体激动剂（SABA）。SABA 能够迅速而有效地缓解哮喘症状，但单独使用 SABA 存在安全性隐患，因此仅限用于偶有短暂的白天症状（每月少于 2 次，每次持续数小时），没有夜间症状，肺功能正常的患者。症状超出上述程度，或存在任何急性发作危险因素（如 $FEV_1<80\%$预计值或个人最佳值）或过去一年有急性发作病史，均需要规律使用控制性药物。

(2)次选推荐：对存在危险因素的患者，除按需使用 SABA 外，应考虑规律使用低剂量 ICS。

(3)不推荐：吸入抗胆碱能药物（如异丙托溴铵）、口服 SABA 或短效茶碱也能缓解哮喘症状，但这类药物起效慢，口服 SABA 和茶碱不良反应较大，不推荐单独使用。快速起效的 LABA 如福莫特罗能够和 SABA 一样迅速缓解哮喘症状，但其长期单独使用有可能增加急性发作的风险，故不推荐此种方式。

2.第二级治疗

低剂量控制性药物加按需使用 SABA。

(1)优先推荐：低剂量 ICS 加按需使用 SABA。

(2)次选推荐：LTRA 可用于不能够或不愿意接受 ICS 治疗、对 ICS 不良反应不能耐受，或合并过敏性鼻炎的患者的初始治疗，但其作用比 ICS 弱。对于从未使用过控制性药物的患者，低剂量 ICS/LABA 作为初始治疗能够更快地控制症状、改善肺功能，但没有证据表明能够进一步减少急性发作的风险，费用也较高。对于单纯的季节性哮喘（如对花粉过敏），可在症状出现时立即开始 ICS 治疗，持续到花粉季节结束后 4 周。

(3)不推荐：缓释茶碱平喘作用较弱，不良反应常见，一般不推荐单独使用。色甘酸（尼多考米钠、色甘酸钠）安全性好，但作用弱，且使用不便，也不推荐使用。

3.第三级治疗

一种或两种控制性药物加按需使用 SABA。

(1)优先推荐：成人/青少年哮喘选择低剂量 ICS/LABA 复合制剂作为维持治疗，加 SABA 作为缓解治疗，或低剂量 ICS（布地奈德或倍氯米松）/福莫特罗作为维持加缓解治疗。

含有福莫特罗的 ICS/LABA 复合制剂可以采用维持加缓解治疗。在相同剂量的 ICS 基础上联合 LABA，能够更有效地控制症状、改善肺功能、减少急性发作的风险。

(2)次选推荐：对成人和青少年哮喘，其他的选择包括增加 ICS 到中等剂量，但疗效不如联合 LABA。其他选择有低剂量 ICS 联合 LTRA 或缓释茶碱。

4.第四级治疗

两种或两种以上控制性药物加按需使用缓解药物。

(1)优先推荐：对成人和青少年哮喘，低剂量 ICS/福莫特罗维持加缓解治疗，或中等剂量 ICS/LABA 复合制剂加按需使用 SABA。第四级治疗的选择取决于此前第三级治疗是否能够控制哮喘。在升级治疗前,需要检查吸入技术、依从性、环境暴露等问题,并明确症状是否因其他原因所致。对于使用低剂量 ICS/LABA 加按需使用 SABA 哮喘控制不佳的患者,应升级到中剂量 ICS/LABA。

(2)次选推荐:成人和青少年哮喘如果采用中等剂量 ICS/LABA 控制不佳,可以考虑再增加一种控制性药物,如 LTRA、缓释茶碱以及长效抗胆碱能药物。亦可使用高剂量 ICS/LABA,但增加 ICS 剂量获益有限,而不良反应显著增加。对中剂量 ICS/LABA 和(或)加用第三种控制性药物仍不能取得良好控制的哮喘患者,可用高剂量 ICS/LABA 进行 3~6 个月的治疗试验。

第四级的其他选择包括增加 ICS 到中等或高剂量,但其作用不如联合 LABA、LTRA 或缓释茶碱。对于中等或高剂量布地奈德,每天使用四次可以增加疗效。其他 ICS 仍以每天两次为宜。

5.第五级治疗

较高水平的治疗和(或)叠加治疗。

(1)优先推荐:转诊给哮喘专科医生,考虑叠加治疗。采用第四级治疗,且吸入技术正确,依从性良好,而仍有持续的哮喘症状或急性发作的患者,需要转诊到哮喘专科医生按重症哮喘处理。

(2)第五级治疗考虑采用的其他选择包括以下几种:

①抗胆碱能药物:部分重症哮喘可以考虑在 ICS/LABA 基础上加用长效抗胆碱能药物(LAMA),能够进一步提高肺功能,改善哮喘控制。

②抗 IgE 治疗:抗 IgE 单克隆抗体推荐用于第四级治疗不能控制的中重度过敏性哮喘。

③生物标志物指导的治疗:对使用大剂量 ICS 或 ICS/LABA 仍症状持续、急性发作频繁的患者,可根据诱导痰嗜酸性粒细胞(>3%)调整治疗。对重症哮喘,这种策略有助于减少急性发作和(或)减少 ICS 剂量。FeNO 与嗜酸性粒细胞气道炎症关系密切,部分研究表明根据 FeNO 调整治疗能够降低哮喘急性发作的风险,但需要更多临床试验的验证。

④支气管热成形术:对某些成人重症哮喘患者可以考虑行支气管热成形术,现有证据有限,长期疗效尚待观察。

⑤叠加低剂量口服激素(≤泼尼松 7.5mg/d 或其他等效剂量的口服激素):对部分难治性哮喘有效,但不良反应常见,仅限于第四级治疗不能控制,且吸入技术正确、依从性良好的成年患者。应当严密监测口服激素的不良反应,对预期使用超过三个月的患者需要预防骨质疏松。

(三)调整治疗方案

哮喘治疗方案的调整策略主要是根据症状控制水平和风险因素水平(主要包括肺功能受损的程度和哮喘急性发作史)等,按照哮喘阶梯式治疗方案进行升级或降级调整,以获得良好的症状控制并减少急性发作的风险。各治疗级别方案中都应该按需使用缓解药物以迅速缓解症状,规律使用控制药物以维持症状的控制。多数患者数天内症状得到缓解,但完全控制往往需要 3～4 个月,而重症和长期未有效治疗者通常需更长时间。

治疗方案的实施过程是由患者哮喘控制水平所驱动的一个循环,必须进行持续性的监测和评估来调整治疗方案以维持哮喘控制,并逐步确定维持哮喘控制所需的最低治疗级别,保证治疗的安全性,降低医疗成本。需要对哮喘患者定期进行评估,随访频率取决于初始治疗级别、治疗的反应性和患者自我管理能力。通常起始治疗后每 2～4 周需复诊,以后每 1～3 月随访 1 次。如发生急性发作则 1 周内需要复诊。

1.升级治疗

当目前级别的治疗方案不能控制哮喘[症状持续和(或)发生急性发作],应给予升级治疗,选择更高级别的治疗方案直至哮喘达到控制为止。升级治疗前需排除和纠正下列影响哮喘控制的因素:①药物吸入方法不正确;②依从性差;③持续暴露于刺激因素(如变应原、烟草、空气污染、β受体阻断剂或非甾体消炎药等);④存在合并症所致呼吸道症状及影响生活质量;⑤哮喘诊断错误等。

哮喘的升级治疗包括以下三种方式:

(1)持久升级治疗:适用于在当前治疗级别不能取得控制的哮喘患者,且排除了上述影响哮喘控制的因素。推荐选择高一级治疗方案当中的优先选择方案,2～3 个月后进行评估,如疗效不佳,可考虑其他推荐方案。

(2)短程加强治疗:适用于部分哮喘患者出现短期症状加重,如发生病毒性上呼吸道感染或季节性变应原暴露时,可选用增加维持用药剂量 1～2 周的方法。

(3)日常调整治疗:用于使用布地奈德/福莫特罗或倍氯米松/福莫特罗同时作为维持治疗和缓解治疗的哮喘患者,可在布地奈德/福莫特罗或倍氯米松/福莫特罗每天维持用药的基础上,根据患者哮喘症状情况按需增加布地奈德/福莫特罗或倍氯米松/福莫特罗的用量作为缓解用药治疗。

2.降级治疗

当哮喘症状得到控制并维持至少 3 个月,且肺功能恢复并维持平稳状态,可考虑降级治疗。关于降级的最佳时机、顺序、剂量等方面的研究甚少,降级方法则因人而异,主要依据患者目前治疗情况、风险因素、个人偏好等。如降级过度或过快,即使症状控制良好的患者,其发生哮喘急性发作的风险也会增加。完全停用 ICS 有可能增加急性发作的风险,激素减量时气道高反应性和痰嗜酸性粒细胞计数可预测症状失控的风险。

降级治疗原则:①哮喘症状控制且肺功能稳定 3 个月以上,可考虑降级治疗。如存在急性发作的危险因素,如 SABA 用量每月＞1 支(200 喷/支)、依从性或吸入技术差、FEV_1＜60％预计值、吸烟或暴露于变应原、痰或血嗜酸性粒细胞高、存在合并症(鼻窦炎、肥胖)或有重大心理或社会经济问题,或存在固定性气流受限等,一般不推荐降级治疗。确需降级也应在严密的监督和管理下进行。②降级治疗应选择适当时机,需避开患者呼吸道感染、妊娠、旅行期等。③每 3 个月减少 ICS 剂量 25％～50％ 通常是安全可行的。④每一次降级治疗都应视为一次试验,有可能失败,需要密切观察症状控制情况、PEF 变化、危险因素等,并按期随访,根据症状控制及急性发作的频率进行评估,并告知患者一旦症状恶化,需恢复到原来的治疗方案。

推荐的药物减量方案的选择通常是首先减少激素用量(口服或吸入),再减少使用次数(由每天 2 次减至每天 1 次),然后再减去与激素合用的控制药物,以最低剂量 ICS 维持治疗直到最终停止治疗。

十二、哮喘急性发作期的处理

哮喘急性发作是指患者喘息、气急、胸闷、咳嗽等症状在短时间内出现或迅速加重,肺功能恶化,需要给予额外的缓解药物进行治疗的情况。哮喘发作的常见诱因有接触变应原、各种理化刺激物或上呼吸道感染等,部分哮喘发作也可以在无明显诱因的情况下发生。哮喘发作多见于治疗依从性差、控制不佳的患者,但也可见于控制良好的患者。哮喘发作的程度轻重不一,病情发展的速度也有不同,可以在数小时或数天内出现,偶尔可在数分钟内危及生命。识别具有哮喘相关死亡高危因素的患者非常重要,包括:①曾经有过气管插管和机械通气濒于致死性哮喘的病史;②在过去 1 年中因为哮喘而住院或急诊;③正在使用或最近刚刚停用口服激素;④目前未使用吸入激素;⑤过分依赖 SABA,特别是每月使用沙丁胺醇(或等效药物)超过 1 支;⑥有心理疾病或社会心理问题,包括使用镇静剂;⑦对哮喘治疗计划不依从;⑧有食物过敏史。

哮喘发作的治疗取决于哮喘加重的严重程度以及对治疗的反应。治疗的目的在于尽快缓解症状、解除气流受限和改善低氧血症,同时还需要制订长期治疗方案以预防再次急性发作。

(一)轻中度哮喘发作的处理

1.家庭自我处理

轻度和部分中度急性发作的哮喘患者,如果掌握了必要的疾病知识和应对技巧,有一定的自我管理经验,可以在家庭中自我处理。若在家中自我处理后症状无明显缓解,或者症状持续加重,应立即至医疗机构就诊。SABA 是缓解哮喘症状最有效的药物,可以根据病情轻重每次使用 2～4 喷,直到症状缓解,同时增加控制药物如 ICS 的剂量。增加的 ICS 剂量至少是基础剂量的两倍。如果基础治疗是含有福莫特罗的联合制剂如布地奈德/福莫特罗,则可以直接加吸布地奈德/福莫特罗 $160\mu g/4.5\mu g$ 1～2 吸,但一次给药不能超过 6 吸,每天的最大剂量不能超过 12 吸。

口服激素的使用:经上述治疗 2～3 天后症状缓解不明显或继续加重,或患者既往有突发重症哮喘急性发作史,应口服激素(泼尼松龙 0.5～1mg/kg 或等效剂量的其他口服激素)5～7 天。

2.急诊和住院处理

反复使用吸入性 SABA 是基础治疗措施。在第 1 小时可每 20 分钟吸入 4～10 喷。随后根据治疗反应,轻度急性发作可调整为每 3～4 小时吸入 2～4 喷,中度急性发作每 1～2 小时重复吸入 6～10 喷 SABA。

口服激素治疗:对 SABA 初始治疗反应不佳或在控制性治疗基础上发生的急性发作的患者。推荐使用泼尼松龙 0.5～1mg/kg 或等效剂量的其他全身激素口服 5～7 天。症状减轻后迅速减量或完全停药。

吸入激素:在急性发作早期增加 ICS 剂量(2～4 倍基础剂量),疗效优于单用支气管扩张剂,能减少需要住院治疗率和口服激素的使用率。

(二)中重度急性加重的处理

中重度急性加重的患者在自我处理的同时应尽快到医院就诊。经急诊室处理 2～3 天症状改善不佳应及时收入院。已经发生呼吸衰竭的患者应直接收入重症监护病房(ICU)。

1.支气管舒张剂的应用治疗

可用压力定量气雾剂经储雾器给予 SABA,或使用 SABA 雾化溶液经喷射雾化装置给药。两种给药方法改善症状和肺功能的作用相似。初始治疗既可间断(每 20 分钟)也可连续雾化给药,症状缓解后可以每 4 小时给药 1 次。短效抗胆碱能药物(SAMA)仅推荐用于急性重症哮喘或经 SABA 治疗效果不佳的患者。成人哮喘急性发作时,在 SABA 治疗的基础上联合氨茶碱并无额外的治疗作用。对规律服用茶碱缓释制剂的患者,静脉使用茶碱应尽可能监测茶碱血药浓度。伴有过敏性休克和血管性水肿的哮喘可以肌内注射肾上腺素治疗,但一般的哮喘急性加重不推荐使用。

2.糖皮质激素

中重度哮喘急性发作应尽早使用全身激素,特别是对 SABA 初始治疗反应不佳或疗效不能维持,以及在口服激素基础上仍然出现急性发作的患者。首选口服给药,推荐泼尼松龙 0.5～1.0mg/kg 或等效的其他激素。严重的急性发作患者或不宜口服激素的患者,可以静脉给药。推荐甲泼尼龙 80～160mg/d,或氢化可的松 400～1000mg/d 分次给药。静脉给药和口服给药的序贯疗法可减少激素用量和不良反应,如静脉使用激素 2～3 天,继之以口服激素 3～5 天。

对全身使用激素有禁忌的患者,如胃十二指肠溃疡、糖尿病等患者可以采用激素的雾化溶液雾化给药。大剂量雾化吸入激素可以部分替代全身激素。雾化吸入激素的患者耐受性良好,可以减少全身激素的不良反应发生。

3.氧疗

对有低氧血症(氧饱和度＜90%)和呼吸困难的患者可给予控制性氧疗,使患者的氧饱和度维持在 93%～95%。

4.其他药物

对于重度急性发作或对初始治疗反应不良者,可考虑静脉应用硫酸镁制剂。白三烯受体拮抗剂治疗急性哮喘的作用有待评估。哮喘急性加重期需要严格避免镇静剂的使用,因为大多数抗焦虑、镇静催眠药物均有呼吸抑制作用。大多数哮喘急性发作并非由细菌感染引起,应严格控制抗菌药物使用指征,除非有明确的细菌感染的证据,如发热、脓痰,或肺炎的影像学依据等。

5.机械通气

急性重度和危重哮喘患者经过上述药物治疗,临床症状和肺功能无改善甚至继续恶化,应及时给予机械通气治疗,其指征主要包括:意识改变、呼吸肌疲劳、$PaCO_2 \geqslant$ 45mmHg等。可先采用经鼻(面)罩无创机械通气,若无创通气无效应尽早行气管插管有创机械通气。哮喘急性发作患者机械通气时需要较高的吸气压,可使用适当水平的呼气末正压(PEEP)治疗。如果需要过高的气道峰压和平台压才能维持正常通气容积,可试用允许性高碳酸血症通气策略以减少呼吸机相关性肺损伤。

经初始足量的支气管扩张剂和激素治疗后,如果病情继续恶化需要进行再评估,考虑是否需要转入 ICU 治疗。初始治疗症状显著改善,PEF 或 FEV_1 占预计值%恢复到个人最佳值 60% 以上者可回家继续治疗,PEF 或 FEV_1 为 40%~60% 预计值者可以在监护下回家庭或社区继续治疗,治疗前 PEF 或 $FEV_1 <$ 25% 预计值或治疗后 < 40% 预计值者应入院治疗。在出院时应当为患者制订详细的治疗计划,审核患者是否正确使用药物、吸入装置和峰流速仪,找出急性发作的诱因并去除诱因或避免接触过敏原。严重的哮喘急性发作意味着过去的控制治疗方案不能有效地预防哮喘加重,需要调整治疗方案。凡是有过急性发作的哮喘均需密切监护、定期随访,并进行严格的管理和教育。

十三、哮喘的管理和预防

尽管哮喘尚不能根治,但通过有效的管理,通常可以使哮喘病情得到控制。哮喘管理的长期目标是:①达到良好的症状控制并维持正常活动水平;②最大程度降低急性发作、固定性气流受限和不良反应的未来风险。在与患者制订哮喘管理的共同目标时,要考虑到不同的医疗体系、药物的可及性、文化差异和个人喜好等因素。

建立医患之间的合作关系(伙伴关系)是实现有效的哮喘管理的首要措施。医务人员与哮喘患者或其家人建立良好的合作关系,有助于患者获得疾病知识、自信和技能,在哮喘管理中发挥主要作用。应鼓励患者参与治疗决策,表达他们的期望和关心的问题。合作关系的模式还要因人而异;种族、文化程度、卫生知识、对哮喘疾病和药物的认识,以及医疗体系等,都可能影响患者进行自我管理的意愿和能力。

患者教育是患者长期管理的核心环节,其主要内容包括:①哮喘常识传授:哮喘常识教育的内容包括哮喘的诊断、基本治疗原则、缓解药物与控制药物的差别、潜在的药物不良反应、预防症状及急性发作、如何认识哮喘恶化,应该采取什么措施、何时/如何寻求医疗服务、管理并发症。②提高患者治疗依从性:依从性高低与哮喘的转归密切相关,依从性提高可显著提高哮喘控制水平。需要判断患者依从性状态,分析导致患者依从性差的原因,根据存在的问题制定针对性的解决方案,以提高其依从性。③正确使用吸入装置技巧的培训:为确保有效使用吸入装置,要基于不同药物、不同患者和花费选择适合的吸入装置,反复对患者进行吸入技术教育可提高正确使用率。④由医护人员指导的哮喘自我管理培训:由健康教育团队(包括医生、药师和护士)有效指导的哮喘自我管理可大大降低哮喘的致残率,能减少 1/3～2/3 的哮喘相关住院率、急诊就诊和非预期就医、误工/误学时间及夜间憋醒等。哮喘行动计划有助于提高哮喘控制率。书面的哮喘行动计划由医生帮助患者制订,包括自我监测、对治疗方案和哮喘控制水平进行周期性评估、在症状和峰流速(PEF)提示哮喘控制水平变化时如何及时调整治疗方案以达到并维持哮喘控制,以及如何及时接受治疗等。⑤病情自我监测和管理:控制哮喘的关键环节是患者的自我管理。正确使用峰流速仪和准确记录哮喘日记是哮喘患者自我管理的重要内容之一,可有效地预防和减少哮喘发作的次数。

　　哮喘是由内因(遗传)和外因(环境)共同作用所致,多种环境因素包括生物因素和社会因素,可能对哮喘发生起重要作用,如营养、过敏原、污染(特别是环境中的烟草)、微生物和社会心理因素等。遗传和环境的相互作用可以发生在生命早期甚至胎儿期,在孕期或生命早期可能存在环境因素影响哮喘发生的"时机窗"。母乳喂养能降低儿童喘息发生,但是否能够预防哮喘发病尚无充分的证据。多项研究结果显示,孕期进食富含维生素 D 和维生素 E 的食物,可以降低儿童喘息的发生。婴儿期避免过敏原暴露可以预防童年哮喘和过敏症发生,预防作用可以持续到成年。乙酰氨基酚可能与成人和儿童哮喘相关,孕妇口服对乙酰氨基酚可导致后代哮喘增加。孕妇吸烟是产前烟草暴露最常见和直接的途径,产前烟草暴露对年幼儿影响大,而产后母亲吸烟与年长儿的哮喘发生相关。控制相关的暴露因素有可能降低易感个体罹患哮喘的风险。

第三节　急性上呼吸道感染

　　急性上呼吸道感染简称上感,为外鼻孔至环状软骨下缘包括鼻腔、咽或喉部急性炎症的概称。是呼吸道最常见的一种传染病。主要病原体是病毒,少数由细菌引起。患者不分年龄、性别、职业和地区,免疫功能低下者易感。本病全年皆可发病,冬春季节多发,多为散发,但常在气候突变时小规模流行。人体对其感染后产生的免疫力较弱、短暂,病毒间也无交叉免疫,故可反复发病。主要通过患者喷嚏和含有病毒的飞沫经空气传播,或经污染的手和用具接触传播。通常病情较轻、病程短、可自愈,预后良好。不仅具有较强的传染性,而且少数可引起严重并发症。

　　急性上呼吸道感染通常分为普通感冒、流行性感冒(归入传染病)、急性鼻窦炎、急性咽炎、急性扁桃体炎、急性喉炎、急性会厌炎和急性中耳炎等疾病,其中急性鼻窦炎和急性中耳炎通常归入耳鼻喉科专科处理。

　　急性上呼吸道感染可以造成很大的经济负担。美国资料显示,仅仅是普通感冒每年可导致 23 亿天的误学、25 亿天的误工,每年因普通感冒就诊的人次为 27 亿人次,每年用于缓解咳嗽等感冒症状的非处方药物费用近 20 亿美元,而抗菌药物的费用 22.7 亿美元。另外,并发症治疗及引起原发病恶化等使得医疗费用明显增加,加重了疾病负担。

一、病因及发病机制

急性上呼吸道感染有 70%～80% 由病毒引起，主要有鼻病毒、腺病毒、呼吸道合胞病毒、流感病毒（甲、乙、丙）、副流感病毒、冠状病毒等。还有 20%～30% 由细菌引起，细菌感染可以是原发的，也可以继发于病毒感染，以溶血性链球菌为最常见，其次是流感嗜血杆菌、金黄色葡萄球菌、肺炎链球菌、卡他莫拉菌等，偶见革兰阴性杆菌。肺炎支原体和肺炎衣原体较少见。

接触病原体后是否发病，还取决于传播途径和人群易感性。各种可导致全身或呼吸道局部防御功能降低的因素，如受凉、气温变化、淋雨、疲劳等，致使原已存在于上呼吸道的病毒或细菌迅速繁殖，或者直接接触含有病原体的患者喷嚏、空气以及污染的手和用具诱发本病。老幼体弱以及免疫功能低下或有慢性呼吸道疾病如鼻窦炎、扁桃体炎者更易发病。

二、病理生理

组织学上可无明显病理改变，亦可出现上皮细胞的破坏。当病毒到达咽喉部腺体区时，病毒与气道上皮细胞特异性结合。病毒在呼吸道的上皮细胞及局部淋巴组织中复制，引起细胞病变及炎症反应。病毒感染后释放的炎性递质包括激肽、白三烯、IL-1、IL-6、IL-8 和 TNF-α 等，导致血管通透性增加，使鼻腔及咽黏膜充血、水肿、上皮细胞破坏，伴单核细胞浸润，有浆液性及黏液性渗出。临床上出现流清涕、鼻塞等呼吸道症状，并产生发热、全身疼痛等全身症状。症状往往在病毒感染机体后的 16 小时内出现，并在 24～48 小时达高峰，在 2～3 天内达到病毒排出高峰。继发细菌感染者可有中性粒细胞浸润及脓性分泌物。

三、临床表现及辅助检查

（一）临床表现

根据病因不同，临床表现可有不同的类型，主要有以下几种类型：

1.普通感冒

普通感冒为病毒感染引起，俗称"伤风"，又称急性鼻炎或上呼吸道卡他。起病较急，早期主要表现为鼻部卡他症状，如喷嚏、鼻塞、流清水样鼻涕，也可表现为咳嗽、咽干、咽痒或烧灼感甚至鼻后滴漏感。咽干、咳嗽和鼻后滴漏与病毒诱发的炎症介质导致的上呼吸道传入神经高敏状态有关。2～3 天后鼻涕变稠，可伴咽痛、头痛、流泪、味觉迟钝、呼吸不畅、声嘶等，有时由于咽鼓管炎致听力减退。严重者有发热、畏寒、四肢酸痛、头痛及食欲缺乏等全身症状。无并发症的普通感冒一般 5～7 天后可痊愈。老年人和儿童容易出现感冒并发症。若伴有基础疾病的普通感冒患者则临床症状较重、迁延，容易出现并发症，使病程延长。体检可见鼻腔黏膜充血、水肿、有分泌物，咽部可为轻度充血，胸部体检多无异常。伴有基础疾病或出现并发症者可以查到相应体征。

2.急性病毒性咽炎和喉炎

由鼻病毒、腺病毒、流感病毒、副流感病毒以及肠病毒、呼吸道合胞病毒等引起。临床表现为咽痒和灼热感,咽痛不明显。咳嗽少见。急性喉炎多为流感病毒、副流感病毒及腺病毒等引起,临床表现为明显声嘶、讲话困难、可有发热、咽痛或咳嗽,咳嗽时咽喉疼痛加重。体检可见喉部充血、水肿,局部淋巴结轻度肿大和触痛,有时可闻及喉部的喘息声。

3.急性疱疹性咽峡炎

多由柯萨奇病毒 A 引起,表现为明显咽痛、发热,病程约为一周。查体可见咽部充血,软腭、腭垂、咽及扁桃体表面有灰白色疱疹及浅表溃疡,周围伴红晕。多发于夏季,常见于儿童,偶见于成人。

4.急性咽结膜炎

主要由腺病毒、柯萨奇病毒等引起。表现为发热、咽痛、畏光、流泪、咽及结膜明显充血。病程 4～6 天,多发于夏季,由游泳传播,儿童多见。

5.急性咽扁桃体炎

病原体多为溶血性链球菌,其次为流感嗜血杆菌、肺炎链球菌、葡萄球菌等。起病急,咽痛明显、伴发热、畏寒,体温可达 39℃ 以上。查体可发现咽部明显充血,扁桃体肿大、充血,表面有黄色脓性分泌物。有时伴有颌下淋巴结肿大、压痛,而肺部查体无异常体征。

(二)辅助检查

1.血液检查

因多为病毒性感染,白细胞计数常正常或偏低,伴淋巴细胞比例升高,严重病毒感染时淋巴细胞比例可以降低。细菌感染时血白细胞计数与中性粒细胞比例升高,出现核左移现象。

2.病原学检查

因病毒类型繁多,且明确类型对治疗无明显帮助,一般无须明确病原学检查。需要时可用免疫荧光法、酶联免疫吸附法、血清学诊断或病毒分离鉴定等方法确定病毒的类型。脓性分泌物可作细菌培养和药物敏感试验,有助于判断细菌类型,指导临床用药。

四、诊断和鉴别诊断

(一)诊断

诊断依据:包括危险因素、症状、体征和辅助检查。

1.危险因素

各种可导致全身或呼吸道局部防御功能降低的因素均可诱发本病。如受凉、气温变化、淋雨、疲劳、人群拥挤的环境、久坐的生活方式、免疫力低下、与高危人群接触或营养不良等。

2.症状

以鼻部卡他症状为主,如鼻塞、流鼻涕、打喷嚏。根据病毒或细菌侵犯的部位不同,症状有所不同。如鼻腔:鼻黏膜受刺激后可有鼻塞、流清水样鼻涕、打喷嚏等;咽部:咽部干燥、灼热感、咽痛等;喉:声音嘶哑、咳嗽咳痰、喉部不适等;急性扁桃体炎的症状主要为咽痛、发热、吞咽困难等;急性上呼吸道感染时可伴有不同程度的全身症状,如发热、畏寒、头痛、四肢酸痛、咳嗽和疲乏等。

3.体征

普通感冒时鼻腔黏膜充血、水肿、有分泌物、咽部轻度充血;急性咽炎时可见咽部明显充血、水肿;急性扁桃体炎时可见扁桃体肿大、充血、表面有或无脓性分泌物;急性喉炎时可见喉部充血、水肿、有黏液性分泌物或黏膜溃疡。

具备上述危险因素并根据鼻咽部的症状和体征,结合周围血常规和阴性胸部 X 线检查可做出临床诊断。一般无须病因诊断,特殊情况下可进行细菌培养和病毒分离,或病毒血清学检查等确定病原体。但须与初期表现为感冒样症状的其他疾病相鉴别。

(二)鉴别诊断

1.流行性感冒(以下简称流感)

起病急,具有较强的传染性,以全身中毒症状为主,呼吸道症状较轻。老年人及伴有慢性呼吸道疾病、心脏病者易并发肺炎。普通感冒与流感的鉴别诊断如表 1-3-1 所示。

表 1-3-1　普通感冒与流感的鉴别诊断

症状	普通感冒	流感
发热	少见	常见
鼻塞	很常见,且通常在 1 周内症状自然缓解	常见
打喷嚏	常见	常见
咽痛	常见	常见
头痛	少见	非常常见
咳嗽	通常为间断的、排痰性(有黏液产生)咳嗽	通常为间断性干咳
寒战	少见	有轻-中度恶寒症状
疲倦	较轻微	通常为中度疲倦,且常伴有乏力
胸部不适	轻-中度	中度

2.急性细菌性鼻窦炎

致病菌多为肺炎链球菌、流感嗜血杆菌、葡萄球菌、大肠埃希菌及变形杆菌等,临床多见混合感染。多在病毒性上呼吸道感染后症状加重。主要症状为鼻塞、脓性鼻涕增多、嗅觉减退和头痛。急性鼻窦炎患者可伴有发热和全身不适症状。

3.过敏性鼻炎

其分为季节性和常年性,多于接触过敏原后(如花粉等)出现症状,主要症状为阵发性喷嚏、流清水样鼻涕,发作过后如健康人。仅表现为鼻部症状或感疲劳,一般无发热等全身症状,且病程较长,常年反复发作或季节性加重。普通感冒与急性鼻窦炎、过敏性鼻炎的鉴别诊断如表 1-3-2 所示。

表 1-3-2　普通感冒与急性鼻窦炎、过敏性鼻炎的鉴别诊断

普通感冒
1.以鼻部卡他症状为主,初期也可有咽部不适或咽干,咽痒或烧灼感
2.四肢酸痛和头痛等全身症状较轻
3.诊断主要依据典型的临床症状
急性鼻窦炎
1.致病菌多为肺炎链球菌、流感嗜血杆菌、葡萄球菌等,临床多见混合感染
2.多于病毒性上呼吸道感染后症状无改善或加重
3.主要症状为鼻塞,脓性鼻涕增多,嗅觉减退和头痛
4.急性鼻窦炎患者可伴发热及全身不适症状
过敏性鼻炎
1.分为季节性和常年性,多于接触过敏原后(如花粉等)出现症状,主要症状为阵发性喷嚏,流清水样鼻涕,发作过后如正常人
2.仅表现为鼻部症状或感到疲劳,一般无发热等症状,且病程较长,常年反复发作或季节性加重

4.链球菌性咽炎

主要致病菌为 A 组溶血性链球菌。其症状与病毒性咽炎相似,发热可持续3～5 天,所有症状将在一周内缓解。好发于冬、春季节;以咽部炎症为主,可有咽部不适、发痒、灼热感、咽痛等,可伴有发热、乏力等;检查时有咽部明显充血、水肿,颌下淋巴结肿大并有触痛。链球菌性咽炎的诊断主要靠咽拭子培养或抗原快速检测。

5.疱疹性咽峡炎

发病季节多发于夏季,常见于儿童,偶见于成人;咽痛程度较重,多伴有发热,病程约一周;有咽部充血,软腭、腭垂、咽及扁桃体表面有灰白色疱疹及浅表溃疡,周围环绕红晕;病毒分离多为柯萨奇病毒 A。

6.急性传染病前驱症状

它如麻疹、脊髓灰质炎、脑炎、肝炎、心肌炎等病,患病初期可有鼻塞,头痛等类似症状,应予重视。如果在上呼吸道症状一周内,呼吸道症状减轻但出现新的症状,需进行必要的实验室检查,以免误诊。

五、治疗

上呼吸道病毒感染目前尚无特殊抗病毒药物,通常以对症处理、休息、忌烟、多饮水、保持室内空气流通、防治继发细菌感染为主。

1.对症治疗

可选用含有解热镇痛、减少鼻咽充血和分泌物、镇咳的抗感冒复合剂或中成药,如对乙酰氨基酚、双酚伪麻片、美扑伪麻片、银翘解毒片等。儿童忌用阿司匹林或含阿司匹林药物以及其他水杨酸制剂,因为,此类药物与流感的肝脏和神经系统并发症(Reye 综合征)相关,偶可致死。

2.支持治疗

休息、多饮水、注意营养,饮食要易于消化,特别在儿童和老年患者更应重视。密切观察和监测并发症,抗菌药物仅在明确或有充分证据提示继发细菌感染时有应用指征。

3.抗流感病毒药物治疗

现有抗流感病毒药物有两类:即离子通道 M_2 阻滞剂和神经氨酸酶抑制剂。其中,M_2 阻滞剂只对甲型流感病毒有效,治疗患者中约有 30% 可分离到耐药毒株,而神经氨酸酶抑制剂对甲、乙型流感病毒均有很好作用,耐药发生率低。

(1)离子通道 M_2 阻滞剂:金刚烷胺和金刚乙胺。

①用法和剂量:见表 1-3-3。

表 1-3-3　金刚烷胺和金刚乙胺用法和剂量

药名	年龄(岁)			
	1～9	10～12	13～16	≥65
金刚烷胺	5mg/(kg·d)(最高 150mg/d),分 2 次	100mg,每天 2 次	100mg,每天 2 次	≤100mg/d
金刚乙胺	不推荐使用	不推荐使用	100mg,每天 2 次	100mg 或 200mg/d

②不良反应:金刚烷胺和金刚乙胺可引起中枢神经系统和胃肠副反应。中枢神经系统不良反应有神经质、焦虑、注意力不集中和轻微头痛等,其中金刚烷胺较金刚乙胺的发生率高。胃肠道反应主要表现为恶心和呕吐,这些不良反应一般较轻,停药后大多可迅速消失。

③肾功能不全患者的剂量调整:金刚烷胺的剂量在肌酐清除率≤50mL/min 时酌情减少,并密切观察其副反应,必要时可停药,血透对金刚烷胺清除的影响不大。肌酐清除率<10mL/min 时,金刚乙胺推荐减为 100mg/d。

(2)神经氨酸酶抑制剂:目前有两个品种,即奥司他韦和扎那米韦。我国目前只有奥司他韦被批准临床使用。

①用法和剂量:奥司他韦:成人 75mg,每天 2 次,连服 5 天,应在症状出现 2 天内开始用药。(儿童用法见表 1-3-4)1 岁以内不推荐使用。扎那米韦:6 岁以上儿童及成人剂量均为每次吸入 10mg,每天 2 次,连用 5 天,应在症状出现 2 天内开始用药。6 岁以下儿童不推荐服用。

表 1-3-4　儿童奥司他韦用量(mg)

药名	体重(kg)			
	≤15	16～23	24～40	>40
奥司他韦	30	45	60	75

②不良反应:奥司他韦不良反应少,一般为恶心、呕吐等消化道症状,也有腹痛、头痛、头晕、失眠、咳嗽、乏力等不良反应的报道。扎那米韦吸入后最常见的不良反应有头痛、恶心、咽部不适、眩晕、鼻衄等。个别哮喘和慢性阻塞性肺疾病(COPD)患者使用后可出现支气管痉挛和肺功能恶化。

③肾功能不全的患者无需调整扎那米韦的吸入剂量。对肌酐清除率<30mL/min 的患者,奥司他韦减量至 75mg,每天 1 次。

4.抗菌药物治疗

通常不需要抗菌药物治疗。如有细菌感染,可根据病原菌选用敏感的抗菌药物。经验用药,常选青霉素、第一代和第二代头孢菌素、大环内酯类或氟喹诺酮类。

第二章　循环系统疾病

第一节　急性心力衰竭

急性心力衰竭（AHF）是指心脏在短时间内发生心肌收缩力明显减低或心室负荷急剧加重而至心排血量急剧下降，导致组织器官灌注不足和急性瘀血的临床综合征。急性心力衰竭的起病差异很大，目前尚无统一的界定，症状突然发作/加重从数分钟、数小时到数天、数周不等，急性心力衰竭可分为急性左侧心衰竭和急性右侧心衰竭，临床上多数为急性左侧心力衰竭，收缩功能受损者常见，也有收缩功能正常者；急性右侧心力衰竭少见，主要为主肺动脉或肺动脉主要分支栓塞，以及右室梗死。右心瓣膜病少见。

一、病因

1.缺血性心脏病

急性冠脉综合征、急性心肌梗死机械并发症、右心室梗死。

2.瓣膜性心脏病

瓣膜狭窄、瓣膜关闭不全、心内膜炎。

3.心肌疾病

围生期心肌病、急性心肌炎。

4.高血压/心律失常

高血压、急性心律失常。

5.循环衰竭

败血症、甲状腺毒症、贫血、分流、心包压塞、肺动脉栓塞。

6.慢性心衰失代偿

缺乏依从性、容量过负荷、感染，尤其是肺炎、脑血管损害、外科手术、肾功能异常、哮喘、COPD、滥用药物。

二、发病机制

（一）血流动力学障碍

心排血量下降，血压绝对或相对下降及外周组织器官灌注不足，导致脏器功能障碍和末梢循环障碍,发生心源性休克。左心室舒张末压和肺毛细血管楔压(PCWP)升高,可发生低氧血症、代谢性酸中毒和急性肺水肿,为急性左侧心衰竭的主要病理生理变化。右心室充盈压升高,使体循环静脉压升高,体循环和主要脏器瘀血、水钠潴留和水肿等,也是急性右侧心衰竭的主要病理生理变化。

(二)神经内分泌激活

肾素-血管紧张素-醛固酮系统(RAAS)的过度兴奋是机体保护性代偿机制,然而长期的过度兴奋就会产生不良影响,使多种内源性神经内分泌与细胞因子激活,加剧心肌损伤、心功能减退和血流动力学障碍,并反过来刺激交感神经系统和RAAS的兴奋,形成恶性循环。

(三)心肾综合征

心衰和肾衰竭常并存,并互为因果,临床上称为心肾综合征。心肾综合征可分为两种类型(表2-1-1)。

表 2-1-1　心肾综合征分型

分型	特点
1型	迅速恶化的心功能导致急性肾功能损伤
2型	慢性心衰引起进展性慢性肾病
3型	原发、急速的肾功能恶化导致急性心功能不全
4型	慢性肾病导致心功能下降和(或)心血管不良事件危险增加
5型	急性或慢性全身性疾病导致同时出现心肾功能衰竭

注:3型和4型心肾综合征均可引起心衰,其中3型可造成急性心衰。5型心肾综合征也可诱发心衰,甚至急性心衰

(四)慢性心衰急性失代偿

稳定的慢性心衰可以在短时间内急剧恶化,心功能失代偿,表现为急性心衰。其促发因素较多见的为:药物治疗缺乏依从性、严重心肌缺血、重症感染。严重影响血流动力学的各种心律失常、肺栓塞及肾功能损伤等。

三、临床表现

(一)症状

急性肺水肿:表现为突发呼吸困难,端坐呼吸,频繁咳嗽,咯粉红色泡沫样痰,烦躁大汗,面色青灰,口唇发绀。

(二)体征

典型体征:双肺布满湿啰音和哮鸣音,心尖部闻及舒张期奔马律,心率快,脉搏可呈交替脉,早期可有血压升高,严重者可出现心源性休克,甚至心搏骤停。

四、辅助检查

（一）心电图检查

能够检测心率、心律、传导，显示某些病因依据，如心肌缺血改变、ST 段抬高或非 ST 段抬高性心肌梗死，以及陈旧性心肌梗死的病理性 Q 波等；还能提示心肌肥厚、心房或心室扩大、心律失常的类型及其严重程度，如各种房性或室性心律失常、Q-T 间期延长、房室传导阻滞、束支传导阻滞等。

（二）胸部 X 线检查

可显示肺淤血的程度和肺水肿，如肺门血管影模糊、蝶形肺门及肺内弥散性阴影等，典型者表现为蝴蝶形大片阴影由肺门向周围扩展。急性肺水肿早期肺间质水肿阶段可无典型肺水肿的 X 线表现，仅显示肺静脉充盈、肺门血管模糊不清、肺纹理增粗和肺小叶间隔增厚，如果能够及时诊断和治疗，可以避免发展为肺泡性肺水肿。

（三）超声心动图检查

可了解心脏的结构和功能、心脏瓣膜状况、是否存在心包病变、AMI 机械并发症，以及室壁运动失调；可测定 LVEF，检测急性心衰时的心脏收缩/舒张功能相关的数据。超声多普勒成像可间接测量肺动脉压、左右心室充盈压等，一般采用经胸超声心动图检查。如患者疑为感染性心内膜炎，尤其是人工瓣膜心内膜炎，可采用经食管超声心动图检查，能够更清晰地显示瓣膜赘生物、瓣周漏与瓣周脓肿等。

（四）实验室检查

初始诊断评估包括全血计数、K^+、Na^+、Cl^-、肾功能、血糖、白蛋白、肝功能和 INR 等。低钠和肌酐水平高是急性心衰患者预后不良的征象。无急性冠脉综合征的急性心衰患者肌钙蛋白可轻度升高。

（五）动脉血气分析

所有严重呼吸窘迫的患者都应进行血气分析，了解氧分压、二氧化碳分压和酸碱平衡情况。由于组织灌注不足和二氧化碳潴留引起酸中毒的患者预后较差。无创性脉氧监测常可替代血气分析，但对二氧化碳分压和酸碱平衡状态不能提供有效信息。

（六）心力衰竭标记

B 型利钠肽（BNP）及其氨基末端 B 型利钠肽前体（NT-proB-NP）是重要的心衰标记，对于心衰的诊断、治疗和预后评估具有重要价值。

（七）心肌损伤标记

旨在评估是否存在心肌损伤或坏死及其严重程度。因急性冠状动脉综合征所致的急性心衰多见，并且治疗策略与其他原因引起者显著不同，因此应当尽早检测肌钙蛋白、肌红蛋白和 CK-MB。目前，可通过床旁快速检测时间窗内高敏肌钙蛋白以尽快诊断。

五、诊断及鉴别诊断

(一)诊断

根据基础心脏病史、心衰的临床表现与心电图和胸部 X 线改变、血气分析异常(氧饱和度＜90％)、超声心动图检查结果可做出初步诊断,并给予初始急救。同时,应当进一步检查 BNP/NT-proBNP,如 BNP/NT-proBNP 明显异常,则可诊断为急性心衰。急性心衰确立后,要进行心衰分级、严重程度评估,并尽快确定病因。如果 BNP/NT-proBNP 正常或升高不明显,可基本排除急性心衰的诊断。

1.急性左侧心力衰竭的诊断

基础心脏病＋突发呼吸困难或原有呼吸困难加重＋肺瘀血与肺部湿啰音或肺水肿＋LVEF 降低＋BNP/NT-proBNP 明显异常,可做出急性左侧心力衰竭的诊断。但应与可引起明显呼吸困难的疾病,如支气管哮喘和哮喘持续状态、急性大块肺栓塞、严重肺炎、严重慢性阻塞性肺病伴感染等相鉴别;还应与其他原因所致的非心源性肺水肿(如急性呼吸窘迫综合征),以及非心源性休克等疾病相鉴别。

2.急性右侧心力衰竭的诊断

(1)急性心肌梗死伴急性右侧心力衰竭:常见于右心室梗死,但单纯的右心室梗死少见。如果出现 V_1、V_2 导联 ST 段压低,应考虑右心室梗死,也有可能为后壁梗死,而非室间隔和心内膜下心肌缺血。下壁 ST 段抬高性心肌梗死伴血流动力学障碍应观察心电图 V_{4R} 导联,并做经胸超声心动图检查,后者发现右心室扩大伴活动减弱,可以确诊右心室梗死。右心室梗死伴急性右侧心力衰竭典型者,可出现低血压、颈静脉显著充盈和肺部呼吸音清晰的"三联征"。

(2)急性大块肺栓塞伴急性右侧心力衰竭:典型表现为突发呼吸困难、剧烈胸痛、有濒死感,还有咳嗽、咯血痰、明显发紫、皮肤湿冷、休克和晕厥,伴颈静脉怒张、肝大、肺梗死区呼吸音减弱、肺动脉瓣区杂音。如有导致本病的基础病因及诱因,出现不明原因的发作性呼吸困难、发绀、休克,无心肺疾病史而突发明显右心负荷过重和心力衰竭,都应考虑肺栓塞。

(3)右侧心脏瓣膜病伴急性右侧心力衰竭:主要有颈静脉充盈、下肢水肿、肝淤血等。急性右侧心力衰竭应注意与肺梗死、肺不张、急性呼吸窘迫综合征、主动脉夹层、心包压塞、心包缩窄等疾病相鉴别。

(二)鉴别诊断

急性左侧心衰竭与急性右侧心衰竭的鉴别,见表 2-1-2。

表 2-1-2　急性左侧心力衰竭与急性右侧心力衰竭的鉴别

鉴别项	急性左侧心力衰竭	急性右侧心力衰竭
病因	急性左侧心力衰竭常见于高心病,冠心病、AMI、心脏瓣膜病、扩张型心肌病、重症心肌炎、感染性心内膜炎等	急性右侧心力衰竭的病因比较特殊,多见于急性大块肺栓塞、右心室梗死、右心瓣膜病等

续表

鉴别项	急性左侧心力衰竭	急性右侧心力衰竭
诱因	精神性、劳力性、心肌缺血或坏死性、心律失常、高血压、感染等均可引起,诱因复杂	急性右侧心力衰竭尤其是肺栓塞所致者常无明显诱因而突然发病
临床特点	常有肺部湿啰音或明显肺水肿,体循环静脉压常无明显升高。如果为机械并发症引起,常有明显的体征	常无肺部湿啰音或肺水肿,体循环静脉压却显著升高。如果为肺栓塞所致,常具有深静脉血栓形成的危险因素,如较长时间卧床、外科手术等,并具有相应的临床表现。右心室梗死常见于下壁心肌梗死,表现为血压下降、无肺部湿啰音,以及颈静脉充盈的特征性改变。右心心脏瓣膜病引起的急性右心衰竭多见于右心感染性心内膜炎时,具有相应的临床表现
胸部 X 线检查	出现肺淤血、肺水肿的典型影像学改变,同时可排除肺部其他疾病	常无肺淤血、肺水肿征象,可出现肺栓塞的影像异常,对诊断有重要的提示价值

六、治疗

(一)治疗前的判断

和慢性心衰一样,掌握病因后的治疗效果会更好。通常,冠心病、高血压是高龄患者发生急性心力衰竭的主要病因,其中冠心病占急性心衰病因的 $60\%\sim70\%$。而年轻人中多是由扩张型心肌病、心律失常、先天性心脏病、心脏瓣膜病、心肌炎等引起。也应特别注意甲状腺疾病、结缔组织疾病、中毒(包括药物、酒精、重金属或生物毒素)等病因。任何原因导致的血流动力学负荷增加(如过多补液、过度劳力等)或心肌缺血、缺氧导致心肌收缩力急性受损,均可引起急性心力衰竭。

急性心力衰竭发病的病理类型有以下几种:①急性心肌损害(大面积 AMI、重症心肌炎)致心肌收缩力受损而心排血急剧减少,发生急性肺水肿、心源性休克、猝死。②急性心瓣膜及其附件损害(感染性心内膜炎、AMI 等所致的瓣膜穿孔、腱索断裂)导致急性瓣膜反流,引起急性前负荷加重而发生急性肺水肿。③在心脏梗阻性病变(IHSS,二尖瓣狭窄)基础上发生快速性心律失常(心室率>180bpm),致使心室充盈障碍,左房淤血而发生急性肺水肿;左室搏血急剧减少而发生心源性休克。④心外性急性心脏前后负荷加重(高血压危象、输血输液过多过快),超出心脏代偿能力而发生急性肺水肿。⑤大块肺梗死致急性肺动脉高压、急性右心衰(急性肺源性心脏病)。⑥慢性心衰因感染、心律失常、治疗中断等因素致心衰急性加重,一般也视为急性心衰来处理。

急性心力衰竭的诊断一般根据临床症状和体征来判断,结合胸部 X 线、心电图、心脏超声和生化标志物(BNP)而确定。国外常选择床边超声来判断,国内则多根据心电图和胸部 X 线而判定,心电图主要是明确急性心肌梗死,胸部 X 线可明确心脏大小和肺淤血及其程度。

心功能评价对选择治疗措施和判断预后极为重要。目前评价急性心衰心功能状态有两套系统,分别用于不同情况下的急性心衰心功能分级。

1.Killip 分级

Killip 分级用于评价急性心肌梗死时心功能损害的严重程度。

Ⅰ级:无心衰,即无心脏失代偿的临床体征。

Ⅱ级:有心衰。诊断标准包括:肺部啰音;第 3 心音奔马律;肺静脉高压,即肺充血伴肺下野湿啰音。

Ⅲ级:严重心衰,即明显肺水肿(全肺野湿啰音)。

Ⅳ级:心源性休克。诊断标准包括:低血压和周围血管收缩征(如尿少、发绀、出汗)。

2.Forrester 分级

也称临床严重程度分级,主要根据对周围循环观察来确定。该标准对心肌病的预后判断有效,因此也适用于患慢性心衰的患者,门诊患者和住院患者均可。

Ⅰ级:暖而干。

Ⅱ级:暖而湿。

Ⅲ级:冷而干。

Ⅳ级:冷而湿。

(二)急性心衰的药物治疗

1.急性心衰的治疗目标(见表 2-1-3)

表 2-1-3 急性心衰的治疗目标

临床	实验室	血流动力学	预后	耐受性
↓症状(气促和(或)乏力)	电解质正常化	↓肺毛压至 <18mmHg	↓住 CCU 时长	治疗措施撤退率低
↓体征	↓BUN 和(或)Cr	↑CO 和(或)SV	↓住院时间	不良反应发生率低
↓体重	↓血清胆红素	↑至再住院时长		
↑尿量	↓血浆 BNP		↓死亡率	
↑氧合	血糖正常化			

2.急性心衰的一般治疗

(1)体位:静息时明显呼吸困难者应半卧位或端坐位,双腿下垂以减少回心血量,降低心脏前负荷。

(2)四肢交换加压:四肢轮流绑扎止血带或血压计袖带,通常同一时间只绑扎三肢,每隔 15～20 分钟轮流放松一肢。血压计袖带的充气压力应较舒张压低 10mmHg,使动脉血流仍可顺利通过,而静脉血回流受阻。此法可降低前负荷,减轻肺淤血和肺水肿。

(3)吸氧:适用于低氧血症(尤其指端血氧饱和度<90%)和呼吸困难明显者。应尽早

采用,使患者 $SaO_2 \geqslant 95\%$(伴 COPD 者 $SaO_2 > 90\%$)。可采用不同的方式:①鼻导管吸氧:可采用高流量给氧 $6 \sim 8L/min$,伴 CO_2 潴留者低氧流量($1 \sim 2L/min$)开始。酒精吸氧可使肺泡内的泡沫表面张力降低而破裂,改善肺泡的通气。方法是在氧气通过的湿化瓶中加 $50\% \sim 70\%$酒精或有机硅消泡剂,用于肺水肿患者。②面罩吸氧:适用于伴呼吸性碱中毒患者。③严重呼吸衰竭者还可采用无创性或气管插管呼吸机辅助通气治疗。

(4)做好救治的准备工作:至少开放两根静脉通道,并保持通畅。必要时可采用深静脉穿刺置管,以随时满足用药的需要。血管活性药物一般应用微量泵泵入,以维持稳定的速度和正确的剂量。固定和维护好漂浮导管、深静脉置管、心电监护的电极和导联线、鼻导管或面罩、导尿管以及指端无创血氧仪测定电极等。保持室内适宜的温度、湿度、灯光柔和,环境幽静。

(5)饮食:进易消化食物,避免一次大量进食,不要饱餐。在总量控制下,可少量多餐($6 \sim 8$ 次/日)。应用袢利尿剂情况下不要过分限制钠盐摄入量,以避免低钠血症,导致低血压。利尿剂应用时间较长的患者要补充多种维生素和微量元素。

(6)出入量管理:肺淤血、体循环淤血及水肿明显者应严格限制饮水量和静脉输液速度,对无明显低血容量因素(大出血、严重脱水、大汗淋漓等)者的每天摄入液体量一般宜在 1500mL 以内,不要超过 2000mL。保持每天水出入量负平衡约 500mL/d,严重肺水肿者的水负平衡为 $1000 \sim 2000mL/d$,甚至可达 $3000 \sim 5000mL/d$,以减少水钠潴留和缓解症状。$3 \sim 5$ 天后,如淤血、水肿明显消退,应减少水负平衡量,逐渐过渡到出入水量大体平衡。在水负平衡下应注意防止发生低血容量、低血钾和低血钠等。

3.急性心衰的药物治疗

(1)血管扩张剂:如果血压正常但伴有低灌注状态、瘀血体征、尿量减少,血管扩张剂应作为一线用药,用于扩张外周循环并降低前负荷。

①硝普钠:适用于严重心力衰竭患者和后负荷增加的患者,如高血压心力衰竭或二尖瓣反流患者,推荐从 $0.3\mu g/(kg \cdot min)$ 起始(ESC 指南 I 类,证据 C 级)。在 ACS 引起的 AHF 患者硝酸甘油优于硝普钠,因为硝普钠能引起"冠状动脉窃血综合征"。

②硝酸酯类药物:小剂量硝酸酯类药物仅扩张静脉,随剂量增加也可扩张动脉,包括冠状动脉。合适剂量的硝酸酯类药物可以使静脉扩张和动脉扩张保持平衡,从而只减少左室的前负荷和后负荷而不减少组织灌注。

在急性心力衰竭患者中进行的两项随机试验显示,应用血流动力学允许的最大剂量的硝酸酯类药物与小剂量利尿剂配合,其效果优于单纯应用大剂量利尿剂(ESC 指南 I 类,证据 B 级)。

2001 年欧美指南提出:当期望降低死亡率时,应当使用 ACEI,当期望改善症状时可以将 ACEI 和硝酸酯联合应用。2009 年美国 ACC/AHA 指南进一步肯定了硝酸酯对美国黑人心力衰竭患者的疗效,提出在采用 ACEI、β 受体阻滞剂和利尿剂并优化治疗后仍然有症状的美国黑人心力衰竭患者,可以联合使用肼曲嗪/硝酸酯治疗,并将其推荐强度由 IIa 级上升为 I 级。血管扩张剂可作为伴有心绞痛或呼吸困难症状或高血压的辅助治疗,硝普钠、硝酸酯类、某些 α-阻断剂(如压宁定)仍可用于急性充血性心力衰竭的治疗。而血管扩张剂哌唑嗪,酚妥拉明因降压明显和反射性心动过速已不用于心力衰竭(Ⅲ,B 级)。

③新型血管扩张剂重组 B 类利钠肽(脑钠肽,rhBNP):实验显示,rhBNP 有舒张血管和利尿作用,使心力衰竭犬平均动脉压、左室舒张末压下降,尿量和尿钠排出量增加,能明显降低心力衰竭犬的心脏前后负荷,而不影响心脏收缩功能。对脑钠肽(BNP)进行的 10 项临床试验共有 941 名心力衰竭患者。其中,随机双盲 VMAC 试验观察了 489 名急性心力衰竭患者,在基础治疗的基础上,用药后 3 小时,与安慰剂相比,脑钠肽组患者呼吸困难好转的程度更明显;与硝酸甘油组相比,脑钠肽组患者的肺毛细血管楔压(PCWP)降得更低,但改善呼吸困难效果无差异,且对血压和心率影响不明显。奈西立肽,是重组人脑钠肽,与内源 BNP 相同,对静脉、动脉和冠脉均有扩张作用,从而降低前、后负荷,降低外周血管阻力,增加心排血量,但不直接增强心肌的收缩能力。它抑制肾素-血管紧张素-醛固酮系统和交感神经系统,尿钠排出量增加,改善血流动力学效果优于硝酸甘油,且不良反应更小,但可致低血压,对预后影响有待研究。荟萃分析资料显示,使用奈西立肽者血肌酐水平呈剂量依赖性升高。

FUSION-Ⅰ研究发现,每周静脉滴注奈西立肽 1 次、持续 3 个月可安全用于 CHF 门诊患者。进一步进行的 FUSIONⅡ试验,以 920 例慢性失代偿性心衰患者为研究对象,随机双盲应用奈西立肽或安慰剂每周一次或两周一次,治疗 12 周,随访 24 周。结果显示,两组间死亡率及住院率(因心衰或肾功能不全住院)无显著差异,未能改善患者的临床预后,治疗组也没有增加肾脏损害,该研究提示:重组 BNP 的序贯疗法对慢性心力衰竭无效,仅用于急性期治疗。PRECEDENT 研究发现,正性肌力药物多巴酚丁胺,可显著增加缺血性和非缺血性失代偿性 CHF 患者各种类型室性异位心律失常的发生,而奈西立肽与之相比不增加心率,可显著减少严重心律失常的发生。PROACTION 研究发现(237 例患者),标准治疗基础上,奈西立肽静脉滴注 12 小时后可使基线收缩压增高(>140mmHg)的失代偿性 CHF 患者的收缩压降低 28.7mmHg,而对基线收缩压正常患者,低血压的发生并未见增加,可在急诊室安全有效地使用。

2001 年美国 FDA 批准奈西立肽用于急性失代偿性心衰(ADHF)患者。美国 AHA/ACC、欧洲 ESC 和我国急性心衰指南为Ⅱa 类推荐应用。2009 年公布的 ASCEND-NF 试验,旨在评价其在 ADHF 患者应用的安全性和疗效。共入选 7000 多例因心衰住院患者,用药组持续不间断静脉滴注奈西立肽 7 天。结果显示,奈西立肽未加重肾功能损害,也未增加病死率,但 30 天的死亡和再住院率也未见下降,与安慰剂组相比,气急症状虽有轻度减少,但无显著差异。奈西立肽临床使用的经验仍有限,需要进一步观察。

(2)利尿剂:有液体潴留症状的急性或急性失代偿性心力衰竭患者应给予强力和速效的祥利尿剂(呋塞米、托拉塞米),并推荐静脉使用。托拉塞米是具有醛固酮受体拮抗作用的祥利尿剂,半衰期较长、生物利用度为 76%~96%;吸收不受药物影响;利钠利尿活性是呋塞米的 8 倍,而排钾作用弱于呋塞米(因其抗醛固酮作用);心功能改善作用优于呋塞米;可抑制 AngⅡ引起的血管收缩。首先静脉给予负荷量,随后持续静脉滴注比单剂"弹丸"注射更有效。噻嗪类和螺内酯可与祥利尿剂合用,这种联合治疗比使用单药大剂量利尿剂更有效且不良反应小。祥利尿剂与多巴酚丁胺、多巴胺或硝酸酯联合应用比单独使用利尿剂更有效和不良反应更小(ESC 指南Ⅱb类,证据 C 级)。

利尿剂抵抗指在足量应用利尿剂的条件下利尿剂作用减弱或消失,水肿持续存在的状态,约 1/3 的心衰患者发生。利尿剂抵抗治疗包括:限制钠及水摄入、保持电解质平衡、低血容量时补充血容量、增加利尿剂剂量和(或)给药次数、静脉大剂量给药(比口服更有效)、静脉滴注给药(比静脉大剂量给药更有效)、几种利尿剂联合治疗、利尿剂与多巴胺或多巴酚丁胺联合应用、减少 ACEI 剂量,若上述治疗措施无效可考虑超滤或透析。

利尿剂不良反应包括神经内分泌激活(特别是 RAAS 和交感神经系统)、低钾、低镁和低氯性碱中毒,后者可能导致严重心律失常,利尿剂也可发生肾毒性和加重肾衰竭。过度利尿会降低静脉压、肺毛细血管楔压和心脏舒张期充盈。

(3)血管加压素受体拮抗剂:精氨酸血管加压素具有强烈的血管收缩、水潴留、增强 NE、AngⅡ 及致心室重构等作用,是心衰恶化的因素之一。精氨酸血管加压素受体拮抗剂托伐普坦可选择性地阻断肾小管上的精氨酸血管加压素受体,并具有排水不排钠的特点,此类药物又称利水药。之前 ACC 公布的 EVEREST 研究是一项随机双盲对照的临床试验,4133 例急性失代偿性心衰患者口服托伐普坦短期治疗(7 天及出院前)和长期治疗(平均随访 9.9 个月),结果证实短期应用托伐普坦可使气促和水肿症状明显减轻,改善低钠血症。但长期治疗不能减少主要心血管事件,也不能降低死亡率。

(4)正性肌力药物

①cAMP 依赖性的正性肌力药物包括:a.β 肾上腺素能激动剂,如多巴胺、多巴酚丁胺等;b.磷酸二酯酶抑制剂,如米力农、氨力农以及依诺昔酮等。

多巴胺是一种内源性儿茶酚胺,是去甲肾上腺素的前体,它的作用是剂量依赖的,可以作用于多巴胺能受体、β 肾上腺素能受体和 α 肾上腺素能受体 3 种不同受体。小剂量多巴胺[$<2\mu g/(kg \cdot min)$]只作用于外周多巴胺能受体,降低外周血管阻力,其中以扩张肾、内脏、冠脉和脑血管床最明显,可改善肾血流、肾小球滤过率,增加肾脏低灌注和肾衰竭患者对利尿剂的反应;较大剂量[$>2\mu g/(kg \cdot min)$]多巴胺刺激 β 肾上腺素能受体,增加心肌收缩力和心排出量。剂量$>5\mu g/(kg \cdot min)$作用于 α 肾上腺素能受体,增加外周血管阻力,使左室后负荷、肺动脉压力和阻力增加,可能对心力衰竭患者有害。

多巴酚丁胺主要通过刺激 β_1 和 β_2 受体(3∶1 比例)起作用,小剂量多巴酚丁胺使动脉轻度扩张,通过降低后负荷增加心搏出量[$2\sim20\mu g/(kg \cdot min)$],大剂量多巴酚丁胺使血管收缩。心率通常以剂量依赖的方式增加,心率增加的程度较其他儿茶酚胺类药物小,但因为加快房室传导,使心房纤颤患者心率增加比较明显。

PROMISE、PRIME Ⅱ、VEST 及 PICO 等试验均显示口服磷酸二酯酶抑制剂与安慰剂相比全病因死亡率、心血管死亡率、心脏猝死均增加,为此,试验被迫提前终止。DICE、OPTIME-CHF 等试验表明,静脉用药与口服正性肌力药物相似,因心力衰竭加重而住院的患者用多巴酚丁胺和米力农并无额外益处。大量临床试验表明,上述药物短期用于急性心力衰竭时具有增加心肌收缩力和有益的血流动力学作用,但长期使用增加死亡率,其确切机制尚未明了,可能与此类药物的致心律失常作用有关。由于磷酸二酯酶抑制剂增加心脏收缩功能,有利于加用β受体阻滞剂,而β受体阻滞剂可预防磷酸二酯酶抑制剂的致心律失常作用,当与β受体阻滞剂同时使用和(或)对多巴酚丁胺反应不佳时,先使用磷酸二酯酶抑制剂(Ⅱa类,证据C级)。ESC指南指出,此类正性肌力药适用于外周循环血液灌注不足(低血压、肾功能不全),无论有无瘀血或肺水肿,经最佳剂量利尿剂和血管扩张剂治疗,但效果不佳的患者(Ⅱa类,证据C级)。米力农和依诺昔酮发生血小板减少症较氨力农少。由于此类药物增加了氧需求量和钙负荷,应谨慎应用。不主张慢性心力衰竭患者长期或间歇静脉滴注此类正性肌力药。可用于晚期、难治性心力衰竭或心脏移植前的终末期心力衰竭的患者,且尽量短期应用。

②强心苷:通过抑制心肌 Na^+-K^+-ATP酶,增加 Ca^{2+}-Na^+离子交换,增加心肌收缩力。AHF时强心苷可轻度增加心排出量,降低充盈压。但对于AMI合并HF的患者,AIRE研究的亚组分析显示,强心苷对预后有不利影响,常预示威胁生命心律失常事件的发生,且使肌酸激酶升高更明显。ESC指出不推荐给予AHF患者具有正性肌力作用的强心苷,特别是急性心肌梗死后AHF。AHF时使用强心苷的指征是心动过速如心房颤动诱导的心衰,如心衰应用其他药物不能有效地控制心率时。AHF时,严格控制快速心律失常的心率能缓解心力衰竭的症状。洋地黄的禁忌证包括心动过缓,Ⅱ度或Ⅲ度房室传导阻滞,病态窦房结综合征,颈动脉窦过敏综合征,预激综合征,肥厚梗阻型心肌病,低钾血症和高钙血症。

③Ca^{2+}通道增敏剂:欧洲心脏病学会急性心力衰竭指南和我国《急性心力衰竭诊断与治疗指南》均Ⅱa类推荐应用(B级证据)Ca^{2+}通道增敏剂。大规模临床试验证实,传统的正性肌力药β肾上腺素能激动剂在增强心肌收缩力的同时也增加心肌耗能,长期应用可增加心力衰竭患者的死亡率。静脉用 Ca^{2+}通道增敏剂左西孟坦增加收缩蛋白对钙离子的敏感性,不增加细胞内 Ca^{2+}浓度,发挥正性肌力作用,同时促进血管平滑肌ATP依赖的钾离子通道开放,扩张外周血管。首次评价左西孟坦的随机对照双盲研究(revive-2研究)及LIDO、RUSSLAN、CASINO研究均显示,左西孟坦在增加心排出量、降低死亡率方面优于多巴酚丁胺,短期使用能改善血流动力学效应及症状,半衰期长(80小时)。但大剂量左西孟坦可引起心动过速和低血压。

2007年公布的SURVIVE试验纳入了1327例左心室射血分数≤30%的急性失代偿性心力衰竭患者,结果显示,左西孟坦与多巴酚丁胺相比,5天和1个月死亡率没有差异,6个月死亡发生率也相似,分别为26%和28%。目前仍需要进一步证明其长期治疗效果以及更多地收集安全性数据。

除上述治疗,AHF的治疗还包括病因治疗、合并症的治疗,必要时应考虑主动脉内球囊反搏等治疗。

4.急性心衰的非药物治疗

急性心肌梗死或严重心肌缺血并发心源性休克且不能由药物治疗纠正,或冠心病并非机械并发症而有明显血流动力学障碍,或心肌缺血伴顽固性肺水肿者,为 IABP 的适应证(Ⅰ类,B 级)。因心跳呼吸骤停而进行心肺复苏者,或合并Ⅰ型或Ⅱ型呼吸衰竭经常规吸氧和药物治疗仍不能纠正者,为急性心衰进行机械通气的指征。急性心衰伴高容量负荷如肺泡性肺水肿或严重的外周组织水肿且对袢利尿剂和噻嗪类利尿剂抵抗者,或有明显低钠血症(血钠<110mmol/L)且有相应的临床症状如神志障碍、肌张力减退、腱反射减弱或消失、呕吐以及肺水肿者,或肾功能进行性减退、血肌酐>500μmol/L 者,或符合急性血液透析指征的其他情况者,应考虑血液滤过、血液透析、连续性血液净化或血液灌流等。急性心衰经常规药物治疗无明显改善时,有条件的可应用体外模式人工肺氧合器(ECMO)、心室辅助泵(如可置入式电动左心辅助泵、全人工心脏)等装置。在积极纠治基础心脏病的前提下,短期心肺功能辅助,可作为心脏移植或心肺移植的过渡。临床研究表明,短期循环呼吸支持(如应用 ECMO)可以明显改善预后。

第二节　不稳定型心绞痛

急性冠状动脉综合征(ACS)是以冠状动脉粥样硬化斑块破裂或侵袭,继发完全或不完全闭塞性血栓形成为病理基础的一组临床综合征,包括不稳定型心绞痛(UAP)和急性心肌梗死(AMI)。其中,AMI 又分为 ST 段抬高心肌梗死(STEMI)和非 ST 段抬高心肌梗死(NSTEMI)。

临床上将原来的初发型心绞痛、恶化型心绞痛和各型自发性心绞痛统称为不稳定型心绞痛。其特点是疼痛发作频率增加、程度加重、持续时间延长、发作诱因改变,甚至在休息时也会出现持续时间较长的心绞痛。含化硝酸甘油效果差,或无效。本型心绞痛介于稳定型心绞痛和急性心肌梗死之间,易发展为心肌梗死,但无心肌梗死的心电图及血清酶学改变。

一、病因及发病机制

目前认为有五种因素与产生不稳定型心绞痛有关,它们相互关联。

1.冠脉粥样硬化斑块上有非阻塞性血栓

为最常见的发病原因,冠状动脉内粥样硬化斑块破裂诱发血小板聚集及血栓形成,血栓形成和自溶过程的动态不平衡过程,导致冠状动脉发生不稳定的不完全性阻塞。

2.动力性冠状动脉阻塞

在冠状动脉器质性狭窄基础上,病变局部的冠状动脉发生异常收缩、痉挛导致冠状动脉功能性狭窄,进一步加重心肌缺血,产生不稳定型心绞痛。这种局限性痉挛与内皮细胞功能紊乱、血管收缩反应过度有关,常发生在冠状动脉粥样硬化的斑块部位。

3.冠状动脉严重狭窄

冠状动脉以斑块导致的固定性狭窄为主,不伴有痉挛或血栓形成,见于某些冠状动脉斑块逐渐增大、管腔狭窄进行性加重的患者,或 PCI 术后再狭窄的患者。

4.冠状动脉炎症

斑块发生破裂与其局部的炎症反应有十分密切的关系,在炎症反应中感染因素可能也起一定作用,其感染物可能是巨细胞病毒和肺炎衣原体。这些患者炎症递质标志物水平检测常有明显增高。

5.全身疾病加重的不稳定型心绞痛

在原有冠状动脉粥样硬化性狭窄基础上,由于外源性诱发因素影响冠脉血管导致心肌氧的供求失衡,心绞痛恶化加重。常见原因有:①心肌需氧增加,如发热、心动过速、甲亢等;②冠状动脉血流减少,如低血压、休克;③心肌氧释放减少,如贫血、低氧血症。

二、临床表现

1.症状

临床上不稳定型心绞痛可表现为近 1 个月内发生的劳力型心绞痛,或原有稳定型心绞痛的主要特征近期内发生了变化,如心前区疼痛发作更频繁、程度更严重,时间延长,轻微活动甚至在休息也发作。少数不稳定型心绞痛患者可仅表现为颌、耳、颈、臂或上胸部发作性疼痛不适,或表现为发作性呼吸困难,其他还可表现为发作性恶心、呕吐、出汗和不能解释的疲乏症状,但无胸部不适表现。

2.体征

不稳定型心绞痛体格检查的目的是努力寻找诱发不稳定型心绞痛的原因,如难以控制的高血压、低血压、心律失常、梗阻性肥厚型心肌病、贫血、发热、甲状腺功能亢进、肺部疾病等,并确定心绞痛对患者血流动力学的影响,如对生命体征、心功能、乳头肌功能或二尖瓣功能等的影响,这些体征的存在高度提示预后不良。

不稳定型心绞痛患者一般无特异性体征。心肌缺血发作时可发现反常的左室心尖冲动,听诊有心率增快和第一心音减弱,可闻及第二心音、第四心音或二尖瓣反流性杂音。当心绞痛发作时间较长,或心肌缺血较严重时,可发生左室功能不全的表现,如双肺底细小水泡音,甚至急性肺水肿或伴低血压。也可发生各种心律失常。

体检对胸痛患者的鉴别诊断至关重要,有几种疾病状态如得不到及时准确的诊断,即可能出现严重后果:如背痛、胸痛、脉搏不整,心脏听诊发现主动脉瓣关闭不全的杂音,提示主动脉夹层破裂,心包摩擦音提示急性心包炎,而奇脉提示心脏压塞,气胸表现为气管移位、急性呼吸困难、胸膜疼痛和呼吸音改变等。

3.临床类型

(1)静息心绞痛:心绞痛发生在休息时,发作时间较长,含服硝酸甘油效果欠佳,病程 1 个月以内。

(2)初发劳力型心绞痛:发病时间在 1 个月以内新近发生的严重心绞痛,加拿大心脏病学会(CCS)的劳力型心绞痛分级标准(表 2-2-1)分级,Ⅲ级以上的心绞痛为初发性心绞痛,尤其注意近 48 小时内有无静息心绞痛发作及其发作频率变化。

(3)恶化劳力型心绞痛:既往诊断的心绞痛,最近发作次数频繁、持续时间延长或痛阈降低(CCS 分级增加Ⅰ级以上或 CCS 分级Ⅲ级以上)。

(4)心肌梗死后心绞痛:急性心肌梗死后 24 小时以后至 1 个月内发生的心绞痛。

(5)变异型心绞痛:休息或一般活动时发生的心绞痛,发作时 ECG 显示暂时性 ST 段抬高。

表 2-2-1　加拿大心脏病学会的劳力型心绞痛分级标准

分级	特点
Ⅰ级	一般日常活动(如走路、登楼)不引起心绞痛,心绞痛发生在剧烈、速度快或长时间的体力活动或运动时
Ⅱ级	日常活动轻度受限,心绞痛发生在快步行走、登楼、餐后行走、冷空气中行走、逆风行走或情绪波动后活动
Ⅲ级	日常活动明显受限,心绞痛发生在平路一般速度行走时
Ⅳ级	轻微活动即可诱发心绞痛,患者不能做任何体力活动,但休息时无心绞痛发作

三、辅助检查

1.心电图

静息心电图是诊断不稳定型心绞痛的最重要的方法,并且可提供预后方面的信息。ST-T 动态变化是不稳定型心绞痛最可靠的心电图表现,不稳定型心绞痛时静息心电图可出现 2 个或更多的相邻导联 ST 段下移达到或超过 0.1mV。静息状态下,症状发作时记录到一过性 ST 段改变,症状缓解后 ST 段缺血改变改善,或者发作时倒置 T 波呈伪性改善(假性正常化),发作后恢复原倒置状态更具有诊断价值,提示急性心肌缺血,并高度提示可能是严重冠状动脉疾病。发作时心电图显示胸前导联对称的 T 波深倒置并呈动态改变,多提示左前降支严重狭窄。心肌缺血发作时偶有一过性束支阻滞。持续性 ST 段抬高是心肌梗死心电图特征性改变。变异性心绞痛 ST 段常呈一过性抬高。心电图正常并不能排除不稳定型心绞痛的可能性。胸痛明显发作时心电图完全正常,应该考虑到非心源性胸痛。

ST-T 异常还可能由其他原因引起。ST 段持久抬高的患者,应当考虑到左心室室壁瘤、心包炎、肥厚型心肌病、早期复极和预激综合征、中枢神经系统事件等。三环类抗抑郁药和吩噻嗪类药物也可以引起 T 波明显倒置。

2.心脏生化标志物

心脏肌钙蛋白复合物包括肌钙蛋白 T(TnT)、肌钙蛋白 I(TnI)和肌钙蛋白 C(TnC)三个亚单位,目前只有 TnT 和 TnI 应用于临床。约有 35% 不稳定型心绞痛患者显示血清 TnT 水平增高,但其增高的幅度与持续的时间与急性心肌梗死有差别。急性心肌梗死患者 TnT＞3.0ng/mL 者占 88％，非 Q 波心肌梗死中仅占 17％，不稳定型心绞痛中无 TnT＞3.0ng/mL 者。所以，TnT 升高的幅度和持续时间可作为不稳定型心绞痛与急性心肌梗死的鉴别诊断。

不稳定型心绞痛患者 TnT 和 TnI 升高者较正常者预后差。临床怀疑不稳定型心绞痛者 TnT 定性试验为阳性结果者表明有心肌损伤（相当于 TnT＞0.05μg/L），但如为阴性结果并不能排除不稳定型心绞痛的可能性。

3.冠状动脉造影

冠状动脉造影目前仍是诊断冠心病的金标准。在长期稳定型心绞痛的基础上出现的不稳定型心绞痛常提示为多支冠状动脉病变，而新发的静息心绞痛可能为单支冠状动脉病变。冠脉造影结果正常提示可能是冠状动脉痉挛、冠状动脉内血栓自发性溶解、微循环系统异常等原因引起，或冠状动脉造影病变漏诊。

不稳定型心绞痛有以下情况时应视为冠状动脉造影强适应证：①近期内心绞痛反复发作，胸痛持续时间较长，药物治疗效果不满意者可考虑及时行冠状动脉造影，以决定是否急诊介入性治疗或急诊冠状动脉旁路移植术（CABG）；②原有劳力性心绞痛近期内突然出现休息时频繁发作者；③近期活动耐量明显减低，特别是低于 Bruce Ⅱ 级或 4METs 者；④梗死后心绞痛；⑤原有陈旧性心肌梗死，近期出现由非梗死区缺血所致的劳力性心绞痛；⑥严重心律失常、LVEF＜40％或充血性心力衰竭。

4.螺旋 CT 血管造影（CTA）

近年来，多层螺旋 CT 尤其是 64 排螺旋 CT 冠状动脉成像（CTA）在冠心病诊断中正在推广应用。CTA 能够清晰显示冠脉主干及其分支狭窄、钙化、开口起源异常及桥血管病变。CTA 对冠状动脉狭窄病变、桥血管、开口畸形、支架管腔、斑块形态均显影良好，对钙化病变诊断率优于冠状动脉造影，阴性者不能排除冠心病，阳性者应进一步行冠状动脉造影检查。另外，CTA 也可以作为冠心病高危人群无创性筛选检查及冠脉支架术后随访手段。

5.其他

其他非创伤性检查包括运动平板试验、运动放射性核素心肌灌注扫描、药物负荷试验、超声心动图等，也有助于诊断。通过非创伤性检查可以帮助决定冠状动脉造影单支临界性病变是否需要做介入性治疗，明确缺血相关血管，为血供重建治疗提供依据。同时可以提供有否存活心肌的证据，也可作为经皮腔内冠状动脉成形术（PTCA）后判断有否再狭窄的重要对比资料。但不稳定型心绞痛急性期应避免做任何形式的负荷试验，这些检查宜放在病情稳定后进行。

四、诊断及鉴别诊断

1.诊断

对同时具备下述情形者，应诊断不稳定型心绞痛：①临床新出现或恶化的心肌缺血症状表现，如心绞痛、急性左心衰竭或心电图心肌缺血图形；②无或仅有轻度的心肌酶（肌酸激酶同工酶)或 TnT、TnI 增高,但未超过 2 倍正常值,且心电图无 ST 段持续抬高。

应根据心绞痛发作的性质、特点、发作时体征和发作时心电图改变及冠心病危险因素等,结合临床综合判断,以提高诊断的准确性。心绞痛发作时心电图 ST 段抬高或压低的动态变化或左束支阻滞等具有诊断价值。

不稳定型心绞痛的诊断确立后,应进一步进行危险分层,以便于对其进行预后评估和干预措施的选择。

(1)中华医学会心血管分会关于不稳定型心绞痛的危险度分层:根据心绞痛发作情况,发作时 ST 段下移程度及发作时患者的一些特殊体征变化,将不稳定型心绞痛患者分为高、中、低危险组(见表 2-2-2)。

表 2-2-2　不稳定型心绞痛临床危险度分层

	心绞痛类型	发作时 ST 下移幅度	持续时间	肌钙蛋白 T 或 I
低危险组	初发、恶化劳力性,无静息时发作	≤1mm	<20 分钟	正常
中危险组	A:1 个月内出现的静息心绞痛,但 48 小时内无发作者(多数由劳力性心绞痛进展而来) B:梗死后心绞痛	>1mm	<20 分钟	正常或轻度升高
高危险组	A:48 小时内反复发作静息心绞痛 B:梗死后心绞痛	>1mm	>20 分钟	升高

①陈旧性心肌梗死患者其危险度分层上调一级,若心绞痛是由非梗死区缺血所致时,应视为高危险组;②左心室射血分数(LVEF)<40%,应视为高危险组;③若心绞痛发作时并发左心功能不全、二尖瓣反流、严重心律失常或低血压(SBP≤90mmHg),应视为高危险组;④当横向指标不一致时,按危险度高的指标归类,例如心绞痛类型为低危险组,但心绞痛发作时 ST 段压低>1mm,应归为中危险组

(2)美国 ACC/AHA 关于不稳定型心绞痛/非 ST 段抬高心肌梗死危险分层:美国 ACC/AHA 关于不稳定型心绞痛/非 ST 段抬高心肌梗死危险分层。

2.鉴别诊断

不稳定型心绞痛和非 ST 段抬高心肌梗死是在病因和临床表现上相似、但严重程度不同而又密切相关的两种临床综合征,主要区别在于缺血是否严重到导致足够量的心肌损害,以至于能检测到心肌损害的标志物肌钙蛋白(TnI、TnT)或肌酸激酶同工酶(CK-MB)水平升高。如果反映心肌坏死的标志物在正常范围内或仅轻微增高,但未超过 2 倍正常值,就诊断为不稳定型心绞痛,而当心肌坏死标志物超过正常值 2 倍时,则考虑诊断为非 ST 段抬高心肌梗死。

不稳定型心绞痛和 ST 段抬高心肌梗死的区别在于后者在胸痛发作的同时出现典型的 ST 段抬高并具有相应的动态改变过程和心肌酶学改变。

五、治疗

(一)一般治疗

不稳定型心绞痛急性期须卧床休息 1～3 日、吸氧、持续心电监护。对于低危险组患

者留院观察期间未再发生心绞痛,心电图也无缺血改变,无左心衰竭的临床证据,在留院观察 12～24 小时期间未发现有 CK-MB 升高,心肌肌钙蛋白 T 或 I 正常者,可留院观察 24～48 小时后出院;对于中危险组或高危险组的患者,特别是肌钙蛋白 T 或 I 升高者,住院时间相对延长,并应强化内科治疗。

(二)药物治疗

1.缓解疼痛

口服或舌下给予硝酸酯见"稳定型心绞痛",静脉滴注硝酸甘油或硝酸异山梨酯,从每分钟 $10\mu g$ 开始,每 3～5 分钟增加 $10\mu g$,直至症状缓解或出现血压下降。如效果不佳,可用非二氢吡啶类钙拮抗剂,如地尔硫草静脉滴注 $1～5\mu g(kg \cdot min)$,常能控制发作。无禁忌证时,β-阻滞剂用至最大耐受剂量,应能够控制发作。

2.抗血小板治疗

阿司匹林仍为抗血小板治疗的首选药物。急性期阿司匹林使用的剂量为每日 150～300mg,口服,可达到快速抑制血小板聚集的作用,3 日后可改为小剂量口服,每日 50～150mg 维持治疗;对阿司匹林存在变态反应的患者,可采用噻氯匹定或氯吡格雷代治疗,使用时应注意定时检查血常规,一旦出现明显白细胞或血小板降低,应立即停药。

3.抗凝血酶治疗

静脉肝素治疗一般用于中危险组和高危险组的患者,国内临床常采用先静脉推注 5000U 肝素,然后以每小时 1000U 维持静脉滴注,调整肝素剂量使激活的部分凝血活酶时间(AlTT)延长至对照的 1.5～2 倍(无条件时可监测全血凝固时间或激活的全血凝固时间),静脉肝素治疗 2～5 日为宜,后可改为肝素 7500U,每 12 小时 1 次,皮下注射,治疗 1～2 日。目前已有证据表明低分子量肝素降低不稳定型心绞痛有更优或至少相同的疗效;由于低分子量肝素不需血凝监测、停药无反跳、使用方便,故可采用低分子量肝素替代普通肝素。

4.硝酸酯类药物

使用此类药物的主要目的是控制心绞痛的发作,心绞痛发作时应口含硝酸甘油,初次含服硝酸甘油的患者以先含 1 片为宜,对于已有含服经验的患者,心绞痛症状严重时也可 2 片 1 次含服。心绞痛发作时,若含服 1 片无效,可在 3～5 分钟之内追加 1 片含服;若连续含服硝酸甘油三、四片仍不能控制疼痛症状,须应用强镇痛剂以缓解疼痛,并随即采用硝酸甘油或硝酸异山梨酯静脉滴注,硝酸甘油剂量以每分钟 $5\mu g$ 开始,以后每 5～10 分钟增加 $5\mu g$,直至症状缓解,最高剂量一般不超过每分钟 80～$100\mu g$,患者一旦出现头痛或血压降低(收缩压<90mmHg)应迅速减少静脉滴注剂量;硝酸甘油或硝酸异山梨酯维持静脉滴注的剂量以每分钟 10～$30\mu g$ 为宜;对于中危险组和高危险组的患者,硝酸甘油持续静脉滴注 24～48 小时即可,以免产生耐药性而降低疗效。目前,常用的口服硝酸酯类药物为硝酸异山梨酯(消心痛)和 5-单硝酸异山梨酯。①硝酸异山梨酯作用的持续时间为 4～5 小时,故以每日 3～4 次口服给药为妥;②对劳力型心绞痛患者应集中在白天给药,5-单硝酸异山梨酯可采用每日 2 次给药;③白天和夜间或清晨均有心绞痛发作者,硝酸异山

梨酯可采用每 6 小时给药 1 次,但宜短期治疗以避免耐药性;④对于频繁发作的不稳定型心绞痛患者,口服硝酸异山梨酯短效药物的疗效常优于服用5-单硝类的长效药物,硝酸异山梨酯的使用剂量可从每次 10mg 开始,症状控制不满意时可逐渐加大剂量,但一般不超过每次 40mg,只要患者心绞痛发作时口含硝酸甘油有效,就应是增加硝酸异山梨酯剂量的指征;⑤若患者反复口含硝酸甘油不能缓解症状,常提示患者有极为严重的冠状动脉阻塞性病变,此时即使加大硝酸异山梨酯剂量也不一定能取得良好效果。

5.β-受体阻滞剂

此类药物对不稳定型心绞痛患者控制心绞痛症状以及改善患者近、远期预后均有好处,因此,除非有肺水肿、未稳定的左心衰竭、支气管哮喘、低血压(收缩压＜90mmHg)、严重窦性心动过缓或Ⅱ、Ⅲ度房室传导阻滞等禁忌证,一般都主张常规服用 β-受体阻滞剂。选择 β-受体阻滞剂药物时,应首选具有心脏选择性的药物,如阿替洛尔、美托洛尔和比索洛尔等。除少数症状严重者可采用静脉推注 β-受体阻滞剂外,一般主张口服给药,使用剂量应个体化,并根据患者症状、心率及血压情况调整剂量,如用阿替洛尔 12.5~25mg,每日 2 次,口服;或用美托洛尔 25~50mg,每日 2~3 次,口服;或用比索洛尔 5~10mg,每日 1 次,口服。不伴有劳力型心绞痛的变异性心绞痛不主张使用。

6.钙拮抗剂

服用此类药物是以控制心肌缺血发作为主要目的。

(1)硝苯地平:对缓解冠状动脉痉挛有独到的效果,故为变异性心绞痛的首选用药,用法为:①硝苯地平 10~20mg,每日 1 次,口服;②若仍不能有效控制变异性心绞痛的发作,还可与地尔硫䓬合用,以产生更强的解除冠状动脉痉挛的作用,病情稳定后可改为缓释和控释制剂;③短效二氢吡啶类药物也可用于治疗不稳定型心绞痛伴有高血压病患者,但应与 β-受体阻滞剂合用,该类药物的不良反应是加重左心功能不全,造成低血压和反射性心率加快,所以使用时须注意了解左心功能情况。

(2)地尔硫䓬:有减慢患者心率、降低心肌收缩力的作用,故地尔硫䓬较硝苯地平更常用于控制心绞痛发作,用法为:①地尔硫䓬 30~60mg,每日 3~4 次,口服;②该药可与硝酸酯类药物合用,亦可与 β-受体阻滞剂合用,但与后者合用时须密切注意患者心率和心功能变化,对已有窦性心动过缓和左心功能不全的患者,应禁用此类药物;③对于一些心绞痛反复发作,静脉滴注硝酸甘油不能控制的患者,也可试用地尔硫䓬静脉滴注,使用方法为5~15mg/(kg·min),可持续静脉滴注 24~48 小时,静脉滴注过程中须密切观察患者心率、血压的变化;④静息心率＜50 次/min 者,应减少地尔硫䓬剂量或停用地尔硫䓬。

(3)维拉帕米:一般不与 β-受体阻滞剂配伍,维拉帕米多用于心绞痛合并支气管哮喘不能使用 β-受体阻滞剂的患者。总之,对于严重不稳定型心绞痛患者常须联合应用硝酸酯类、β-受体阻滞剂、钙拮抗剂。

7.降脂治疗

常用的为羟甲基戊二酰辅酶 A 还原酶抑制剂(HMG-CoA 还原酶抑制剂,简称他汀类)。如用辛伐他汀(舒降之)20~40mg,每日 1 次,口服;或用普伐他汀(普拉固)10~

40mg，每日 1 次，口服；或用氟伐他汀（来适司）20～40mg，每日 1 次。此类药物不宜与 β 类或烟酸类等药物合用，治疗过程中应注意肝功能及肌酸激酶的检测。

8.伴随疾病的控制与治疗

如有高血压、糖尿病等，应予以相应治疗。

（三）不稳定型心绞痛的介入治疗和外科手术治疗

高危险组患者如果存在以下情况之一的，应考虑行紧急介入治疗或冠状动脉架桥术：①虽经内科加强治疗，心绞痛仍反复发作；②心绞痛发作时间明显延长超过 1 小时，药物治疗不能有效缓解缺血发作；③心绞痛发作时伴有血流动力学不稳定，如出现低血压、急性左心功能不全或伴有严重心律失常等。不稳定型心绞痛的紧急介入治疗的风险一般高于择期介入治疗，故在决定之前应仔细权衡利弊，紧急介入治疗的主要目标是以迅速开通病变的血管，恢复其远端血流为原则，对于多支病变的患者，可以不必一次完成全部的血管重建，如果患者冠状动脉造影显示为左冠状动脉主干病变或弥散性狭窄病变不适宜介入性治疗时，则应选择急诊冠脉搭桥术（CABG）。对于血流动力学不稳定的患者最好同时应用主动脉内球囊反搏，力求稳定高危患者的血流动力学状态。除以上少数不稳定型心绞痛患者外，大多数不稳定型心绞痛患者的介入性治疗宜放在病情稳定至少 48 小时后进行。

第三节 高血压

高血压是一种由多种病因相互作用所致的、复杂的、进行性的心血管综合征，以体循环动脉压升高为主要特点。高血压分为原发性高血压和继发性高血压，原发性高血压占高血压的 75% 以上，其中女性为 69%，男性 91% 为 H 型高血压；继发性高血压不足高血压的 10%；血压是高血压的生物标志，血压升高不等同于高血压。

调查显示，我国 18 岁以上成人高血压患病率为 18.8%，估计我国约有 2 亿高血压患者。我国高血压人群中，绝大多数是轻中度高血压（占 90%）。我国人群正常血压（<120/80mmHg）所占比例不到 1/2。血压正常高值水平人群占总成年人群的比例不断增长，尤其是中青年，已经增加到 34%，是我国高血压患病率持续升高和患病人数剧增的主要来源。我国每年新增高血压患者约 1000 万人。对比 1991 年全国高血压抽样调查和 2002 年全国营养调查数据，高血压患者的知晓率由 26.3% 提高到了 30.2%，治疗率由 12.1% 提高到 24.7%，而控制率则由 2.8% 提高到 6.1%，但仍远低于发达国家。我国人群高血压流行从南方到北方，高血压患病率呈递增趋势，可能与北方年平均气温较低以及北方人群盐摄入量较高有关；不同民族之间高血压患病率也有一些差异，生活在北方或高原地区的藏族、蒙古族和朝鲜族等患病率较高，南方或非高原地区的壮族、苗族和彝族等患病率则较

低,这种差异可能与地理环境、生活方式等有关,尚未发现各民族之间有明显的遗传背景差异。

一、病因和发病机制

(一)病因

1.遗传与基因

高血压有明显遗传倾向,据估计人群中20%～40%的血压是由遗传决定的,高血压发病有明显的家族聚集性。研究也表明,高血压患者存在着遗传缺陷,基因突变、缺失、重排和表达的差异可能是导致高血压的基础,高血压候选基因可能有5～8种。

2.高钠、低钾膳食

人群中钠盐(氯化钠)摄入量与血压水平和高血压患病率呈正相关,钾盐摄入量与血压水平呈负相关。膳食钠/钾比值与血压的相关性更强。对我国14组人群的研究表明,膳食钠盐摄入量平均每天增加2g,收缩压和舒张压分别增高2.0mmHg和1.2mmHg。高钠、低钾膳食是我国大多数高血压患者发病最主要的危险因素。我国大部分地区,人均每天盐摄入量在12～15g。在盐与血压的国际协作研究(INTERMAP)中,反映膳食钠/钾量的24小时尿钠/钾比值,我国人群在6以上,而西方人群仅为2～3。

3.超重和肥胖

脂肪含量与血压水平呈正相关。体重指数(BMI)与血压水平呈正相关,BMI每增加3kg/m²,4年内发生高血压的风险,男性增加50%,女性增加57%。我国24万成人随访资料的汇总分析显示,BMI≥24kg/m²者发生高血压的风险是体重正常者的3～4倍。脂肪的分布与高血压发生也有关,腹部脂肪聚集越多,血压水平就越高。腰围男性≥90cm或女性≥85cm,发生高血压的风险是腰围正常者的4倍以上。随着我国社会经济发展和生活水平提高,人群中超重和肥胖的比例与人数均明显增加。在城市中年人群中,超重者的比例已达到25%～30%。超重和肥胖将成为我国高血压患病率增长的又一个重要危险因素。

4.过量饮酒

过量饮酒是高血压发病的危险因素,人群高血压患病率随饮酒量增加而升高。如果每天平均饮酒＞3个标准杯(1个标准杯相当于12g酒精,约合360g啤酒,或100g葡萄酒,或30g白酒),收缩压与舒张压分别平均升高3.5mmHg与2.1mmHg,且血压上升幅度随着饮酒量增加而增大。在我国饮酒的人数众多,部分高血压患者有长期饮酒嗜好和饮烈度酒的习惯,应重视长期过量饮酒对血压和高血压发生的影响。饮酒还会降低降压治疗的疗效,而过量饮酒可诱发急性脑出血或心肌梗死。

5.精神紧张

长期精神过度紧张也是高血压发病的危险因素,长期从事高度精神紧张工作的人群高血压患病率增加。

6.饮食结构不合理

蛋氨酸摄入过多,即动物蛋白摄入过多;维生素 B_6、B_{12} 与叶酸摄入不足,尤其叶酸摄入不足,可导致体内同型半胱氨酸(HCY)过高,当 HCY 水平≥10μmol/L,属于高 HCY 血症,伴有高 HCY 的高血压,称为"H 型高血压"。

7.其他

高血压发病的其他原因包括缺乏体力活动等。吸烟、血脂异常、糖尿病等均可能对血压产生影响。

(二)发病机制

1.交感神经活性亢进

交感神经活性亢进在高血压的形成和维持过程中起了极其重要的作用。高血压患者40%左右循环儿茶酚胺水平升高。长期精神紧张、焦虑、压抑等,可造成交感神经和副交感神经平衡失调,交感神经兴奋性增加,释放儿茶酚胺增多,引起小动脉和静脉收缩,心排血量增加,并改变肾脏-容量关系,从而使血压升高。

2.肾素-血管紧张素-醛固酮系统(RAAS)

激活体内存在循环 RAAS 和局部 RAAS。肾素主要由肾近球细胞合成和排泄,它能促进主要由肝脏合成的血管紧张素原(AN)转变为血管紧张素 I(Ang I)。Ang I 必须由血管紧张素转换酶转换成血管紧张素 II(Ang II),才能对血管平滑肌、肾上腺皮质和脑发挥作用。Ang II 在氨基肽酶作用下可转变成血管紧张素 III(Ang III),但 Ang III 收缩血管的能力仅为 Ang II 的 30%～50%,其加压作用仅为 Ang II 的 20%。Ang II 为强力加压物质,能使小动脉平滑肌直接收缩,也可通过脑和自主神经系统间接加压,并能促进肾上腺皮质球状带排泌醛固酮,后者具有潴留水钠、增加血容量的作用。正常情况下,肾素、血管紧张素和醛固酮三者处于动态平衡之中,相互反馈和制约。病理情况下,RAAS 可成为高血压发生的重要机制。不同组织内(心、血管壁、肾、脑等)能自分泌和旁分泌 RAAS。上述组织内 RAAS 排泌异常,在导致血管平滑肌细胞增殖、血管收缩、心肌细胞肥厚和心肌细胞纤维化,使血管壁增厚、血管阻力增高、左心室肥厚和顺应性降低,以及血压持续升高方面具有更重要的作用。

3.肾脏潴留过多钠盐

肾脏是调节钠盐的最主要器官。与肾脏有关的高血压发病机制分为肾素依赖型和水钠依赖型。前者常见于急进型恶性高血压和肾血管性高血压,后者更常见。据钠盐负荷诱发高血压状况,分为盐敏感性和盐不敏感性两类人群。

4.血管重构

血管重构既是高血压所致病理变化,又是高血压维持和加剧的结构基础。血管重构包括血管壁增厚、血管壁腔比增加、小动脉稀少、血管功能异常。血管壁增厚的原因:①内膜下间隙与中层的细胞总体积以及细胞外基质的增加;②血管总体积不变,但组成成分重新分布,导致血管内外径缩小。血压因素、血管活性物质、生长因子以及遗传因素共同参与高血压血管重构过程。

5.内皮细胞功能受损

内皮细胞具有调节血管舒缩功能、血流稳定性和血管重构的重要作用。血压升高,使血管壁剪切力和应力增加,去甲肾上腺素和血管紧张素Ⅱ等血管活性物质增多,均可损害内皮细胞。内皮受损后间隙开放、血管通透性增加,LDL、胰岛素以及各种细胞生长因子进入血管壁;同时 NO 与前列环素释放减少,具有强力缩血管作用的内皮素、血栓素释放增加,导致血管舒张减弱和收缩增强;黏附分子增多,造成白细胞、血小板在血管壁黏附、聚集和释放,单核细胞穿入内皮下层;白细胞黏附管壁并激活释放多种细胞因子,如白介素、肿瘤坏死因子、氧自由基等;同时内皮受损后其抗血栓形成能力减弱。

6.胰岛素抵抗

半数高血压患者存在胰岛素抵抗。胰岛素抵抗是机体组织的靶细胞对胰岛素作用的敏感性和反应性降低的一种病理生理反应。胰岛素在促进葡萄糖摄取和利用方面的作用明显受损,一定量的胰岛素产生的生物学效应低于预计水平,导致代偿性胰岛素分泌增加,发生继发性高胰岛素血症,使电解质代谢障碍,通过 Na^+-K^+ 交换和 Na^+-K^+-ATP 酶激活,细胞内钠增加,并使血管紧张素Ⅱ刺激醛固酮产生和作用加强,导致钠潴留;还使血管对体内升压物质反应性增强,血中儿茶酚胺水平增加,血管张力增高。高胰岛素血症可影响跨膜阳离子转运,使细胞内钙升高,加强缩血管作用,增加内皮素释放,减少扩血管的前列腺素合成,从而影响血管舒张功能。

二、诊断

诊断性评估的内容包括以下三个方面:①确定血压水平及其他心血管危险因素;②判断高血压的原因,明确有无继发性高血压;③寻找靶器官损害以及相关临床情况。从而做出高血压病因的鉴别诊断和评估患者的心血管风险程度,以指导诊断与治疗。

(一)病史

应全面详细了解患者病史,包括以下内容:①家族史:询问患者有无高血压、糖尿病、血脂异常、冠心病、脑卒中或肾脏病的家族史;②病程:患高血压的时间,血压最高水平,是否接受过降压治疗及其疗效与不良反应;③症状及既往史:目前及既往有无冠心病、心力衰竭、脑血管病、外周血管病、糖尿病、痛风、血脂异常、支气管哮喘、睡眠呼吸暂停综合征、性功能异常和肾脏疾病等症状及治疗情况;④有无提示继发性高血压的症状:例如肾炎史或贫血史,提示肾实质性高血压;有无肌无力、发作性软瘫等低血钾表现,提示原发性醛固酮增多症;有无阵发性头痛、心悸、多汗提示嗜铬细胞瘤;⑤生活方式:膳食脂肪、盐、酒摄入量,吸烟支数,体力活动量以及体重变化等情况;⑥药物引起高血压:是否服用使血压升高的药物,例如口服避孕药、生胃酮、滴鼻药、可卡因、安非他明、类固醇、非甾体类抗炎药、促红细胞生长素、环孢菌素以及中药甘草等;⑦心理社会因素:包括家庭情况、工作环境、文化程度及有无精神创伤史。

(二)体格检查

仔细的体格检查有助于发现继发性高血压线索和靶器官损害情况,体格检查包括:正确测量血压和心率,必要时测定立卧位血压和四肢血压;测量体重指数(BMI)、腰围及臀围;观察有无库欣面容、神经纤维瘤性皮肤斑、甲状腺功能亢进性突眼征或下肢水肿;听诊颈动脉、胸主动脉、腹部动脉和股动脉有无杂音;触诊甲状腺;全面的心肺检查;检查腹部有无肾脏增大(多囊肾)或肿块,检查四肢动脉搏动和神经系统体征。

(三)实验室检查

1.基本项目

血生化(钾、空腹血糖、血清总胆固醇、三酰甘油、高密度脂蛋白胆固醇、低密度脂蛋白胆固醇和尿酸、肌酐);全血细胞计数、血红蛋白和血细胞比容;尿液分析(尿蛋白、糖和尿沉渣镜检);心电图。

2.推荐项目

24 小时动态血压监测(ABPM)、超声心动图、颈动脉超声、餐后血糖(当空腹血糖≥6.1mmol时测定)、同型半胱氨酸、尿白蛋白定量(糖尿病患者必查项目)、尿蛋白定量(用于尿常规检查蛋白阳性者)、眼底、胸片、脉搏波传导速度(PWV)以及踝臂血压指数(ABI)等。

3.选择项目

对怀疑继发性高血压患者,可以根据需要选择以下检查项目:血浆肾素活性、血和尿醛固酮、血和尿皮质醇、血游离甲氧基肾上腺素(MN)及甲氧基去甲肾上腺素(NMN)、血和尿儿茶酚胺、动脉造影、肾和肾上腺超声、CT 或 MRI、睡眠呼吸监测等。对有合并症的高血压患者,还进行相应的脑功能、心功能和肾功能检查。

(四)血压测量

血压测量是评估血压水平、诊断高血压以及观察降压疗效的主要手段。目前,在临床和人群防治工作中,主要采用诊室血压、动态血压以及家庭血压三种方法。

诊室血压由医护人员在诊室按统一规范进行测量,目前仍是评估血压水平和临床诊断高血压并进行分级的常用方法。动态血压监测(ABPM)则通常由自动的血压测量仪器完成,测量次数较多,无测量者误差,可避免白大衣效应,并可测量夜间睡眠期间的血压,因此,既可更准确地测量血压,也可评估血压短时变异和昼夜节律。家庭血压监测(HBPM)通常由被测量者自我完成,这时又称自测血压或家庭自测血压,但也可由家庭成员等协助完成。因为测量在熟悉的家庭环境中进行,因而也可以避免白大衣效应。家庭血压监测还可用于评估数日、数周甚至数月、数年血压的长期变异或降压治疗效应,而且有助于增强患者的参与意识,改善患者的治疗依从性。

诊室血压与动态血压相比更易实现,与家庭血压相比更易控制质量,因此,仍是目前评估血压水平的主要方法。但如果能够进行 24 小时动态血压监测,可以 24 小时动态血压为诊治依据。

(五)评估靶器官损害

高血压患者靶器官损伤(心、脑、肾、血管等)的识别,对于评估患者心血管风险,早期积极治疗具有重要意义。在高血压到最终发生心血管事件的整个疾病过程中,亚临床靶器官损伤是极其重要的中间环节。采用相对简便、花费较少、易于推广的检查手段,在高血压患者中检出无症状性亚临床靶器官损害是高血压诊断评估的重要内容。

1.心脏

心电图检查可以发现左心室肥厚、心肌缺血、心脏传导阻滞或心律失常。近年来有报道,aVL 导联 R 波电压与左心室重量指数密切相关,甚至在高血压不伴有心电图左心室肥厚时,也可以预测心血管事件的发生。胸部 X 线检查,可以了解心脏轮廓、大动脉及肺循环情况。超声心动图,在诊断左心室肥厚和舒张期心力衰竭方面优于心电图。必要时采用其他诊断方法:心脏磁共振成像(MRI)和磁共振血管造影(MRA),计算机断层扫描冠状动脉造影(CTA),心脏同位素显像,运动试验或冠状动脉造影等。

2.血管

颈动脉内膜中层厚度(IMT)和粥样斑块可独立于血压水平预测心血管事件。大动脉硬度增加预测并评估心血管风险的证据日益增多。多项研究证实,脉搏波传导速度(PWV)增快是心血管事件的独立预测因素。踝/臂血压指数(ABI),能有效筛查外周动脉疾病,评估心血管风险。

3.肾脏

肾脏损害主要根据血清肌酐升高、估算的肾小球滤过率(eGFR)降低或尿白蛋白排出量(UAE)增加。微量清蛋白尿是心血管事件的独立预测因素。高血压患者,尤其合并糖尿病患者应定期检查尿清蛋白排泄量,24 小时尿清蛋白排泄量或晨尿清蛋白/肌酐比值为最佳,随机尿清蛋白/肌酐比值也可接受。估算的肾小球滤过率(eGFR)是判断肾脏功能的简便而且敏感的指标,eGFR 降低与心血管事件发生之间存在着强相关性。血清尿酸水平增高对心血管风险可能也有一定的预测价值。

4.眼底

视网膜动脉病变可反映小血管病变情况。常规检眼镜检查的高血压眼底改变,按Keith-Wagener 和 Backer 四级分类法,3 级或 4 级高血压眼底对判断预后有价值。

5.脑

头颅 MRA 或 CTA 有助于发现腔隙性病灶或脑血管狭窄、钙化和斑块病变。经颅多普勒超声(TCD)对诊断脑血管痉挛、狭窄或闭塞有一定帮助。

(六)确定血压水平及心血管危险因素

1.确定血压水平

目前临床上主要根据诊室血压评估血压水平和诊断高血压并进行血压分级。依据2010 年版的《中国高血压防治指南》,18 岁以上的成人按血压水平进行分类如下:正常血压(SBP<120mmHg 和 DBP<80mmHg)、正常高值血压[SBP 120～139mmHg 和(或)DBP 80～89mmHg]和高血压[SBP≥140mmHg 和(或)DBP≥90mmHg]。高血压患者根据血压升高水平进一步分为 1 级、2 级和 3 级高血压(表 2-3-1)。

表 2-3-1 血压分类水平和定义

分类	SBP(mmHg)		DBP(mmHg)
正常血压	<120	和	<80
正常高值	120～139	和(或)	80～89
高血压	≥140	和(或)	≥90
1级高血压(轻度)	140～159	和(或)	90～99
2级高血压(中度)	160～179	和(或)	100～109
3级高血压(重度)	≥180	和(或)	≥110
单纯收缩期高血压	≥140	和	<90

2.确定心血管危险因素

根据上述详细的病史、个人史、家族史等情况的询问,细致的系统体格检查及临床实验室检查和辅助检查,明确患者是否合并吸烟、早发心血管病家族史、腹型肥胖、空腹血糖和(或)糖耐量受损、总胆固醇或 LDL-C 升高或 HDL-C 降低、血同型半胱氨酸升高等其他心血管危险因素。

(七)判断高血压的病因,明确有无继发性高血压

同样根据上述详细的病史、个人史、家族史等情况的询问,临床实验室检查和辅助检查,必要时进行特殊辅助检查如血浆肾素、血管紧张素醛固酮的测定,肾脏大小、肾动脉的超声、肾上腺区的增强 CT 或 MRI 检查,明确患者是否为继发性高血压或合并继发性高血压,以制定针对性的治疗策略和具体治疗方案。

(八)评价靶器官损害及其他相关临床情况

同样根据患者临床情况及各医疗单位条件,对初诊高血压患者进行靶器官结构和功能评价,或定期对已接受治疗的高血压患者进行相应检查,以早期发现靶器官损害及其进展情况,及时给予相应的干预治疗。

1.心脏

(1)心电图检查评价患者是否存在左心室肥厚、缓慢或快速型心律失常;

(2)胸部 X 线检查了解心脏轮廓、大动脉及肺循环情况;

(3)心脏功能的判断超声心动图在诊断左心室肥厚方面优于心电图并可辅助诊断舒张期心力衰竭;

(4)心脏磁共振血管造影(MRA)检查(必要时可采用);

(5)心脏血管病变的判断计算机断层扫描血管造影(CTA)、心脏放射性核素显像、运动试验或冠状动脉造影等,以明确患者是否同时存在相应的心血管靶器官损害或临床疾病。

2.血管

行血管超声检查可明确患者颈动脉内中膜厚度(IMT)和是否存在颈动脉粥样斑块,

后者可独立于血压水平预测心血管事件。脉搏波传导速度(PWV)增快是心血管事件的独立预测因素,有条件的医院可采用 PWV 检查评价患者大动脉僵硬度。踝臂血压指数(ABI)可用于筛查外周动脉疾病,评估心血管风险。

3.肾脏

肾脏损害主要根据血清肌酐升高、估算的肾小球滤过率(eGFR)降低,尿白蛋白/肌酐比值或尿白蛋白排出量(UAE)增加以进行判断。

4.眼底

视网膜动脉病变可反映小血管病变情况,按 Keith-Wagener 和 Backer 四级分类法,常规检眼镜检查的高血压眼底 3 级或 4 级为高血压的视网膜病变。

5.脑

病史中 TIA 发作,头颅 MRI、CT 发现缺血性卒中的软化灶或出血灶。MRA、CTA 和经颅多普勒超声有助于诊断脑血管狭窄或闭塞。

(九)高血压危险分层

评估高血压患者发生心脑血管事件的风险,对高血压患者进行个体化的分层管理是目前高血压治疗的重要策略。欧美及我国高血压指南均建议根据血压水平及合并的心血管危险因素和临床疾病情况对高血压患者进行危险分层,以此确定启动降压治疗的时机、合适的血压控制目标、优化的个体化降压治疗方案,并实施危险因素的综合管理。

根据《中国高血压防治指南》(2010 年版)将高血压患者按心血管风险水平分为低危、中危、高危和很高危(表 2-3-2)。上述危险分层标准是目前高血压患者进行分层管理的基础和依据,也是启动高血压治疗的基本条件。

表 2-3-2 原发性高血压心血管风险水平分层

其他危险因素和病史	1 级高血压	2 级高血压	3 级高血压
无	低危	中危	高危
1~2 个其他危险因素	中危	中危	很高危
≥3 个其他危险因素或靶器官损害	高危	高危	很高危
临床并发症或合并糖尿病	很高危	很高危	很高危

三、鉴别诊断

在确诊高血压之前,应排除各种继发性高血压。继发性高血压在高血压人群中约占10%;常见病因为肾实质性高血压、内分泌性高血压、肾血管性高血压和睡眠呼吸暂停综合征,由精神心理问题而引发的高血压也时常见到。

1.肾实质性高血压

病因为原发性或继发性肾脏实质病变,是最常见的继发性高血压之一,其血压升高常为难治性,是青少年高血压急症的主要病因;常见的肾脏实质性疾病包括急慢性肾小球肾炎、多囊肾;慢性肾小管-间质病变(慢性肾盂肾炎、梗阻性肾病);代谢性疾病肾损害(痛风性肾病、糖尿病肾病);系统性或结缔组织疾病肾损害(狼疮性肾炎、硬皮病);也少见于遗传性肾脏疾病(Liddle 综合征)、肾脏肿瘤(肾素瘤)等。

肾实质性高血压的诊断依赖于:①肾脏实质性疾病病史;蛋白尿、血尿及肾功能异常多发生在高血压之前或同时出现;②体格检查往往有贫血貌、肾区肿块等。常用的实验室检查包括:血、尿常规;血电解质、肌酐、尿酸、血糖、血脂测定;24 小时尿蛋白定量或尿白蛋白/肌酐比值(ACR)、12 小时尿沉渣检查,如发现蛋白尿、血尿及尿白细胞增加,则需进一步行中段尿细菌培养、尿蛋白电泳、尿相差显微镜检查,明确尿蛋白、红细胞来源及排除感染;肾脏 B 超:了解肾脏大小、形态及有无肿瘤;如发现肾脏体积及形态异常,或发现肿物,则需进一步做肾脏 CT/MRI 以确诊并查病因;眼底检查;必要时应在有条件的医院行肾脏穿刺及病理学检查。肾实质性高血压需与高血压引起的肾脏损害和妊娠高血压相鉴别,前者肾脏病变的发生常先于高血压或与其同时出现;血压水平较高且较难控制,易进展为恶性高血压;蛋白尿/血尿发生早、程度重、肾脏功能受损明显。妊娠 20 周内出现高血压伴蛋白尿或血尿,而且易发生先兆子痫或子痫、分娩后仍有高血压,则多为肾实质性高血压。

肾实质性高血压应低盐饮食(每日<6g);大量蛋白尿及肾功能不全者,宜选择摄入高生物价蛋白,并限制在 0.3~0.6g/(kg·d);在针对原发病进行有效治疗的同时,积极控制血压在<130/80mmHg,有蛋白尿的患者应首选 ACEI 或 ARB 作为降压药物;长效钙拮抗剂、利尿剂、β 受体阻滞剂、α 受体阻滞剂均可作为联合治疗的药物;如肾小球滤过率<30mL/min 或有大量蛋白尿时,噻嗪类利尿剂无效,应选用袢利尿剂治疗。

2.内分泌性高血压

内分泌组织增生或肿瘤所致的多种内分泌疾病,由于其相应激素,如醛固酮、儿茶酚胺、皮质醇等分泌过度增多,导致机体血流动力学改变而使血压升高。这种由内分泌激素分泌增多而致的高血压称为内分泌性高血压,也是较常见的继发性高血压,如能切除肿瘤,去除病因,高血压可被治愈或缓解。

(1)原发性醛固酮增多症:原发性醛固酮增多症是由于肾上腺自主分泌过多醛固酮而导致水钠潴留、高血压、低血钾和血浆肾素活性受抑制的临床综合征,常见原因是肾上腺腺瘤、单侧或双侧肾上腺增生,少见原因为腺癌和糖皮质激素可调节性醛固酮增多症(GRA)。原发性醛固酮增多症在高血压中占 5%~15%,在难治性高血压中接近 20%,仅部分患者有低血钾。建议对早发高血压或血压水平较高,特别是血压>180/110mmHg 的患者;服用 3 种以上降压药物而血压不能达标的难治性高血压;伴有持续性或利尿剂引起的低血钾(血钾<3.5mmol//L)或肾上腺意外瘤的高血压;40 岁以前有脑血管意外家族史的高血压患者和原发性醛固酮增多症一级亲属中的高血压患者进行原发性醛固酮增多症的筛查。

确诊为单侧醛固酮分泌瘤或单侧肾上腺增生的患者,服用盐皮质激素受体拮抗剂,待血压、血钾正常后行腹腔镜单侧肾上腺手术切除术。如为肾上腺肿瘤所致,则手术切除肿瘤后高血压可得到纠正,也可用导管消融术治疗。如患者不能手术,推荐用盐皮质激素受体拮抗剂进行长期治疗;如为双侧肾上腺增生,推荐用盐皮质激素受体拮抗剂治疗,螺内酯为一线用药,依普利酮为选择用药;推荐用小剂量肾上腺糖皮质激素治疗 GRA 患者以纠正高血压和低血钾。成人地塞米松开始剂量为 $0.125\sim0.25\,mg/d$,泼尼松开始剂量为 $2.5\sim5\,mg/d$;仅有少数原发性醛固酮增多症患者报告使用其他药物,如 CCB、ACEI、ARB,这些药物有抗高血压作用,但无明显拮抗高醛固酮的作用。

(2)嗜铬细胞瘤:嗜铬细胞瘤是一种起源于肾上腺嗜铬细胞的过度分泌儿茶酚胺,引起持续性或阵发性高血压和多个器官功能及代谢紊乱的肿瘤。嗜铬细胞瘤可起源于肾上腺髓质、交感神经节或其他部位的嗜铬组织。嗜铬细胞瘤 90% 以上为良性肿瘤,80%~90% 的嗜铬细胞瘤发生于肾上腺髓质嗜铬质细胞,90% 左右为单侧单个病变。起源肾上腺以外的嗜铬细胞瘤约占 10%,恶性嗜铬细胞瘤约占 5%~10%。嗜铬细胞瘤间断或持续的释放儿茶酚胺作用于肾上腺素能受体后,可引起持续性或阵发性高血压,伴典型的嗜铬细胞瘤三联征,即阵发性"头痛、多汗、心悸",同样可造成严重的心、脑、肾血管损害;肿瘤释放的大量儿茶酚胺入血可导致剧烈的临床症候,如高血压危象、低血压休克及严重心律失常等称为嗜铬细胞瘤危象。如果能早期、正确诊断并行手术切除肿瘤,临床可治愈,建议出现以下情况应进行筛查:①高血压:为阵发性、持续性或持续性高血压伴阵发性加重;压迫腹部、活动、情绪变化或排大小便可诱发高血压发作;一般降压药治疗常无效。②高血压发作时伴头痛、心悸、多汗三联症表现。③高血压患者同时有直立性低血压。④高血压患者伴糖、脂代谢异常、腹部肿物。⑤高血压伴有心血管、消化、泌尿、呼吸、神经系统等相关体征,但不能用该系统疾病解释的高血压。

嗜铬细胞瘤的诊断依赖于肿瘤的准确定位和功能诊断,CT、MRI 可以发现肾上腺或腹主动脉旁交感神经节的肿瘤,对肾上腺外嗜铬细胞瘤诊断的敏感性较低,而间位碘苄胍(MIBG)扫描弥补了 CT、MRI 的缺点,尤其是对肾上腺外、复发或转移肿瘤的定位具有一定的优势,对于嗜铬细胞瘤的定位诊断具有重要的价值;嗜铬细胞瘤的功能诊断主要依赖于生化检测体液中的儿茶酚胺含量,包括肾上腺素、去甲肾上腺素和多巴胺及其代谢产物;间甲肾上腺素类物质(MNs)是儿茶酚胺的代谢产物,具有半衰期较长、不易产生波动、受药物影响小的优点,其诊断价值优于儿茶酚胺。多数嗜铬细胞瘤为良性,手术切除是最有效的治疗方法,手术有一定的危险性,术前需做好充分准备;[131]I-MIBG 治疗是手术切除肿瘤以外最有价值的治疗方法,主要用于恶性及手术不能切除的嗜铬细胞瘤。α 受体阻滞剂和(或)β 受体阻滞剂可用于控制嗜铬细胞瘤的血压、心动过速、心律失常和改善临床症状。

(3)库欣综合征:库欣综合征即皮质醇增多症,其主要病因分为 ACTH 依赖性或非依赖性库欣综合征两大类;前者包括垂体 ACTH 瘤或 ACTH 细胞增生(即库欣病)、分泌 ACTH 的垂体外肿瘤(即异位 ACTH 综合征);后者包括自主分泌皮质醇的肾上腺腺瘤、腺癌或大结节样增生。有下述临床症状与体征的肥胖高血压患者应进行库欣综合征临床评估及确诊检查:①向心性肥胖、水牛背、锁骨上脂肪垫;满月脸、多血质;皮肤菲薄、淤斑、宽大紫纹、肌肉萎缩。②高血压、低血钾、碱中毒。③糖耐量减退或糖尿病。④骨质疏松或病理性骨折、泌尿系结石。⑤性功能减退,男性阳痿、女性月经紊乱、多毛、不育等。⑥儿童生长、发育迟缓。⑦神经、精神症状。⑧易感染、机体抵抗力下降。

3.肾动脉狭窄

肾动脉狭窄的根本特征是肾动脉主干或分支狭窄,导致患肾缺血,肾素-血管紧张素系统活性明显增高,引起高血压及患肾功能减退。肾动脉狭窄是引起高血压和(或)肾功能不全的重要原因之一,患病率约占高血压人群的 1%～3%。目前,动脉粥样硬化是引起我国肾动脉狭窄的最常见病因,约为 70%,其次为大动脉炎(约 25%)及纤维肌性发育不良(约 5%)。

肾动脉狭窄诊断的目的包括:

(1)明确病因。

(2)明确病变部位及程度。

(3)血流动力学意义。

(4)血管重建是否能获益:其临床线索包括:①恶性或顽固性高血压;②原来控制良好的高血压失去控制;③高血压并有腹部血管杂音;④高血压合并血管闭塞证据(冠心病、颈部血管杂音、周围血管病变);⑤无法用其他原因解释的血清肌酐升高;⑥血管紧张素转换酶抑制剂或血管紧张素Ⅱ受体拮抗剂降压幅度非常大或诱发急性肾功能不全;⑦与左心功能不匹配的发作性肺水肿;⑧高血压并两肾大小不对称。目前有许多无创诊断方法,主要包括两个方面:肾动脉狭窄的解剖诊断(多普勒超声、磁共振血管造影、计算机断层血管造影)和功能诊断(卡托普利肾图、分肾肾小球滤过率、分肾静脉肾素活性)。经动脉血管造影目前仍是诊断肾动脉狭窄的金标准。如肾动脉主干或分支直径狭窄≥50%,病变两端收缩压差≥20mmHg 或平均压差≥10mmHg,则有血流动力学的功能意义。

4.主动脉缩窄

主动脉狭窄系少见病,包括先天性主动脉缩窄及获得性主动脉狭窄。先天性主动脉缩窄表现为主动脉的局限性狭窄或闭锁,发病部位常在主动脉峡部原动脉导管开口处附近,个别可发生于主动脉的其他位置;获得性主动脉狭窄主要包括大动脉炎、动脉粥样硬化及主动脉夹层剥离等所致的主动脉狭窄。主动脉狭窄只有位于主动脉弓、降主动脉和腹主动脉上段才会引发临床上的显性高血压,升主动脉狭窄引发的高血压临床上常规的血压测量难以发现,肾动脉开口水平远端的腹主动脉狭窄一般不会导致高血压。本病的基本病理生理改变为狭窄所致血流再分布和肾组织缺血引发的水钠潴留和 RAS 激活,结果引起左心室肥厚、心力衰竭、脑出血及其他重要脏器损害。由于主动脉狭窄远端血压明显下降和血液供应减少,可导致肾动脉灌注不足。

主动脉缩窄主要表现为上肢高血压,下肢脉弱或无脉,双下肢血压明显低于上肢(ABI<0.9),听诊狭窄血管周围有明显血管杂音。无创检查,如多普勒超声、磁共振血管造影、计算机断层血管造影可明确狭窄的部位和程度。一般认为,如果病变的直径狭窄≥50%,且病变远近端收缩压差≥20mmHg,则有血流动力学的功能意义。

5.阻塞性睡眠呼吸暂停低通气综合征

睡眠呼吸暂停低通气综合征是指由于睡眠期间咽部肌肉塌陷,堵塞气道,反复出现呼吸暂停或口鼻气流量明显降低,临床上主要表现为睡眠打鼾、频繁发生呼吸暂停的现象,可分为阻塞性、中枢性和混合性三种类型,以阻塞性睡眠呼吸暂停低通气综合征(OSAHS)最为常见,约占 SAHS 的 $80\%\sim90\%$,是顽固性高血压的重要原因之一。其诊断标准为每晚 7 小时睡眠中,呼吸暂停及低通气反复发作在 30 次以上和(或)呼吸暂停低通气指数≥5 次/小时;呼吸暂停是指口鼻气流停止 10 秒以上;低通气是指呼吸气流降低到基础值的 50% 以下并伴有血氧饱和度下降超过 4%;其临床表现为:①夜间打鼾,鼾声气流停止,喘气-鼾声交替出现,严重者可以憋醒。②睡眠行为异常,表现为夜间惊叫恐惧、呓语、夜游。③白天嗜睡、头痛、头晕、乏力,严重者可随时入睡。部分患者精神行为异常,注意力不集中、记忆力和判断力下降、痴呆等。④个性变化,烦躁、激动、焦虑;部分患者可出现性欲减退、阳痿;患者多有肥胖、短颈、鼻息肉;鼻甲、扁桃体及腭垂肥大、软腭低垂、咽腔狭窄、舌体肥大、下颌后缩及小颌畸形;OSAHS 常可引起高血压、心律失常、急性心肌梗死等多种心血管疾病。

多导睡眠监测是诊断 OSAHS 的"金标准";呼吸暂停低通气指数(AHI)是指平均每小时呼吸暂停低通气次数,依据 AHI 和夜间 SaO_2 值,分为轻、中、重度。轻度:AHI 5～20,最低 $SaO_2\geqslant86\%$;中度:AHI 21～60,最低 SaO_2 $80\%\sim85\%$;重度:AHl＞60,最低 $SaO_2＜79\%$。

减轻体重和生活模式改良对 OSAHS 很重要,口腔矫治器对轻中度 OSAHS 有效;中重度 OSAHS 往往需用持续正压通气(CPAP);注意选择合适的降压药物;鼻、咽、腭、颌解剖异常者可考虑相应的外科手术治疗。

6.药物性高血压

药物性高血压是常规剂量的药物本身或该药物与其他药物之间发生相互作用而引起血压升高,当血压＞140/90mmHg 时即考虑药物性高血压。主要包括:①激素类药物;②中枢神经类药物;③非类固醇类抗炎药物;④中草药类;⑤其他。原则上,一旦确诊高血压与用药有关,应该停用这类药物,换用其他药物或者采取降压药物治疗。

四、治疗

(一)治疗目标

1.标准目标

对检出的高血压患者,在非药物治疗的基础上,使用高血压诊断与治疗指南推荐的抗高血压药物,特别是那些每日 1 次使用能够控制 24 小时血压的降压药物,使血压达到治疗目标,同时控制其他的可逆性危险因素,并对检出的亚临床靶器官损害和临床疾病进行有效干预。

2.基本目标

对检出的高血压患者,在非药物治疗的基础上,使用国家食品与药品监督管理局审核批准的任何安全有效的抗高血压药物,包括短效药物每日 2～3 次使用,使血压达到治疗目标,同时,尽可能控制其他的可逆性危险因素,并对检出的亚临床靶器官损害和临床疾病进行有效干预。

3.高血压治疗的基本原则

(1)高血压是一种以动脉血压持续升高为特征的进行性"心血管综合征",常伴有其他危险因素、靶器官损害或临床疾患,需要进行综合干预。

(2)抗高血压治疗包括非药物治疗和药物治疗两种方法,大多数患者需长期甚至终身坚持治疗。

(3)定期测量血压;规范治疗,改善治疗依从性,尽可能实现降压达标;坚持长期、平稳、有效地控制血压。

4.治疗高血压的主要目的

最大限度地降低心脑血管并发症发生和死亡的总体危险,应在治疗高血压的同时干预所有其他的可逆性心血管危险因素(如吸烟、高胆固醇血症或糖尿病等),并适当处理同时存在的各种临床情况。危险因素越多,其程度越严重,若还兼有临床情况,则心血管病的绝对危险就越高,对这些危险因素的干预力度也应越大。

5.降压目标

心血管危险与血压之间的关系在很大范围内呈连续性,即便在＜140/90mmHg 的所谓正常血压范围内也没有明显的最低危险阈值。因此,应尽可能实现降压达标。

高血压患者的降压目标:一般高血压患者,应将血压(收缩压/舒张压)降至 140/90mmHg 以下;65 岁及以上的老年人的收缩压应控制在 150mmHg 以下,如能耐受还可进一步降低;伴有慢性肾脏疾病、糖尿病,或病情稳定的冠心病或脑血管病的高血压患者,治疗更宜个体化,一般可以将血压降至 130/80mmHg 以下。伴有严重肾脏疾病或糖尿病,或处于急性期的冠心病或脑血管病患者,应按照相关指南进行血压管理。舒张压＜60mmHg 的冠心病患者,应在密切监测血压的情况下逐渐实现降压达标。

(二)治疗策略

按低危、中危、高危及很高危分层。应全面评估患者的总体危险,并在危险分层的基础上做出治疗决策。

1.很高危患者

立即开始对高血压及并存的危险因素和临床情况进行综合治疗。

2.高危患者

立即开始对高血压及并存的危险因素和临床情况进行药物治疗。

3.中危患者

先对患者的血压及其他危险因素进行为期数周的观察,评估靶器官损害情况,然后决定是否以及何时开始药物治疗。

4.低危患者

对患者进行较长时间的观察,反复测量血压,尽可能进行 24 小时动态血压监测,评估靶器官损害情况,然后决定是否以及何时开始药物治疗。

(三)非药物治疗

非药物治疗主要指生活方式干预,即去除不利于身体和心理健康的行为和习惯。它不仅可以预防或延迟高血压的发生,还可以降低血压,提高降压药物的疗效,从而降低心血管风险。

1.减少钠盐摄入

钠盐可显著升高血压以及高血压的发病风险,而钾盐则可对抗钠盐升高血压的作用。我国各地居民的钠盐摄入量均显著高于目前 WHO 每日应<6g 的推荐,而钾盐摄入则严重不足。因此,所有高血压患者均应尽可能减少钠盐的摄入量,并增加食物中钾盐的摄入量。主要措施包括:①尽可能减少烹调用盐,建议使用可定量的盐勺;②减少味精、酱油等含钠盐的调味品用量;③少食或不食含钠盐量较高的各类加工食品,如咸菜、火腿、香肠以及各类炒货;④增加蔬菜和水果的摄入量;⑤肾功能良好者使用含钾的烹调用盐。

2.控制体重

超重和肥胖是导致血压升高的重要原因之一,中心型肥胖还会进一步增加高血压等心血管与代谢性疾病的风险,适当减轻体重,减少体内脂肪含量,可显著降低血压。

衡量超重和肥胖最简便和常用的生理测量指标是体质指数(BMI)[计算公式为:体重(kg)÷身高²(m²)]和腰围。前者通常反映全身肥胖程度,后者主要反映中心型肥胖的程度。成年人正常体质指数为 18.5～23.9kg/m²,BMI 在 24～27.9kg/m² 为超重,提示需要控制体重;BMI≥28kg/m² 为肥胖,应减重。成年人正常腰围<90/85cm(男/女),如腰围≥90/85cm(男/女),同样提示需控制体重,如腰围≥95/90cm(男/女),也应减重。

最有效的减重措施是控制能量摄入和增加体力活动。在饮食方面要遵循平衡膳食的原则,控制高热量食物(高脂肪食物、含糖饮料及酒类等)的摄入,适当控制主食(碳水化合物)用量。在运动方面,规律的、中等强度的有氧运动是控制体重的有效方法。减重的速度因人而异,通常以每周减重 0.5～1kg 为宜。对于非药物措施减重效果不理想的重度肥胖患者,应在医师指导下使用减肥药物控制体重。

3.不吸烟

吸烟是心血管病和癌症的主要危险因素之一,被动吸烟也会显著增加心血管疾病的危险。吸烟可损害血管内皮,显著增加高血压患者发生动脉粥样硬化的风险。戒烟的益处十分肯定,任何年龄戒烟均能获益。烟草依赖是一种慢性成瘾性疾病,不仅戒断困难,复发率也很高。医师应强烈建议并督促高血压患者戒烟,并鼓励患者寻求药物辅助戒烟(使用尼古丁替代品、安非他酮缓释片和伐尼克兰等),同时也应对戒烟成功者进行随访和监督,避免复吸。

4.限制饮酒

长期大量饮酒可导致血压升高,限制饮酒量则可显著降低高血压的发病风险。我国男性长期大量饮酒者较多,部分少数民族女性也有饮酒的习惯。高血压患者均应控制饮酒量。每日酒精摄入量男性不应超过 25g；女性不应超过 15g。不提倡高血压患者饮酒，如饮酒，则应少量：白酒、葡萄酒（或米酒）与啤酒的量分别少于 50mL、100mL、300mL。

5.合理膳食

膳食结构合理，摄入蛋白、脂肪、碳水化合物及植物纤维比例合理，补充维生素 B_6、B_{12} 与叶酸，尤其应补充叶酸。

6.体育运动

一般的体力活动可增加能量消耗，对健康十分有益。定期体育锻炼可产生重要的治疗作用，可降低血压、改善糖代谢等。每天应进行 30 分钟左右的体力活动；每周则应有 1 次以上的有氧体育锻炼，如步行、慢跑、骑车、游泳、做健美操、跳舞和非比赛性划船等。典型的体力活动计划包括 3 个阶段：①5～10 分钟的轻度热身活动；②20～30 分钟的耐力活动或有氧运动；③放松阶段，约 5 分钟，逐渐减少用力，使心脑血管系统的反应和身体产热功能逐渐稳定下来。运动的形式和运动量均应根据个人的兴趣、身体状况而定。

7.减轻精神压力，保持心理平衡

心理或精神压力引起心理应激（反应），即人体对环境中心理和生理因素的刺激做出的反应。长期、过量的心理反应，尤其是负性的心理反应会显著增加心血管风险。精神压力增加的主要原因包括过度的工作和生活压力以及病态心理，包括抑郁症、焦虑症、A 型性格（一种以敌意、好胜和妒忌心理及时间紧迫感为特征的性格）、社会孤立和缺乏社会支持等。应采取各种措施，帮助患者预防和缓解精神压力以及纠正和治疗病态心理。

（四）药物治疗

1.常见降压药物的应用

(1)降压药应用基本原则

①起始剂量：一般患者采用常规剂量；老年人初始治疗时通常应采用较小的有效治疗剂量。根据需要，可考虑逐渐增加至足剂量。

②长效降压药物：优先使用长效降压药物以有效控制 24 小时血压，更有效预防心脑血管并发症发生。如使用中、短效制剂，则需每日 2～3 次给药，以达到平稳控制血压的目的。

③联合治疗：对血压≥160/100mmHg、高于目标血压 20/10mmHg 的高危患者，或单药治疗未达标的高血压患者应联合降压治疗，包括自由联合或单片复方制剂。对血压≥140/90mmHg 患者，也可起始联合治疗。

④个体化治疗：根据患者合并症的不同和药物疗效及耐受性，以及其个人意愿或长期承受能力，选择适合其个体的降压药物。

(2)常用降压药物的种类和作用特点：常用降压药物包括 CCB、ACEI、ARB、利尿剂和 β 受体阻滞剂五类。五大类降压药物均可作为初始和维持用药的选择，应根据患者的危险因素、亚临床靶器官损害及合并临床疾病，合理使用药物。此外，α 受体阻滞剂或其他种类降压药有时亦可应用于某些高血压人群。

①CCB：主要通过阻断血管平滑肌细胞上的 Ca^{2+} 通道发挥扩张血管降低血压的作用。

根据与血管和心脏的亲和力可分为二氢吡啶类 CCB 与非二氢吡啶类 CCB。二氢吡啶类 CCB 主要作用于血管,而非二氢吡啶类 CCB 的血管选择性差,对心脏具有负性变时、负性传导及负性肌力作用。临床上多以二氢吡啶类 CCB 为降压用药。大量的大规模临床研究证实,以二氢吡啶类 CCB 为基础的降压治疗方案可显著降低高血压患者脑卒中风险。二氢吡啶类 CCB 可与其他四类药物联合应用,尤其适用于老年高血压、单纯收缩期高血压及伴以冠脉痉挛为主的变异型心绞痛、冠状动脉或颈动脉粥样硬化及周围血管病的患者。常见不良反应包括反射性交感神经激活导致心跳加快、面部潮红、脚踝部水肿、牙龈增生等。二氢吡啶类 CCB 没有绝对禁忌证,但心动过速与心力衰竭患者应慎用。心力衰竭患者只有氨氯地平和非洛地平可用。

非二氢吡啶类 CCB 也可用于降压治疗,常见不良反应包括抑制心脏收缩功能和传导功能。Ⅱ～Ⅲ度房室传导阻滞,心力衰竭患者禁止使用。有时也会出现牙龈增生。

②ACEI:通过抑制血管紧张素转换酶,阻断 AngⅡ 的生成,从而消除或减轻 AngⅡ 的心血管毒性作用。ACEI 可抑制激肽酶的降解,提高循环中缓解肽的水平,从而获得保护心血管系统的效益。大量的大规模临床研究结果显示,此类药物对于高血压患者具有良好的靶器官保护和心血管终点事件预防作用。ACEI 降压作用明确,对糖脂代谢无不良影响。限盐或加用利尿剂可增加 ACEI 的降压效应。尤其适用于伴慢性心力衰竭、心肌梗死后心功能不全、心房颤动预防、糖尿病肾病、非糖尿病肾病、代谢综合征、蛋白尿或微量白蛋白尿患者。最常见的不良反应为干咳,症状较轻者可坚持服药,不能耐受者可改用 ARB。其他不良反应有低血压、皮疹,偶见血管神经性水肿及味觉障碍。疑为血管神经性水肿者,应终身避免使用所有的 ACEI。长期应用本药可能导致血钾升高,应定期监测血钾和血肌酐水平。禁忌证为双侧肾动脉狭窄、高钾血症及妊娠。

③ARB:通过阻断 AT_1R 而发挥降压作用,是继 ACEI 后对高血压及心血管病等具有良好疗效的作用于 RAAS 的一类降压药物。ARB 与 ACEI 虽然在降压和心血管保护作用方面有许多相似之处,但 ARB 作用于 AngⅡ 受体水平,更充分、更直接阻断 RAAS,避免了"AngⅡ 逃逸现象",具有较好的降压效果;与 ACEI 比,有较少的干咳、血管神经性水肿等不良反应,患者治疗依从性更高。依据结构分类:二苯四咪唑类(或称联苯四唑类),如氯沙坦、厄贝沙坦、替米沙坦、坎地沙坦、阿利沙坦等;非二苯四咪唑类(或称非联苯四唑类),如伊贝沙坦;非杂环类,如缬沙坦等。大量较大规模的临床研究结果显示,ARB 可降低有心血管病史(冠心病、脑卒中、外周动脉病)患者心血管并发症的发生率和高血压患者心血管事件风险,降低糖尿病或肾病患者的蛋白尿及微量白蛋白尿。ARB 尤其适用于伴 LVH、心力衰竭、糖尿病肾病、冠心病、代谢综合征、微量白蛋白尿或蛋白尿患者及不能耐受 ACEI 的患者,并可预防心房颤动。不良反应少见,偶有腹泻,长期应用可使血钾升高,应注意监测血钾及血肌酐水平的变化。双侧肾动脉狭窄、高钾血症者及孕妇禁用。血肌酐水平≥265μmol/L(3mg/dL)者,慎用 ARB。

④利尿剂:主要通过利钠排尿、降低容量负荷而发挥降压作用。用于控制血压的利尿剂主要是噻嗪类利尿剂,分为噻嗪型和噻嗪样两种,前者包括氢氯噻嗪、苄氟噻嗪等,后者

包括氯噻酮、吲达帕胺等。在我国,常用的噻嗪类利尿剂主要是氢氯噻嗪、吲达帕胺。中国抗高血压治疗脑血管患者研究(PATS)研究证实,吲达帕胺可明显降低脑卒中再发风险。小剂量噻嗪类利尿剂(如氢氯噻嗪 $6.25\sim25mg$)对代谢影响很小,与其他降压药物(尤其 ACEI 或 ARB)合用可显著增加后者的降压效果。此类药物尤其适用于老年高血压、单纯收缩期高血压或伴心力衰竭的患者,也是难治性高血压的基础药物之一。其不良反应与剂量密切相关,故通常应采用小剂量。噻嗪类利尿剂可引起低血钾,长期应用者应定期监测血钾,并适量补钾,痛风患者禁用。对高尿酸血症及明显肾功能不全者慎用,后者如需使用利尿剂,应使用袢利尿剂,如呋塞米等。

保钾利尿剂如阿米洛利、醛固酮受体阻滞剂如螺内酯等也可用于控制难治性高血压。另外,螺内酯等醛固酮受体阻滞剂可以特异性拮抗醛固酮介导的水钠潴留效应,是治疗醛固酮增多症所致高血压患者的特效药物;阿米洛利等肾小管上皮 Na^+ 通道阻滞剂是 Liddle 综合征等遗传性 Na^+ 通道异常所致继发性高血压患者的特效药物,在利钠排尿的同时不增加钾的排出,与其他具有保钾作用的降压药物如 ACEI 或 ARB 合用时需注意发生高钾血症的危险。螺内酯长期应用有可能导致男性乳房发育等不良反应。

⑤β受体阻滞剂:主要通过抑制过度激活的交感神经活性、抑制心肌收缩力、减慢心率发挥降压作用。根据受体选择性的不同分为三类:非选择性β受体阻滞剂,同时竞争性阻断 β_1 肾上腺素受体和 β_2 肾上腺素受体,β_2 肾上腺素受体的阻断会产生对糖脂代谢和气道的不良影响,并相对增强 α_1 肾上腺素受体的缩血管效应,增加动脉血管阻力,如普萘洛尔,该类药物在心血管领域已较少应用;选择性 β_1 受体阻滞剂,可选择性阻断 β_1 肾上腺素受体,对 β_2 肾上腺素受体的影响相对较小,前述不良反应相对减少,如比索洛尔和美托洛尔,是临床中常用的 β_1 受体阻滞剂;有周围血管舒张功能的β受体阻滞剂,该类药物或兼有 α 肾上腺素受体阻断作用,通过阻断 α_1 肾上腺素受体,产生周围血管舒张作用,如卡维地洛、阿罗洛尔、拉贝洛尔,或者通过激动 β_3 肾上腺素受体而增强 NO 的释放,产生周围血管舒张作用,如奈必洛尔。β_1 受体阻滞剂既可降低血压,也可保护靶器官、降低心血管事件风险。β受体阻滞剂尤其适用于伴快速性心律失常、冠心病、慢性心力衰竭、交感神经活性增高及高动力状态的高血压患者。常见的不良反应有疲乏、肢体冷感、激动不安、胃肠不适等,还可能影响糖类、脂类代谢。Ⅱ～Ⅲ度房室传导阻滞、哮喘患者禁用。慢性阻塞性肺疾病、运动员、周围血管病或糖耐量异常者慎用。糖类、脂类代谢异常时一般不首选β受体阻滞剂,必要时也可慎重选用高选择性β受体阻滞剂。长期应用者突然停药可发生反跳现象,即原有的症状加重或出现新的症状,较常见的有血压反跳性升高,伴头痛、焦虑等,称为撤药综合征。

⑥α受体阻滞剂:根据受体选择性的不同分为三类:a.非选择性 α 受体阻滞剂,同时阻断 α_1 肾上腺素受体和 α_2 肾上腺素受体,如酚妥拉明、酚苄明、妥拉唑林等,目前除嗜铬细胞瘤患者外,此类药物已很少用于降压治疗。b.选择性 α_1 受体阻滞剂,选择性阻断 α_1 肾上腺素受体,对 α_2 肾上腺素受体的影响相对较小,心动过速等不良反应相对减少,如哌唑嗪、特拉唑嗪、多沙唑嗪等,是目前临床中尚用于高血压治疗的主要 α 受体阻滞剂。c.选择

性 α_2 受体阻滞剂,选择性阻断 α_2 肾上腺素受体,如育亨宾,用于性功能障碍的治疗,较少应用于临床。α 受体阻滞剂不作为高血压治疗的首选用药,适用于高血压伴前列腺增生的患者,也用于难治性高血压患者。开始给药应在入睡前,以预防直立性低血压发生,使用中注意测量坐、立位血压,最好使用控释制剂。直立性低血压者禁用。心力衰竭者慎用。

(3)降压药物的联合应用

①联合用药的适应证:血压≥160/100mmHg 或高于目标血压 20/10mmHg 的高危人群,往往初始治疗即需要应用两种降压药物。如血压≥140/90mmHg,也可考虑初始联合降压药物治疗。如仍不能达到目标血压,可在原药基础上加量,或可能需要三种以上降压药物。中国高血压综合防治研究(CHIEF)表明,初始联合治疗对中国人心血管中高危的中老年高血压患者降压作用良好,可明显提高血压控制率。

②我国临床上主要推荐的两药联合治疗方案:a.ACEI/ARB＋噻嗪类利尿剂:ACEI和 ARB 可使血钾水平略升高,可拮抗噻嗪类利尿剂长期应用所致的低血钾等不良反应。ACEI 或 ARB 与噻嗪类利尿剂合用有协同作用,有利于改善降压效果。b.二氢吡啶类CCB＋ACEI/ARB:CCB 具有直接扩张动脉的作用,ACEI 或 ARB 既扩张动脉又扩张静脉,故两药合用有协同降压作用。二氢吡啶类 CCB 常见的不良反应为踝部水肿,可被ACEI 或 ARB 减轻或抵消。此外,ACEI 或 ARB 也可部分阻断 CCB 所致反射性交感神经张力增加和心率加快的不良反应。c.二氢吡啶类 CCB＋噻嗪类利尿剂:降低高血压并发症研究(FEVER 研究)证实,二氢吡啶类 CCB＋噻嗪类利尿剂治疗,可降低高血压患者脑卒中的发生风险。d.二氢吡啶类 CCB＋β 受体阻滞剂:CCB 具有扩张血管和轻度增加心率的作用,恰好抵消 β 受体阻滞剂的缩血管和减慢心率的作用。两药联合应用可减轻不良反应。

可以考虑使用的联合治疗方案:a.利尿剂＋β 受体阻滞剂;b.α 受体阻滞剂＋β 受体阻滞剂;c.二氢吡啶类 CCB＋保钾利尿剂;d.噻嗪类利尿剂＋保钾利尿剂。

不常规推荐但必要时可慎用的联合治疗方案:a.ACEI＋β 受体阻滞剂;b.ARB＋β 受体阻滞剂;c.ACEI＋ARB;d.中枢作用药＋β 受体阻滞剂。

③多种药物的联合应用:a.三药联合方案:在上述各种两药联合方式中加上另外一种降压药物便构成三药联合方案,其中二氢吡啶类 CCB＋ACEI/ARB＋噻嗪类利尿剂组成的联合方案最为常用。b.四药联合方案:主要适用于难治性高血压患者,可以在上述三药联合基础上加用第四种药物,如 β 受体阻滞剂、醛固酮受体阻滞剂、氨苯蝶啶、可乐定或 α受体阻滞剂等。

④单片复方制剂:是常用的一组高血压联合治疗药物。通常由不同作用机制的两种或以上的降压药物组成。与随机组方的降压联合治疗相比,其使用更为方便、可改善患者依从性及疗效,是联合治疗的新趋势。应用时注意其相应组成成分的禁忌证或可能的不良反应。

我国传统的单片复方制剂包括复方利血平(复方降压片)、复方利血平氨苯蝶啶片、珍菊降压片等,以当时常用的利血平、氢氯噻嗪、盐酸双屈嗪或可乐定为主要成分。此类复方制剂目前仍在基层广泛应用。

新型单片复方制剂：一般由不同作用机制的两种药物组成，多数每日口服 1 次，使用方便，患者依从性较好。目前我国上市的新型单片复方制剂主要包括 ACEI＋噻嗪类利尿剂、ARB＋噻嗪类利尿剂、二氢吡啶类 CCB＋ARB、二氢吡啶类 CCB＋ACEI、二氢吡啶类 CCB＋β 受体阻滞剂及噻嗪类利尿剂＋保钾利尿剂等。

2. 降压复合制剂的优势

高血压人群选择药物治疗时，一般是首选单一药物控制血压，但当一种药物无法控制好血压时，就需要考虑使用两种或多种药物进行联合控制。临床研究表明，70％以上的高血压患者需要两种以上的降压药物治疗才能使血压控制达标，因此小剂量、机制互补、药物联合的个体化治疗方案是目前高血压防治的基本共识。为此，单片复方制剂应运而生。单片复方制剂具有使用简便、经济实惠、患者依从性高等优点，越来越受到重视。

（1）指南地位：2017 年 ACC 和 AHA 制定的《2017 美国成人高血压预防、检测、评估和管理指南》正式颁布。该指南上指出 2 期高血压或血压超过目标值 20/10mmHg 者，首选两种一线药物（自由联合或单片复方制剂）治疗。其新的诊断标准（130/80mmHg）意味着当血压超过 150/90mmHg 时应考虑启动两种降压药物联合治疗。换言之，该指南主张在更早期阶段更为积极地应用两种降压药物联合治疗。

2018 年欧洲高血压学会（ESH）/欧洲心脏病学会（ESC）制定的高血压管理指南指出，大多数患者均需要降压药物联合治疗才能控制血压，单药治疗往往疗效欠佳。该指南突出强调单片复方制剂（SPC）的使用，首选的联合用药为 RAAS 抑制剂（ACEI 或 ARB）联合 CCB 或利尿剂。起始联合治疗可提供快速、有效、耐受性良好、持续的血压控制效果，单片复方制剂则可大大改善患者的依从性。在日趋严格的血压控制要求下，新版指南推荐高血压的药物治疗遵循以下三个原则。①两种以上药物的起始联合治疗应常态化。除非患者为虚弱的老年患者（＞80 岁）、低危的 1 级高血压患者（尤其是收缩压＜150mmHg 的患者）。研究表明，高血压的起始联合治疗相对于推迟的联合治疗相比，可减少 11％的心血管事件，显著降低患者心血管风险与全因死亡率。②治疗高血压的单片策略：药片的数量与患者的依从性直接相关。患者服药依从性低，也是血压控制率较低的主要原因。如今，单片复方制剂已经成了常用的起始两药联合治疗策略，必要时，可用于三药联合治疗。③简化药物治疗程序：ACEI/ARB＋CCB 或噻嗪/噻嗪样利尿剂是常用的起始治疗方案。对于需要三药联合治疗的患者，应使用 ACEI/ARB＋CCB＋噻嗪/噻嗪样利尿剂。β 受体阻滞剂在需要的特定情况下仍可使用，如心绞痛、陈旧性心肌梗死、EF 减少的心力衰竭，或需要控制患者心率时。当前双联和三联方案均有可选择的单片复方制剂，这为改善血压控制率提供了良好的契机。

美国与欧洲高血压指南被视为国际高血压领域最具影响力的两大指南与风向标。两大指南对于降压目标值的下调与对联合用药，特别是单片复方制剂的突出重视，彰显了国际高血压领域更为严格控制血压、更为积极使用降压药物的信心与决心。单片复方制剂的药物组合符合降压作用相加、不良反应抵消的原则，有助于以最小的不良反应代价获取最佳的降压疗效及靶器官保护作用。

与此同时,单片复方制剂简化了治疗方案(更少的服药次数与片数),可以明显提高高血压患者的治疗依从性,这对于需要长期治疗的高血压患者至关重要。可以预测,在今后的降压治疗中单片复方制剂必将发挥越来越重要的作用,其应用范围亦将日渐广泛。

(2)单片复方制剂的特点

①ACEI 联合 CCB:CCB 具有直接扩张动脉的作用,反射性激活 RAAS,ACEI 可抑制激活的 RAAS。CCB 的利钠和轻度利尿作用能够增强 ACEI 的降压疗效,两者联合应用可提高降压疗效。另外,CCB 兼有扩张肾入球和出球小动脉作用,而 ACEI 主要扩张肾出球小动脉,两者联用对肾小球内压有良好效应,协同保护肾脏。此外,CCB 使毛细血管阻力增加,导致踝部水肿,而 ACEI 同时扩张动脉和静脉,可减少 CCB 所致水肿。因此,CCB 联合 ACEI 具有协同降压作用,能更好地保护靶器官,同时可减轻彼此的不良反应。尤其适用于高血压伴有多种危险因素、靶器官损害或临床疾患高危人群:冠心病、糖尿病、CKD、蛋白尿、LVH、老年高血压、脑卒中、肥胖、代谢综合征、外周血管病患者等。

CCB/ACEI 单片复方制剂于 1995 年由美国食品药品监督管理局批准上市,现已有多种组分和多种剂量配伍的 CCB/ACEI 单片复方制剂在国外广泛应用。我国目前已上市的 CCB/ACEI 为氨氯地平/贝那普利,主要有两种规格:2.5mg/10mg 和 5mg/10mg。已有多项大规模临床研究显示,CCB 与 ACEI 联合治疗能够改善高血压患者的长期临床预后,降低脑卒中、心力衰竭、冠状动脉事件和 CKD 的发生,减少心血管病死亡。一项有 18 个国家 194 个中心参与的多中心、随机、双盲、平行对照研究显示,使用氨氯地平/培哚普利单片复方制剂治疗 3 个月的降压疗效优于氨氯地平/缬沙坦单片复方制剂,血压分别降至 $(137.8\pm12.4)/(83.3\pm8.7)$ mmHg 和 $(139.7\pm13.3)/(84.8\pm9.0)$ mmHg,提示 CCB 与 ACEI 的联合是一种优化的联合。

②ARB 联合利尿剂:ARB 主要通过有效阻断循环和组织中 SAAR 的 AT_1R,降低外周血管阻力,抑制反射性交感神经激活,抑制肾小管对水钠的重吸收而减少血容量,产生平稳而持久的降压效应,减少心血管及肾脏事件的发生。噻嗪类利尿剂可阻断在远段肾曲小管上的 Na^+-Cl^- 力同转运,减少氯化钠在该段重吸收,从而增加氯化钠的排泄,减少体内血容量和 Na^+。氢氯噻嗪是噻嗪类利尿剂的一种,口服后利尿作用在 2 小时内发生,在第 4 小时时利尿作用最强,且持续 6~12 小时。临床验证它可以和其他四类降压药物联合应用,特别是增强 SAAR 阻滞剂的治疗作用。应用 ARB 可有效抑制组织 SAAR 的活性,加用噻嗪类利尿剂有利于钠的排出。因此,两者联合使用即使在高钠负荷时对于组织 SAAR 的活性抑制同样有协同作用,从而改善阻力血管的收缩。降低钠的摄入也有助于降低醛固酮对心脏的促增殖作用,延缓 LVH 的发生。这两类药物均可改善血管顺应性和降低总外周阻力,在老年高血压患者中降压效应良好。此种联合模式有利于减轻甚至抵消相关不良反应。目前研究认为,噻嗪类利尿剂相关的糖脂代谢异常与用药后导致的低血钾相关,而 ARB 通过阻断 SAAR 抑制醛固酮分泌,减少尿钾排出,可部分抵消噻嗪类利尿剂引起的血钾下降。因此,噻嗪类利尿剂与 ARB 联用对老年高血压可起到良好降压和

减少糖脂代谢不良反应的双重功效。

目前有针对 ARB+利尿剂的单片复方制剂用于临床,如氯沙坦钾氢氯噻嗪片 50mg/12.5mg,特别是对于老年患者,在保证疗效与安全性同时,可有效提高患者依从性,从而改善患者血压管理。而更大剂量 ARB 类药物的氯沙坦钾氢氯噻嗪片 100mg/12.5mg 已上市。日本一项研究表明,与氯沙坦单药 100mg 治疗相比,氯沙坦钾氢氯噻嗪片 100mg/12.5mg 治疗 2、4、8 周可分别使原发性高血压患者血压显著降低 7.1/3.5mmHg、8.4/3.8mmHg、9.2/5.1mmHg(P<0.001)。长期大规模的临床试验,如氯沙坦高血压患者生存研究(LIFE)、缬沙坦长期抗高血压治疗评估研究(VALUE)、老龄人群认知功能障碍与预后研究(SCOPE)等证明 ARB 联合氢氯噻嗪的联合治疗策略对于有效降低血压及心脑血管事件是有益的。

③ARB 联合 CCB:ARB 与 ACEI 相比,降压效果相当,但这类药物不影响激肽分解相关激肽酶Ⅱ活性,能够减少 ACEI 类药物所致的干咳和咽喉、呼吸道肺部等血管神经性水肿,其适应证同 ACEI,但耐药性和依从性更好。缬沙坦还能够有效改善机体的血流动力学,通过降低肾血管的阻力,从而减少蛋白尿,阻碍肾病的发展,在很大程度上降低心力衰竭住院率,避免脑卒中带来的风险。缬沙坦/氨氯地平联合使用具有协同效应,能够提高血浆 NO 的水平,降低内皮素水平,从而改善高血压患者内皮细胞功能。

大量的循证医学证据表明,缬沙坦通过阻断 RAAS 过度激活,减少氧化应激等,在预防心力衰竭、逆转心室肥厚、保护肾功能方面具有明确的优势;而氨氯地平则被证明可降低中心动脉压、预防脑卒中、延缓动脉粥样硬化进展。中国高血压控制现状调查(CHINASTATUS)是一项大规模、多中心、前瞻性、观察性的上市后研究,共纳入全国 29 个省、自治区、直辖市,以及 238 个临床中心的 11422 例单药治疗血压未达标的成年高血压患者,旨在比较缬沙坦/氨氯地平 80mg/5mg 治疗 4 周和 8 周后,平均坐位收缩压和平均坐位舒张压较基线的变化值、血压达标率及不良事件发生率。研究结果显示,缬沙坦/氨氯地平能够有效降低患者血压,治疗 4 周后收缩压与舒张压较基线分别降低了 20.1mmHg 和 10.6mmHg,8 周后分别降低了 27.1mmHg 和 15.2mmHg,并有 76.8% 的患者血压降到 140/90mmHg 以下。综合近年多个高血压大型临床试验的结果显示,收缩压与舒张压分别降低 10~12mmHg 及 5~6mmHg,可在数年内使脑卒中风险下降 38%,冠心病风险下降 16%。因此,这种优越的降压能力一方面大幅降低了患者心血管事件的发生风险;另一方面也增加了高血压患者维持治疗的信心,改善治疗依从性。

④沙库巴曲缬沙坦钠片:本品商品名为诺欣妥,是脑啡肽酶抑制剂沙库巴曲和血管紧张素受体阻滞剂缬沙坦的联合制剂,主要用于治疗 EF 降低的慢性心力衰竭[纽约心脏病协会(NYHA)分级为Ⅱ~Ⅳ级,左室射血分数(LVEF)≤40%]。沙库巴曲缬沙坦钠通过 LBQ657(前药沙库巴曲的活性代谢产物)抑制 NEP,同时通过缬沙坦阻断 AT_1R。通过 LBQ657 增加脑啡肽酶所降解的肽类水平(如利尿钠肽),同时通过缬沙坦抑制 AngⅡ作用,在心力衰竭患者中沙库巴曲缬沙坦钠可产生心血管和肾脏作用。缬沙坦可通过选择性阻断 AT_1R 抑制 AngⅡ作用,还可抑制 AngⅡ依赖性醛固酮释放,因此可用于高血压合

并心力衰竭患者的降压治疗。然而,临床观察发现,许多心力衰竭患者对于诺欣妥的降压治疗表现出血压降低过多、对药物不耐受的情况。因此如果患者出现不耐受的情况(收缩压≤95mmHg、症状性低血压、高钾血症、肾功能损害),应及时调整合并用药,降低用药剂量。

一项针对亚洲人群的双盲随机对照临床研究,纳入了 588 例 65 岁以上的收缩期高血压患者,两组患者服用诺欣妥和奥美沙坦 10 周后,收缩压分别降低 22.71mmHg 和 16.11mmHg(P<0.001)。服用 14 周后,诺欣妥组的收缩压和脉压与基线水平相比降低更为显著。提示诺欣妥对亚洲的收缩期高血压患者的降压作用优于奥美沙坦。另外一项多中心双盲随机对照临床研究比较了诺欣妥和奥美沙坦对高血压患者的心血管重塑作用。研究结果显示,在第 12 周时,与奥美沙坦组相比,诺欣妥组的左心室质量指数降低的程度更为显著(−2.32 vs. −6.36g/m^2;P=0.039)。在第 52 周时,奥美沙坦组与诺欣妥组的左心室质量指数降低程度分别为(−3.55 vs. −6.83g/m^2;P=0.029)。左心室质量指数与心血管预后相关,诺欣妥对降低左心室质量指数的效果优于奥美沙坦,提示诺欣妥对改善高血压患者的预后效果较好。

⑤传统复方制剂:研制始于 20 世纪 60 年代,是以小剂量复方出现,通常由中枢性降压药利血平、血管扩张药肼屈达嗪、利尿剂氢氯噻嗪及少量镇静剂等组合而成。这类药物降压效果明显、价格低廉,曾在我国的高血压防治过程中发挥重要作用,诸如复方降压片、北京降压 0 号。

然而,大部分传统复方制剂成分多而复杂,很多成分都不具备靶器官保护功能,而且目前来说传统复方制剂临床应用相关方面的循证医学证据较少,因而传统复方制剂的应用受到了质疑。传统复方制剂多用于治疗轻、中度高血压,对重度高血压需与其他降压药合用。除了复方降压片、北京降压 0 号外,复方罗布麻片、珍菊降压片等也属于传统复方制剂的成员。值得注意是,该类制剂主要降压成分之一的利血平容易引起头晕、失眠、抑郁、肌肉颤抖、消化道出血、男性性功能障碍及血脂异常,单品制剂在我国已被列为第一批淘汰药品;而可乐定则可能影响大脑认知功能;肼屈嗪/双肼屈嗪及利尿剂久用可致RAAS 激活,并且利尿剂容易引起低钾与诱发痛风。传统复方制剂应根据其所含不同成分的不良反应选择性地避免使用到相关高血压人群。几乎所有的传统复方制剂都含有利尿剂,因此对于高血压伴血脂异常、高血糖、高尿酸血症及低钾患者要慎用。

(3)单片复方制剂存在的问题:单片复方制剂存在一定的局限性,最为突出的一点是其灵活性较差,调整剂量不方便。另外,如果不能准确地将单片复方制剂的信息提供给医生和患者,也可能造成患者在使用单片复方制剂的同时,不合理地加用单方复方制剂中的组分药物,如在使用含噻嗪类利尿剂复方的基础上进一步加用噻嗪类利尿剂,这样有可能因使用较大剂量的噻嗪类利尿剂出现较严重的不良反应。因此,在推广使用单片复方降压药物时,应提供准确、全面的信息,让医生和患者既了解单片复方制剂的组成药物,也了解这些组分药物的剂量。在基层推广使用这些药物时,应更加注意多强调这一点。

第三章　神经系统疾病

第一节　脑梗死

脑梗死是指局部脑组织由于血液供应缺乏而发生的坏死。由于其高发病率、高残障率，目前已经是引起痴呆的第二大原因，是引起老年癫痫的最常见原因，也是引起抑郁的常见原因。

一、病因和病理

脑梗死的病因主要是血液供应障碍。血管壁、血液成分和血压的改变均可造成脑供血动脉缺血，其中最常见的是脑动脉粥样硬化，其次是各种原因造成的脑栓塞。动脉粥样硬化性脑梗死是脑部供应动脉病变引起脑局部血流量减少与侧支循环及血流量的代偿性增加这两种对立的病理生理过程之间矛盾发展的结果。动脉粥样硬化和血栓形成并不一定使脑血流量减少，脑血流量减少并不一定就发生脑梗死，即使发生了脑梗死也并不一定就引起临床症状。因为脑的病变和功能障碍的程度还要取决于血供不足的发生快慢与时间长短，受损区域的大小与功能以及个体血管结构形式和侧支循环的有效性等因素。

脑动脉粥样硬化主要发生在供应脑部的大动脉和中等动脉，管径 $500\mu m$ 以上，是全身动脉粥样硬化的组成部分。脑动脉粥样硬化好发于颈动脉起始段、颈内动脉近分叉处和虹吸段、大脑中动脉起始段、椎动脉、基底动脉和主动脉弓。一组 432 例老年人体解剖研究发现，有至少一根颅外颈动脉的完全或几乎完全闭塞的个体占 9.5%。多组研究报道约 10% 的个体因动脉硬化或血栓形成而致使一根以上主要颅外动脉闭塞，20% 的个体动脉有超过 50% 的狭窄程度；近 24% 的脑缺血患者中，超过 2/3 的病例主要颅外动脉有 50% 以上的狭窄。脑动脉粥样硬化最严重的部位在颈内动脉近分叉处和基底动脉的上段，基底动脉的中、下段和椎动脉、大脑中和后动脉则较轻。通过研究脑、冠状动脉和周围血管的动脉粥样硬化，动脉粥样硬化的程度随年龄增长而加重，男性在 40～50 岁年龄段显著，女性则在 60 岁年龄段，而 70 岁年龄段男性超过女性。虽然颈部动脉易发生动脉粥样硬化，但通常无症状性颅内动脉的动脉粥样硬化程度低于颅外动脉、冠状动脉和周围血管动脉，颅内动脉的动脉粥样斑块与高血压相关。多普勒超声研究发现 75～84 岁白种男性，近 50% 存在动脉粥样硬化斑块并伴有轻度狭窄，仅仅有 6.1% 的个体存在 50% 以上狭窄。在伴有严重周围血管病、冠状动脉或多种危险因素的 2009 例无症状患者的多普勒超声研究中,周围血管动脉粥样硬化患者中32.8%有颈动脉异常,而冠状动脉异常者和多种危险因素者中仅有6.8%和5.9%,其中仅仅4%的有50%以上的颈动脉狭窄,而80%以上的狭窄是极罕见(1%)。虽然在年轻人梗死者中,动脉粥样硬化不是常见的病因,但在一组45岁以下卒中患者病因研究中,发现31%的患者有明显的动脉粥样硬化。国外研究认为在白种人中颅内动脉粥样硬化不如颅外动脉粥样硬化常见,众多研究表明黑人、亚洲人和糖尿病患者颅内动脉粥样硬化累及大脑中动脉十分常见。某医院连续住院的312例脑梗死患者中,颈动脉超声检查也发现48%的患者伴有颈动脉内膜增生等异常,而颅外段颈内动脉内膜增生等异常者仅有17.4%。

脑动脉的粥样硬化和全身各处的动脉粥样硬化相同,主要改变是动脉内膜深层的脂肪变性和胆固醇沉积,形成粥样硬化斑块及各种继发病变,使管腔狭窄甚至闭塞。管腔狭窄需达80%~90%方才影响脑血流量。硬化斑块本身并不引起症状。如病变逐步发展,则内膜分裂、内膜下出血(动脉本身的营养血管破裂所致)和形成内膜溃疡。内膜溃疡处易于发生血栓形成,使管腔进一步变狭或闭塞,硬化斑块内容物或血栓的碎屑可脱入血流形成栓子。硬化动脉可因管壁弱化,形成梭形动脉瘤。动脉瘤内可形成血栓而闭塞血管或因梭形扩大压迫周围神经组织而引起各种临床症状。如动脉瘤破裂,则引起脑内或蛛网膜下隙出血。

大体病理检查时,可见硬化血管呈乳白色或黄色,粗细不匀,管壁变硬,血管伸长或弯曲,有的部分呈梭形扩张,血管内膜下可看到黄色的粥样硬化斑块。有的血管改变明显,但脑部却无甚异常。有的脑部表现为脑回变窄,脑沟深宽,脑膜增厚而不透明。脑回表面可有颗粒状或虫咬样萎缩区。脑重量减轻。切面上可见脑室扩大,灰质变薄,白质内可见血管周围间隙扩大,并有灶性硬化小区。

发生脑梗死处的脑组织软化、坏死,并可发生脑水肿和毛细血管周围点状渗血。后期病变组织萎缩,坏死组织由格子细胞所清除,留下有空腔的瘢痕组织,空腔内可充满浆液。动脉硬化性脑梗死一般为血供不足引起的白色梗死。但有时亦可成为出血性梗死,如:①梗死的病因为栓塞时;②由于低血压而形成的梗死,当血压回升后,梗死区重新获得血液的灌流时;③偶尔见于经过抗凝治疗者,称为红色梗死。

二、病理生理

动脉粥样硬化性脑血栓形成引起急性局灶性脑缺血,基础研究揭示缺血性损害机制的主要病理生理变化集中在以下几个方面。

(一)缺血半暗区和治疗时间窗脑血流量测定的研究

研究发现缺血中心区和缺血周边区血流量不同,一定时间内在周边区血流下降而氧和葡萄糖代谢仍保留,因此称这部分受影响而仍存活的区域为缺血半暗区,半暗区细胞存在的时间为治疗时间窗。而且,缺血后大部分周边区的血流可自发恢复(有时可高于正常水平,为高灌注状态),但如不在治疗时间窗内恢复灌注,则周边区内细胞仍无法存活。不同的血流灌注,半影区细胞存活的时间也不同,如局部脑血流下降到极低水平[0～6mL/100(g·min)]约 10 分钟,半影区组织则不可逆损害;而局部脑血流下降在 15mL/100(g·min)水平,则脑组织的缺血耐受时间明显延长。

实验动物模型揭示,脑缺血时不同的脑血流水平可发生不同的病理生理变化,说明了缺血性脑损害的不同阈值。在沙土鼠和大鼠模型,蛋白质合成是梗死周边向中心发展的敏感指标,血流在 0.55mL/(g·min)时蛋白质合成抑制 50%,在 0.35mL/(g·min)时完全抑制;此血流也是 mRNA 合成的阈值 0.25～0.35mL/(g·min)范围;相同的水平糖利用发生改变,在0.35mL/(g·min)糖利用增加,0.25mL/(g·min)时明显下降,在其上限糖利用的激活提示初期的乳酸集聚和酸中毒;低于 0.26mL/(g·min)水平,组织酸中毒则极为显著,并伴有磷酸肌醇 PCr 和 ATP 的下降;PCr 耗尽的阈值[0.18～0.23mL/(g·min)]高于 ATP 的血流水平[0.13～0.14mL/(g·min)]。细胞外和组织中的离子改变,决定了细胞膜的去极化,其血流的阈值均较低,在 0.10～0.15mL/(g·min)。局灶性脑缺血周围的代谢和离子失调的次序是:最初蛋白质合成抑制[0.55mL/(g·min)],继而 RNA 合成抑制并刺激无氧糖酵解[低于0.35mL/(g·min)],能量状态崩溃[0.20mL/(g·min)],细胞膜去极化[低于 0.15mL/(g·min)]。从功能失调的角度看,首先是 EEG 变慢,继而 EEG 和诱发电位的波幅降低,完全的 EEG 活动抑制发生在0.15～0.23mL/(g·min)时,诱发电位的消失和出现自发单位电活动发生在 0.15～0.25mL/(g·min)时。神经病学研究提示猴子可逆性偏瘫的血流值为0.23mL/(g·min),而 0.17～0.18mL/(g·min)时则为不可逆损害。综观上述血流阈值,功能失调的血流低于蛋白质合成抑制的,甚至低于无氧糖酵解的血流,均在能量代谢危机的阈值内,表明功能的抑制源于能量崩溃。

局灶性脑缺血代谢失调的后果是细胞的渗透压升高,水从细胞外进入细胞内,这种细胞外间隙水体积的改变可利用电阻抗扰或弥散 MRI 检测,两项检查对细胞体积变化极为敏感。猫脑血管阻塞 2 小时,血流在0.30mL/(g·min)时电阻抗扰信号上升,而弥散 MRI 检测信号增高则在 0.41mL/(g·min),此两项检查的血流阈值改变远高于伴随于缺氧细胞膜去极化的脑水肿的阈值[0.10mL/(g·min)]。而弥散 MRI 检测已在临床开始作为超早期脑梗死的诊断手段。

缺血半暗区确切定义是围绕梗死中心的缺血组织,其电活动中止,但仍保持正常的离子平衡和结构完整的区域。缺血半暗区存在时间的长短和范围取决于局部脑血流下降的程度和速度,实际上对半暗区研究认识的加深,缺血半暗区的定义和含义有所进展。

多年来的研究已经基本明确缺血再灌注损伤的各个环节,关于缺血半暗区的界定也更为全面。

(二)缺血半暗区和治疗时间窗

缺血半暗区的概念将缺血半暗区定义为:围绕在不可逆性损伤周边的区域,表现为电生理活动消失,但尚能维持自身离子平衡的脑组织。关于半暗区还有其他多种定义方法:①血流半暗区:当脑血流下降但维持在正常水平 40% 以上时,出现脑电功能障碍。当脑血流下降到 30％时达到细胞的电衰竭阈值,此时神经传导功能消失。当脑血流下降至正常水平的 15％～20％时,则达到神经细胞的膜衰竭阈值。电衰竭和膜衰竭之间的脑组织称为缺血半暗区,为位于最严重缺血区和正常灌注区之间的中间区。②代谢半暗区:PET 检查发现表观扩散系数正常而脑氧代谢率异常的区域。③分子半暗区:认为梗死中心与正常脑组织之间,不同时间内多种基因表达的不同导致了选择性神经元死亡,出现变性蛋白质、低氧带和扩散性抑制等情况,出现多分子半暗区。④远隔区域损伤:近年来,有学者将远隔部位的缺血和功能联系不全也归入半暗区范畴。虽然有上述不同的界定方法,但最常用的仍是以血流状况定义的半暗区。

半暗区细胞存活的时间为治疗时间窗。缺血后大部分周边区的血流可自发恢复(有时可高于正常水平,为高灌注状态),但如不在治疗时间窗内恢复灌注,则周边区内细胞仍无法存活。

半暗区定义的最重要的意义就是指导临床治疗,特别是溶栓治疗以及治疗时间窗的观察。近年来 CT、MRI 等各种影像学技术对半暗区的研究为临床治疗提供了非常有益的信息。尤其是超时间窗溶栓,基本都是根据影像学的结果进行选择。各种影像学技术由于具有不同的工作原理,所以对半暗区的界定不同,大体可以分为定量研究和半定量研究两种,其中正电子发射体层摄影术(PET)、氙气增强 CT(XeCT)是可以对脑血流量进行完全定量研究的方法,而功能磁共振技术、单光子发射计算机成像(SPECT)和 CT 灌注成像(CTP)均为半定量分析方法。

1.PET 对半暗区的界定

PET 可以发现卒中早期的病理生理改变,提供重要生理指标的定量图,如:局部脑血流量(rCBF)、局部脑摄氧分数(OEF)、局部脑氧代谢率(CMRO$_2$)和局部脑葡萄糖代谢率等多种指标,可以同时显示关于解剖、血流和代谢的信息。在缺血早期,PET 显示为 rCBF 下降,CMRO$_2$ 保持正常而 OEF 升高,提示组织仍有存活可能,这种代谢与血流的不平行就是缺血半暗区的特征。随着缺血时间的延长,OEF 降低,反映组织发生了不可逆损伤。

2.XeCT 对半暗区的界定

XeCT 原理是在一定时间内脑组织所摄取的气体量为动脉血带入脑的量与随静脉血从组织中流出量之间的差值。患者在行普通 CT 检查时通过面罩吸入氙和氧气的混合气体,通过计算机进行参数图像的计算得到脑血流图像,选择感兴趣的层面和区域,可得到该区域的绝对血流量值。XeCT 仅能提供解剖和血流方面的信息,有学者将半暗区界定为围绕缺血中心的脑组织,rCBF 为 7～20mL/(g·min)。

3.功能磁共振对半暗区的界定

功能磁共振包括弥散加权磁共振(DWI)和灌注加权磁共振(PWI)以及磁共振波谱分析(MRS)等。DWI 观察的指标是表观弥散系数(ADC),DWI 显示的异常病变多代表不可逆损伤区;PWI 观察的指标是平均通过时间(MTT)、相对 CBF 以及脑血容量。动物实验证实,PWI 可于脑血管闭塞后立即发现相应的脑灌注下降,是最早显示脑梗死的方法之一。PWI 还可以显示脑灌注不足但尚未发生梗死的区域。缺血早期,ADC 下降,MTT 延长,相对 CBF 以及脑血容量均下降。缺血早期 PWI 多大于 DWI,PWI 和 DWI 结合可以判断缺血半暗区的范围,MRI 技术对半暗区的界定是:围绕异常弥散中心的弥散正常而灌注减少的组织,即 PWI 与 DWI 的不匹配区,也有学者将之定义为 MTT 延长 73%、相对脑血容量降低 29%的区域。

还有通过磁共振血管造影(MRA)与 DWI 的不匹配定义半暗带,方法为:MRA 显示大脑中动脉 M_1 段闭塞而 DWI 所示梗死体积<25mL 者或 MRA 显示大脑中动脉 M_1 段狭窄而 DWI 所示梗死体积<15mL 者,发现存在 MRA-DWI 不匹配的患者更能够从溶栓治疗中受益。

MRS 能够发现组织内是否存在着某些化学物质,可用于判断病变的性质和代谢状况。脑组织在长回波时间下主要有四个峰:①N-乙酰天冬氨酸(NAA)峰:是神经元及轴索的标志。②肌酸(Cr)峰:因其含量在各种病理状态下较稳定,故常用作参考值比较其他代谢产物的变化。③胆碱峰(Cho):与细胞膜磷脂的分解和合成有关。④乳酸峰(Lac):来源于葡萄糖无氧代谢产物乳酸,当机体有短暂缺氧时,常可测到此峰。Lac 升高且 NAA 正常或轻度下降(<14%)的区域提示为缺血半暗区;Lac 升高以及 NAA 明显下降的区域(16%~34%)可能为不可逆损伤区。

4.SPECT 对半暗区的界定

SPECT 运用放射性示踪剂显示血流的变化,是一种可靠的测量 CBF 的方法,能在症状出现最初几个小时内发现 CBF 的改变,此时 CT 甚至 MRI 可能还是阴性的,但是为半定量研究方法。将症状出现后的 3~6 小时内摄取比为对侧相应区域的 40%~70%的区域界定为半暗区。

5.CTP 对半暗区的界定

CTP 通过静脉内团注对比剂,使用快速扫描技术观察对比剂在第一次通过脑组织时的脑组织密度变化的情况,脑组织的密度变化即血液内造影剂浓度的变化,可反映出脑组织的血流动力学改变。有学者计算患侧与健侧 rCBF、rCBV 的比值,发现相对 rCBF 为 0.48、相对 rCBV 为 0.6 是梗死组织与半暗区组织的鉴别指标,其预测有效率分别是74.7%和 83.1%。

也有研究认为,CBF 比值<0.20 提示不可逆性损伤,CBF 比值为 0.20~0.35,则提示可逆性损伤,可进行溶栓治疗。此外还有其他的方式,如非增强 CT 上的低密度影提示为缺血核心区,而密度正常或肿胀区域内伴 CBV 增高的区域为半暗带。CBV 的下降是最终梗死区的预测指标,血管闭塞区内 MTT 的延长预示其将发展成梗死区等等。不同的参数组合可以从不同的角度界定半暗带和最终梗死区。

(三)脑缺血性损害的瀑布效应

急性脑缺血后神经组织的细胞能量代谢衰竭、细胞膜去极化而膜内、外离子平衡紊乱,继而兴奋性氨基酸和神经递质释放,通过各种渠道导致细胞内钙离子的超载,激活细胞的蛋白酶、磷脂酶和过氧化系统,产生蛋白质水解和各种自由基,损伤神经组织。这些改变几乎是同时或在极短的时间内次序发生,故称之为瀑布效应。钙离子在触发脑缺血后继发性神经元损害中起了十分重要的作用,有研究表明,脑缺血或缺氧的早期(3～10 分钟),由于钾离子传导的改变引起进行性、显著的神经细胞膜电位的下降(去极化),导致突触间谷氨酸盐释放,激活谷氨酸能受体,从而打开钙通道,致使神经细胞内钙离子超载。胞内钙离子超载可使细胞内线粒体功能丧失,ATP 产生明显减少,而 ATP 依赖的离子泵功能丧失。由于膜磷脂过氧化而细胞内活性氧含量显著增加,激活钙离子依赖的蛋白水解酶。这些变化共同引起神经细胞肿胀、细胞器溶解、细胞外膜的破裂及局部针对溢出的细胞组分的炎性反应。

脑血流的下降和随后的低氧引起 ATP 水平的急剧下降,导致钠钾泵衰竭,从而细胞膜去极化和离子平衡失调。细胞膜去极化引起电压门控钙通道开放,钙离子进入细胞内。神经元内钙离子达到高摩尔浓度时将激活一系列钙依赖性系统,包括钙依赖性激酶、磷脂酶和蛋白酶,这些系统持续的激活能导致即刻或迟发性神经元死亡。同样,突触前钙离子浓度增高引起谷氨酸盐释放,作用于兴奋性氨基酸(EAA)受体,导致进一步的突触后钠离子和钙离子内流;兴奋性氨基酸受体的激活也可通过磷酸肌醇刺激引起钙离子从细胞内贮存逸出,加重钙超载。在脑局灶缺血时,细胞内钙浓度改变与最终的组织学和脑电功能改变相关;脑血流与细胞内钙浓度也有一定关系,局部脑血流量低于正常的 20% 时,细胞内钙浓度开始增高并在再灌注期仍居高不下,最后脑电恢复差并有严重的组织学损害。

许多研究表明,兴奋性氨基酸受体与钙离子通道偶联并与神经细胞变性坏死关系密切,表明具有兴奋性毒性作用,阻断其兴奋性作用可能减轻缺血性脑损害的程度。有学者发现外源性谷氨酸盐对胎鼠有神经毒性作用,并发现其结构类似于 N-甲基-D-天冬氨酸(NMDA)。研究发现在脑缺血时脑细胞外谷氨酸盐水平增高,阻断谷氨酸盐受体的NMDA 部位可抑制 NMDA 导致的神经毒性作用;而且兴奋性毒性使突触后 EAA 受体的谷氨酸盐激活,切断进入易损神经元的谷氨酸盐能传入纤维有神经保护作用。兴奋性毒性的分子机制尚未完全清楚,但是兴奋性氨基酸受体的激活,是由最初的钠离子及其更重要的钙离子内流,去极化神经元,而进一步激活钙离子通过 EAA 受体进入神经元内,钙离子在胞内积聚触发了兴奋性毒性的瀑布反应。亲代谢谷氨酸盐受体激活,通过激活 G 蛋白系统,导致蛋白激酶 C(PKC)增加而蛋白激酶 A(PKA)减少,这些第二信使在兴奋性毒性瀑布反应如 EAA 受体和电压门离子通道的开放中起到重要作用,最终将激活即刻早期基因(IEGs),产生一氧化氮(NO)、酸中毒、酯酶及核酸内切酶激活,损害神经组织。

三、临床表现

从症候学角度出发,急性脑梗死可以导致运动障碍(如偏瘫)、语言功能障碍(包括各种类型的失语以及构音障碍)、感觉异常、共济失调、头痛、眼动障碍、视物异常、眩晕、不自主运动、癫痫和意识障碍等。急性起病的上述症状需要警惕脑梗死的可能性。反复脑梗死或者慢性期患者可以出现痴呆,精神行为异常及步态异常等症状。

与其他非血管性疾病不同的是,脑梗死的临床表现多数符合血管分布区特点。以下分别从不同供血动脉梗死角度出发,以血管解剖综合征形式描述脑梗死的症状。

（一）大脑中动脉供血区梗死

1.皮质支梗死

完全的皮质支闭塞典型表现为突发起病的偏侧面瘫及肢体瘫痪（上肢重、远端重）、偏身感觉障碍，优势半球可出现混合性失语或者运动性失语）、Gerstmann's syndrome（左右失认、手指失认、失算和书写困难），非优势半球可出现视空间障碍。此外可以出现对侧偏盲、象限盲或者凝视障碍等。根据受累分支不同，上述症状可以单独或者合并出现。

2.豆纹动脉梗死

其也称深穿支动脉梗死，豆纹动脉主要的供血区域包括内囊前肢的上半部、整个内囊和放射冠的上半部、外囊、豆状核以及尾状核头和体的上半部分。因此相应的穿支闭塞可以导致以下腔隙综合征的表现，如纯运动偏瘫、偏身感觉运动障碍、构音障碍——手笨拙综合征、构音障碍——面瘫综合征，少见的还有失语、偏侧忽视以及结构性失用等，后者有时与皮质支梗死不好鉴别，一般来说出现这些症状往往提示病灶范围较大。如果病变位于尾状核，还可以出现舞蹈症等不自主运动。

（二）大脑前动脉供血区梗死

肢体瘫痪是 ACA 梗死最常见的症状，下肢突出，上肢症状相对轻，一般不出现面瘫。如果 ACA 的分支 Heubner 动脉梗死累及尾状核头，壳核以及内囊前部时，临床症状也可以面瘫和上肢瘫痪突出，不同于常见的 ACA 梗死。亦可出现偏身感觉异常，此外皮质分支受累尚可以表现额叶的部分症状，如无动性缄默症、精神行为异常、遗忘、病理性抓握现象以及言语障碍等，后者临床上因为无肢体瘫痪等症状，急性起病时常需要与脑炎等其他疾病鉴别。此外 ACA 梗死可以累及旁中央小叶从而导致尿失禁或尿潴留。

（三）脉络膜前动脉梗死

起源及解剖走行和供血区域变异较大，常见供血区域包括视束、视放射、外侧膝状体、内囊后肢的后 2/3、苍白球以及大脑脚的中 1/3 部分。另外也供应侧脑室后角旁的放射冠区域。经典的临床症状三联征包括偏瘫、偏身感觉障碍和同向偏盲，但是多数患者仅表现为上述症状的一部分，临床并无特异性，以不伴失语、意识改变等与 MCA 梗死鉴别。尽管不多见，有时还可以表现皮质受累的症状。多数脉络膜前动脉梗死临床仅表现单一的腔隙综合征。少见的症状包括偏瘫对侧的上睑下垂，眼球上下视障碍等（累及中脑）。

（四）大脑后动脉及分支梗死

临床症状依赖于 PCA 闭塞部位。PCA 起始部闭塞可以累及中脑、颞顶枕叶及丘脑，临床表现为不同程度的意识改变、不自主运动、动眼神经麻痹，对侧偏瘫、偏身感觉障碍和偏盲，后者如果单独出现似 MCA 梗死，临床需要鉴别。PCA 后交通动脉发出以远闭塞时，临床常无偏瘫出现（因中脑未受累），以此与近端病变鉴别。大脑后动脉远端闭塞累及皮质时最常见的症状是对侧视野缺损，多为同向偏盲，亦可为象限盲，症状轻重取决于梗死范围，黄斑区保留，因此视力常不受累。双侧 PCA 梗死临床少见，表现为双侧颞枕叶症状如皮质盲，言语障碍或者认知行为异常等。

丘脑梗死临床常见,血供主要来源于 PCA。外侧丘脑梗死最常见(丘脑膝状体动脉梗死),临床常表现 3 组征:单纯对侧偏身感觉障碍,症状较轻;偏身感觉(包括深感觉)及运动障碍;症状广泛时可以同时出现异常运动如舞蹈——手足徐动症及共济失调(累及锥体外系及小脑束),但是认知和行为能力相对保留。丘脑旁中央梗死(丘脑穿动脉供血)临床表现急性起病的意识障碍、精神异常及眼球垂直凝视障碍。脉络膜后动脉梗死常见的症状是累及外侧膝状体所致的视野缺损。

(五)椎-基底动脉及其分支梗死

后循环梗死特征性的临床症状包括眼球垂直运动障碍、复视、脑神经症状及交叉瘫等。急性椎-基底动脉闭塞可表现意识障碍、四肢瘫痪、共济失调、高热及眩晕呕吐等,临床出现上述症状时要高度警惕危及生命的后循环梗死的可能。

1.基底动脉穿支闭塞可以出现中脑或脑桥梗死,中脑旁中央动脉梗死临床常出现动眼神经麻痹或者眼球垂直运动障碍,可表现以下综合征:①Weber 综合征表现为同侧动眼神经麻痹和对侧肢体的偏瘫。②Claude 综合征表现为同侧动眼神经麻痹和对侧小脑症状。③Benedikt综合征表现为同侧动眼神经麻痹和对侧不自主运动(震颤或者舞蹈症)。脑桥旁中央梗死,常累及皮质脊髓束,皮质-桥-小脑束以及皮质-核束,临床表现包括构音障碍-手笨拙综合征、纯运动偏瘫、共济失调性偏瘫、凝视障碍(双眼凝视向偏瘫侧)等。脑桥梗死可出现以下综合征:①Millard-Gubler 综合征表现为同侧外展和面神经瘫痪,对侧偏瘫;②Foville 综合征表现为同侧凝视麻痹、周围性面瘫和对侧偏瘫。针尖样瞳孔是脑桥病变特征性的体征。

2.基底动脉尖端综合征,基底动脉末端分出双侧小脑上动脉和大脑后动脉。基底动脉尖端综合征临床症状与累及部位(包括中脑、小脑上部、丘脑、颞叶内侧及枕叶)有关,可表现为眼球垂直运动障碍及瞳孔异常,动眼神经麻痹,核间性眼肌麻痹,意识水平下降,病变对侧偏盲或者皮质盲以及严重的记忆障碍。临床上急性出现上述部分症状时需要高度警惕基底动脉尖端综合征的可能性,尽早的诊断有利于及时的治疗。

3.小脑及其供血动脉梗死。小脑上动脉梗死,常同时合并脑干受累,常见症状包括同侧辨距不良、同侧 Horner 征、对侧偏身痛温觉减退及对侧滑车神经麻痹;小脑前下动脉供应脑桥背侧、小脑和小脑中脚等,可表现眩晕、呕吐、耳鸣和构音障碍,查体可发现同侧面瘫、听力减退、三叉神经感觉障碍、Horner 征、辨距不良和对侧躯干肢体痛温觉减退。小脑后下动脉闭塞综合征,也称延髓背外侧综合征,临床最常见表现眩晕、呕吐和眼球震颤(前庭神经核)、交叉性感觉障碍(三叉神经脊束核及交叉过来的脊髓丘脑束)、同侧 Horner 征(下行的交感神经纤维受累)、饮水呛咳、吞咽困难和声音嘶哑(疑核)、同侧小脑性共济失调。但是临床常见的多为不全延髓背外侧综合征,因为小脑后下动脉解剖变异很多。

四、脑梗死的评估

脑梗死患者的评估是个体化治疗干预的基础,应该在脑梗死患者来就诊后立即进行。

（一）临床评估

详细的病史询问和神经病学查体是建立脑梗死诊断的基础。对于已经疑诊脑梗死的患者要注意心血管系统的查体，包括双侧血压测量、颈部血管听诊和心脏听诊。此外，要进行神经功能缺损评分，常用的为 NIHSS 评分。由于后循环的临床评估在现有评分系统中欠敏感，对疑诊后循环的脑梗死要进行包括脑干和小脑的体征的尽可能详尽的检查。

（二）脑梗死专科评估

1.危险因素

在人群范围内，常见的脑梗死高危因素包括年龄、高血压、糖尿病、高脂血症、心脏疾病（如心房颤动）、不良的生活方式（如吸烟）等。除了年龄以外，这些高危因素均可以进行有效干预。因此，仔细地逐项排查这些脑梗死高危因素非常重要。在常规检查的同时，部分基础疾病只有通过一定的监测才能诊断，如阵发性心房颤动。在中国人群，夜间孤立性高血压并不少见（10%），通过 24 小时血压监测可以明确诊断。

2.血液化验

脑梗死患者常规的血液化验包括血常规、肝肾功能、电解质、血糖、血脂和凝血检查。对于有心源性脑梗死可能、冠心病病史的患者可考虑补充心肌酶谱的检查。作为少见脑梗死原因的筛查，可以进行血沉、同型半胱氨酸、免疫、感染等相关指标的检测。

3.脑结构影像

所有疑诊 TIA 或脑梗死患者应尽快完成诊断性脑结构影像学检查。头颅 CT 是国内最普及的影像学手段，可以迅速排除脑出血，但是它对于后循环的脑梗死缺乏敏感度。有条件的医院可以做头 MRI（T_1、T_2、Flair、DWI 和 SWI/T_2），其中弥散成像（DWI）最重要。与 CT 和常规 MRI 相比，DWI 的主要优点是：①最快可以在梗死后数分钟内显示超急性期缺血病灶；②能发现 T_2 加权像无法识别的小的皮质梗死或脑干梗死，结合常规 MRI 区别新旧梗死灶。SWI 或 T_2 能够敏感探测微量出血的存在，它与高龄、高血压、脑小血管病等因素相关。

脑梗死病灶图案的分类有助于分析判断导致脑梗死的源头，从而有助于最终的病因诊断。譬如，若梗死灶同时累及双侧颈内动脉系统或者前后循环系统，通常考虑来源于心脏或主动脉弓的栓塞；若仅限于一侧颈内动脉系统，表现为多发梗死，则来源于大脑中动脉、颈内动脉可能性大，但是主动脉弓以及心脏也有可能；若为单发基底节病灶，则穿支动脉病变或其载体动脉病变堵塞穿支的可能性最大。

4.血管评估

脑梗死患者的直接血管评估包括颈部和颅内动脉，少数患者需要评估主动脉弓；作为患者全身粥样硬化评估的一部分，在必要时，下肢血管和冠状动脉也可以进行评估。常见评估方法有数字减影血管造影（DSA）、常规 MRA、CTA、增强 MRA（CEMRA）、颈动脉超声和 TCD。

DSA 仍然是诊断颅内外动脉狭窄的金标准，传统的 DSA 只包括正、侧位，新一代的

DSA 则可以进行三维旋转成像和重建图像,从而提供更多的测量信息,并且提高了探测狭窄血管的敏感性。但是,DSA 是有创的,通常不作为一线检查方法。只有在考虑可能进行介入治疗或者无创血管检查不能充分建立诊断时才进行。

磁共振血管成像(MRA)是一种无创的检查颅内外血管的高敏感度的手段,先进的 MRA 可以通过增强剂提高敏感性,并辨别血管内血流的方向。MRA 的缺点是有可能会高估狭窄程度,一些血流速度缓慢或弯曲的血管部位有可能被误认为是病理狭窄。

CTA 是近年来发展很快的一项血管评估手段。通过静脉注入造影剂,CTA 可以同时显示心脏、主动脉弓、颈动脉系统、颅内动脉系统的病变,并且可以三维重建。

颈动脉超声是一种快速、无创、可床旁操作并便于动态随访的检查手段。它可以准确地判断颈部血管狭窄或闭塞,敏感度和特异度可达 94% 和 77%,已成为颈动脉内膜剥脱术术前决策的重要部分。彩色超声通过形态学、斑块回声形状可以对斑块成分做出判断,因此它也是评价颈部血管粥样斑块稳定性的常用手段。彩超的局限性在于它在很大程度上依赖操作者的技术水平,因此,不同的医学中心其准确性有可能不同。

经颅多普勒超声(TCD)是一项无创性脑动脉狭窄的检测方法,同颈动脉超声一样具有快速、可床旁操作并便于动态随访的优点,但对操作者依赖性强。TCD 可以判断颅底 Willis 环大部分管径减少超过 50% 的颅内血管狭窄。TCD 也是唯一能检测脑血流中微栓子的方法,该微栓子信号在大动脉病变中尤为常见,在颈内动脉狭窄患者,微栓子信号是再发脑梗死和 TIA 的独立危险因素。颞窗狭小或缺失是限制 TCD 的主要瓶颈,在后循环的评价上,TCD 的特异性也相对较低。

对于具有熟练超声技术的医院,联合颈动脉彩超和 TCD 可作为脑梗死患者血管病变的一线评估方法。对于有条件的医院,在超声血管评价基础上的脑灌注成像和血管管壁成像可以为临床决策提供更多的信息。

5.心脏评估

无论是否有心脏病史,所有缺血性脑梗死患者都应进行至少一次心电图检查,有条件的医院也可将 24 小时 Holter 检查作为常规检查,以期望发现更多的心房颤动患者。超声心动图有助于发现器质性心脏疾病。经胸超声心动图 TTE 能很好地检测到附壁血栓,尤其位于左心室心尖部;对心肌梗死后室性附壁血栓的患者,该检查敏感性和特异性均>90%。经食管超声(TOE)比 TTE 具有更高的检测敏感度。对于不明原因的脑梗死患者,TOE 是卵圆孔未闭(PFO)诊断的金标准,此外,PFO 还可以由 TCD 盐水激发试验来诊断。

五、诊断和鉴别诊断

脑梗死的诊断主要依据临床表现和影像检查两个方面。急性起病,迅速达高峰的局灶性神经功能缺损,后者符合血管分布特征,头颅 CT 或 MRI(特别是 DWI)未见出血改变或者出现典型的低密度责任病灶,除外其他疾病,基本可以诊断。头颅磁共振+弥散加权成像(DWI)对于早期脑梗死的诊断具有特异性,即 DWI 显示病灶处高信号,相应的表观弥散系数（ADC）值减低的影像特征。因此临床表现不典型或疑诊后循环脑梗死时，及时的DWI成像检查非常必要。

需要分析梗死灶类型及关注受累血管分布，并最终做出脑梗死的病因诊断。梗死灶类型：皮质梗死或区域性梗死、分水岭梗死和穿支动脉区梗死。梗死灶还应区分为单一或多发梗死。头颅CT对皮质微小梗死灶以及某些内分水岭区梗死灶不敏感，因此，头颅CT仅发现穿支动脉区梗死灶，未必表示其他部位没有梗死灶，因为梗死灶类型和分布对于造成梗死灶的源头及最终的病因诊断很重要。受累血管分布是否仅限于前循环、仅限于后循环或前后循环均累及。受累血管分布不同也往往有提示病变源头的价值。

脑梗死不是一种病，而是由多种疾病导致的综合征，因此，对于每一个脑梗死患者，都应尽可能找到导致卒中的病因。病因学分型中应用最广的依然是TOAST分型以及在此基础上的改良分型。脑梗死病因区分为：大动脉粥样硬化性、心源性栓塞、小动脉闭塞、其他病因和病因不明。以下从不同病因学角度出发，分析不同病因导致脑梗死的临床特点、梗死灶分布特点、诊断依据、注意要点等。

（一）大动脉粥样硬化性脑梗死

因主动脉弓和颅内外大动脉粥样硬化性狭窄或粥样硬化斑块不稳定而导致的脑梗死，是缺血性卒中最常见的亚型。以下分别阐述主动脉弓、颈内动脉、大脑中动脉和椎-基底动脉粥样硬化性脑梗死的诊断。

1.主动脉弓粥样硬化性

主动脉弓相关脑梗死有时容易忽视，临床表现无特异性，有时表现同颈部或颅内动脉粥样硬化性梗死，症状出现在一侧颈内动脉供血区或仅限于后循环，有时表现同心源性栓塞，可同时出现前后循环受累的临床表现。如果影像学检查病灶仅累及单一系统动脉的分布区，譬如仅累及一侧颈内动脉分布区或仅累及后循环分布区，梗死灶为皮质、流域性或多发梗死，但其近端相应颅内外大动脉未发现能解释病灶的严重狭窄性病变，且已排除心房颤动等心源性栓塞的潜在原因，此时应高度怀疑主动脉弓病变。或者病灶同时累及双侧前循环或前后循环均累及，而且已排除心房颤动等心源性栓塞的潜在原因，此时也应高度怀疑主动脉弓病变。经食管超声、高分辨磁共振及多排CT发现主动脉弓粥样硬化易损斑块（斑块≥4mm或有血栓形成）可以帮助诊断。研究发现隐源性卒中患者主动脉弓发现溃疡斑块的概率明显高于已知病因的卒中及对照组，提示临床上隐源性卒中患者需要注意主动脉弓的筛查。

2.颈内动脉粥样硬化性狭窄导致脑梗死

临床可表现为累及该动脉供血区的TIA或脑梗死，临床表现多样，症状与被堵塞的颅内动脉有关，最常见的是累及大脑中动脉供血区的某个或数个分支供血区所导致的症状。影像学上梗死病灶的分布可以是大脑中或大脑前动脉的皮质或流域性梗死、分水岭区梗死（内分水岭、前分水岭或后分水岭）或包括穿支动脉区梗死在内的多发梗死灶。在基底节区（深穿支动脉区）出现孤立梗死灶也有，但相对较少。当同侧PCA属于胚胎型时，即PCA起源于颈内动脉，病灶尚可位于同侧PCA分布区，此时就可能表现为前后循环都有梗死病灶,临床需要注意与心源性栓塞鉴别。此外如果病史中存在偏瘫肢体对侧单眼发作性黑蒙时,需要高度警惕 ICA 狭窄可能,及时的血管评估非常必要。颈动脉超声、CTA、MRA 或 DSA 等检查发现病灶同侧的 ICA 狭窄或有明确的易损斑块,结合上述症状及梗死灶分布基本可以诊断。当病灶仅分布于 MCA 供血区且合并存在同侧 MCA 狭窄时则需要鉴别责任动脉是 ICA 还是 MCA。如果梗死灶仅位于深穿支动脉区,则 MCA 为责任动脉的可能性比较大,如果梗死灶为其他类型,ICA 与 MCA 斑块部位的高分辨磁共振及 TCD 多深度微栓子监测(如果 MCA 狭窄前和狭窄后都有微栓子信号则提示 ICA 是责任动脉,如果仅在狭窄后监测到微栓子信号而狭窄前没有微栓子信号,则 MCA 是责任动脉的可能性更大)可能有助于鉴别,但有时鉴别还是非常困难。

3.大脑中动脉粥样硬化狭窄导致脑梗死

临床主要表现为该供血区某一分支或某几个分支受累的症状。病灶分布有以下多种可能:基底节区或侧脑室旁的单发梗死灶(穿支动脉区梗死)、半卵圆中心或放射冠的内分水岭梗死、还可以出现前分水岭和后分水岭梗死,也可以出现上述类型混合的多发梗死灶,但一般不会出现包括整个大脑中动脉供血区的大面积脑梗死,以区别于近端栓塞源如颈内动脉、主动脉弓或心源性所致的大脑中动脉主干栓塞。血管影像检查证实梗死病灶同侧 MCA 粥样硬化性狭窄,结合以上特征可以考虑 MCA 狭窄所致脑梗死。在大脑中动脉粥样硬化性病变所致脑梗死中,穿支动脉孤立梗死灶是一常见类型,未做血管影像检查之前根据梗死病灶的大小是无法与穿支动脉自身病变所导致的梗死(也称作小动脉闭塞或腔梗)鉴别的,因此,即使梗死灶仅发生在穿支动脉区,即使头颅 CT 或 MRI 或 DWI 报告"腔梗",也不能因此而不做血管检查,因为这样的梗死灶完全有可能是这条深穿支动脉的载体动脉(大脑中动脉)粥样病变所致。另外需要注意的是,当病灶位于内囊后肢外侧时,需要与脉络膜前动脉梗死鉴别。

4.椎和基底动脉

临床表现为椎或基底动脉的某一分支或数个分支或主干闭塞的症状和体征。影像学病灶符合以下情况:双侧中脑、丘脑、枕叶及颞叶内侧多发梗死;单侧枕叶皮质大面积梗死;单侧或双侧丘脑梗死;单侧或双侧小脑半球梗死、脑桥梗死等。血管检查发现相应的 BA 或 VA 动脉粥样硬化性狭窄可以诊断。但如果仅为一侧椎动脉闭塞,对侧椎动脉和基底动脉都正常,而梗死灶发生在基底动脉供血区,则需要考虑是否为其他源头所致,譬如主动脉弓或心源性栓塞。与大脑中动脉粥样硬化性狭窄相似,基底动脉粥样硬化性狭窄也可导致穿支动脉孤立梗死灶(脑桥梗死),未做血管影像检查之前根据梗死病灶的大小是无法与穿支动脉自身病变所导致的梗死鉴别的,因此,即使梗死灶仅发生在脑桥,即使头颅 CT 或 MRI 或 DWI 报告"腔梗",也不能因此而不做血管检查,因为这样的梗死灶完全有可能是这条深穿支动脉的载体动脉(基底动脉)粥样病变所致。锁骨下动脉狭窄及椎锁骨下动脉盗血现象的存在有可能会导致后循环 TIA,但不容易导致后循环梗死,当患者发生后循环梗死,但后循环动脉检查如果仅仅发现一侧锁骨下动脉狭窄而椎及基底动脉均正常时,该狭窄动脉未必是导致梗死灶的原因,尚需要进一步查其他病因,譬如主动脉弓或心源性。

（二）心源性栓塞

因心脏的各种疾病而导致的脑梗死。起病急骤，病情相对重。临床表现为累及一侧前循环、累及一侧后循环或前后循环均累及的相应症状和体征。影像学病灶分布：多为MCA供血区流域性梗死，易出现梗死后出血；皮质多发小梗死灶亦可见到；如果出现整个大脑中动脉区域的大面积梗死或双侧半球/前后循环同时出现多发病灶时要高度怀疑心源性栓塞。如果同时伴随其他部位的栓塞，则心源性栓塞的可能性更大。患者既往有心房颤动病史或病后心电图发现心房颤动，根据临床表现及上述梗死灶影像学检查基本可以诊断为心房颤动所致心源性栓塞。心源性栓塞的梗死灶也可仅累及一侧颈内动脉或仅限于后循环分布区，此时需要与颈内动脉系统或后循环系统大动脉病变所致脑梗死鉴别。如果梗死灶的供血动脉无明确狭窄性病变，则倾向于心源性栓塞。由于心源性栓塞除最常见的心房颤动之外还有其他原因以及心源性栓塞还要与主动脉弓栓塞鉴别，因为两者在梗死灶分布上并无区别，因此当疑诊心源性栓塞，常规心电图又未发现有心房颤动，此时进行以下检查有助于检出更多潜在的心源性栓塞疾病或主动脉弓病变：心电监测、延长心电监测时间、经胸超声心动图、经食管超声心动图等。

（三）小动脉闭塞

因为小动脉或深穿支动脉自身病变导致的梗死。临床多表现各种类型的腔隙综合征，如偏瘫、偏身感觉障碍、构音障碍——手笨拙综合征及共济失调性轻偏瘫等，影像学病灶单发，常位于 MCA、ACA、PCA 及 BA 穿支动脉供血区，如基底节、脑桥和丘脑等，血管检查显示发出该穿支动脉的载体动脉无狭窄或无动脉粥样硬化斑块，可以考虑小动脉闭塞的诊断。颈内动脉狭窄有可能导致同侧基底节孤立梗死灶，椎动脉狭窄也有可能导致脑桥孤立梗死灶或心源性栓塞也有可能导致上述孤立梗死灶，但这样的机会不大。当临床上反复刻板发作的一侧肢体无力且大血管检查完全正常时，需要警惕内囊或脑桥预警综合征的可能，因为进一步内囊单发梗死的概率高。

（四）其他病因

这类疾病的特点是种类繁多，发病率低，治疗上缺少循证医学证据，但却是儿童和青年人卒中的重要原因。由于种类繁多，各种疾病又都有其特殊性，难以一一描述。以下仅对动脉夹层和烟雾病的特点进行简单描述。动脉夹层：急性起病，近期有外伤史，伴头痛或颈痛的局灶性神经功能缺损，尤其无高危因素的青年患者，需要高度警惕夹层所致梗死的可能。颈内动脉夹层常见大脑中动脉分布区梗死，椎动脉夹层常见延髓梗死，多表现延髓背外侧综合征，急性期 CTA 和 DSA 可以辅助诊断。烟雾病：儿童、青年和成年人都可发病，血管造影显示双侧颈内动脉末端/大脑中/前动脉狭窄或闭塞，伴颅底烟雾血管形成，临床可表现为缺血也可表现为出血，诊断主要依据特征性的血管影像改变，DSA、MRA和 CTA 均有助于诊断。

尽管经过了详细的心脏、血管、血液化验等一系列检查，仍然有一部分脑梗死的病因得不到诊断,属于病因不明的脑梗死。

脑梗死急性期需要与其他急性起病,表现类似的疾病进行鉴别,如脑出血、脑肿瘤、脑炎、代谢性脑病等,尤其当临床症状以皮质受累为主时需要注意,如脑梗死以癫痫发作、精神症状或者头痛起病时,有时临床很难与脑炎等疾病相鉴别,需要详细询问病史,包括既往史及进一步的影像检查来鉴别。另外,心脏疾病如阿-斯综合征,严重心律失常如室上性心动过速、室性心动过速、多源性室性期前收缩、病态窦房结综合征等,可以因为阵发性全脑供血不足,出现意识丧失有时需要与急性后循环梗死鉴别,后者常常伴有神经系统局灶性症状和体征,进一步行心电图和超声心动图检查有助于鉴别。

六、治疗

(一)静脉溶栓治疗

1.3 小时内 rt-PA 静脉溶栓的适应证、禁忌证及相对禁忌证

(1)适应证

①有缺血性脑卒中导致的神经功能缺损症状。

②症状出现<3 小时。

③年龄≥18 岁。

④患者或家属签署知情同意书。

(2)禁忌证

①颅内出血(包括脑实质出血、脑室内出血、蛛网膜下隙出血、硬膜下/外血肿等)。

②既往颅内出血史。

③近 3 个月有严重头颅外伤史或卒中史。

④颅内肿瘤、巨大颅内动脉瘤。

⑤3 个月有颅内或椎管内手术。

⑥近 2 周内有大型外科手术。

⑦近 3 周内有胃肠或泌尿系统出血。

⑧活动性内脏出血。

⑨主动脉弓夹层。

⑩近 1 周内有在不易压迫止血部位的动脉穿刺。

⑪血压升高:收缩压≥180mmHg 或舒张压≥100mmHg。

⑫急性出血倾向,包括血小板计数低于 $100×10^9/L$ 或其他情况。

⑬24 小时内接受过低分子肝素治疗。

⑭口服抗凝剂且 INR>1,7 或 PT>15 秒。

⑮48 小时内使用凝血酶抑制剂或 Xa 因子抑制剂或各种实验室检查异常(如 APTY,INR,血小板计数,ECT,TT 或 Xa 因子活性测定等)。

⑯血糖<2.8mmol/L 或>22.22mmol/L。

⑰头 CT 或 MRI 提示大面积梗死(梗死面积>1/3 大脑中动脉供血区)。

(3)相对禁忌证:下列情况需谨慎考虑和权衡溶栓的风险与获益(即虽然存在一项或多项相对禁忌证,但并非绝对不能溶栓)。

①轻型非致残性卒中。

②症状迅速改善的卒中。

③惊厥发作后出现的神经功能损害(与此次卒中发生相关)。

④颅外段颈部动脉夹层。

⑤近 2 周内严重外伤(未伤及头颅)。

⑥近 3 个月内有心肌梗死史。

⑦孕产妇。

⑧痴呆。

⑨既往疾病遗留较重神经功能残疾。

⑩未破裂且未经治疗的动静脉畸形、颅内小动脉瘤(<10mm)。

⑪少量脑内微出血(1~10 个)。

⑫使用违禁药物。

⑬类卒中。

2.3~4.5 小时内 rt-PA 静脉溶栓的适应证、禁忌证和相对禁忌证

(1)适应证

①缺血性卒中导致的神经功能缺损。

②症状持续 3~4.5 小时。

③年龄≥18 岁。

④患者或家属签署知情同意书。

(2)禁忌证:同 3 小时内 rt-PA 静脉溶栓的禁忌证。

(3)相对禁忌证:在 3 小时内 rt-PA 静脉溶栓的相对禁忌证基础上补充如下。

①使用抗凝药物,INR<1.7,Prr≤15 秒。

②严重卒中(NIHSS 评分>25 分)。

3.6 小时内尿激酶静脉溶栓的适应证及禁忌证。

(1)适应证

①有缺血性卒中导致的神经功能缺损症状。

②症状出现<6 小时。

③年龄 18~80 岁。

④意识清楚或嗜睡。

⑤脑 CT 无明显早期脑梗死低密度改变。

⑥患者或家属签署知情同意书。

(2)禁忌证:同 3 小时内 rt-PA 静脉溶栓的禁忌证。

4.方法和步骤

静脉溶栓前的具体处理方法和步骤如下。

(1)核实静脉溶栓的适应证和禁忌证,对患者进行神经功能评分。

(2)建立静脉通道。

(3)鼻导管吸氧(2～4L/min)。

(4)床旁监测心电、血压、呼吸、脉搏、血氧饱和度。

(5)急诊头颅 CT 或 CTP/CTA,必要时行 MRI 检查(同时做好准备能随时对溶栓过程中出现头痛、恶心、呕吐、血压急剧增高、神经功能障碍加重者进行紧急头颅 CT 复查。溶栓后患者症状、体征明显改善或相对平稳,无明显恶化,可于溶栓后 24 小时行影像学复查)。

(6)溶栓前行血常规、凝血指标(PT,APTT,INR,TT,FIB)、D-二聚体、血糖、血脂、血小板凝聚功能、超敏 C 反应蛋白检查,必要时检查血型并做血交叉试验。

(7)脉溶栓的监护及处理

①患者收入重症监护病房或卒中单元进行监护。

②定期进行血压和神经功能检查,静脉溶栓治疗中及结束后 2 小时内,每 15 分钟进行 1 次血压测量和神经功能评估;然后每 30 分钟 1 次,持续 6 小时;以后每小时 1 次直至治疗后 24 小时。

③如出现严重头痛、高血压、恶心或呕吐或神经症状体征恶化,应立即停用溶栓药物并行脑 CT 检查。

④如收缩压≥180mmHg 或舒张压≥100mmHg,应增加血压监测次数,并给予降压药物。

⑤鼻饲管、导尿管及动脉内测压管在病情许可的情况下应延迟安置。

⑥溶栓 24 小时后,给予抗凝药或抗血小板药物前应复查颅脑 CT/MRI。

5.并发症和预防

制约静脉溶栓治疗急性缺血性卒中的两大因素是治疗时间窗以及溶栓后颅内出血的风险。每个国家的医疗体制以及法律体制都会影响医师是否接受某种有风险的治疗。

目前临床报道认为,缺血急性期血压增高可增加溶栓治疗患者颅内出血的风险,溶栓治疗都沿用 NINDSr-tPA 的选择标准:基础收缩压＜185mmHg,舒张压＜110mmHg,若需要严格降压方能达到此标准的患者也排除在外。由于目前主要的溶栓治疗临床试验中溶栓后出血的发病比例较小,而且大多制定血压的纳入标准,血压较高的患者被排除在外,所以很难得出明确的结论以证实血压升高与 r-tPA 治疗后的出血风险相关。NINDSr-tPA 研究发现血压升高并非出血的危险因素,ECASS Ⅱ 研究则认为血压是导致溶栓治疗出血风险增加的因素。目前通常认为,基线或持续血压升高可能会增加溶栓治疗的出血风险;但严格遵守溶栓治疗选择的血压标准时,血压就不再是颅内出血的危险因素。

溶栓后出血是制约临床医师选择静脉溶栓治疗的一个重要因素。NINDS 研究报道的症状性颅内出血发生率为 6.4%,而其他临床报道的症状性颅内出血发生率为 1%～17%。由于不同研究所采用的症状性颅内出血的标准不同,导致出血发生率的统计差异,目前临床判断溶栓后颅内出血的主要依据:神经功能障碍严重程度和 CT 的缺血改变范围(如水肿等缺血性改变超过大脑中动脉供血区的 1/3)。溶栓后出血包括症状性颅内出血和非症状性颅内出血。症状性颅内出血普遍接受的定义是导致死亡和神经功能障碍加重(NIHSS 评分加重 4 分以上)的出血性改变。在影像学上既包括缺血病灶内的出血,也包括病灶远隔部位的出血。

总之,临床工作中应严格遵循静脉溶栓的纳入和排除标准,同时在临床治疗指南基础上,根据具体的临床情况进行个体化治疗。

(二)降纤治疗

1.降纤制剂及作用机制

目前,降纤制剂均是从蛇毒中提取。国内多从五步蛇(去纤酶)、长白山白眉蝮蛇(蝮蛇抗栓酶,SVATE)、蛇岛蝮蛇(蛇岛蝮蛇抗栓酶,SVATE Ⅰ)和江浙蝮蛇(江浙蝮蛇抗栓酶,SVATE Ⅱ)中提取,统称为降纤酶;国外则多来自马来西亚红口蝮蛇(安克洛酶)和南美洲矛头蝮蛇(巴曲酶)。

来自不同蛇毒的降纤制剂相对分子质量不同(30000～35000),分子结构也有所差异,但是它们的 N,端氨基酸顺序有高度的同源性,为 Val-Ile-Gly-Gly-Asp-Glu-Cys-Asn-Ile-Asn-Glu-His-Arg-Phe-Leu-Val-Ala-X-Tyr。都作用于纤维蛋白原,但安克洛酶切下纤维蛋白肽 A,有一些只裂解出纤维蛋白肽 B。降纤制剂是一种丝氨酸蛋白酶,属于胰蛋白酶/激肽释放酶家族。从不同蛇种中提取的降纤制剂的纯度、活性和氨基酸序列不尽相同,但作用机制大致相仿。

(1)降解纤维蛋白原,抑制血栓形成:降纤制剂是类凝血酶,与凝血酶一样,在纤维蛋白原形成稳定的纤维蛋白凝块的过程中,先要裂解纤维蛋白原,生成纤维蛋白单体;但与凝血不一样的是,类凝血酶在体内不能激活Ⅷ因子,因而所形成的纤维蛋白单体只能成为端对端的结构,其侧链不能交联成为稳定的纤维蛋白凝块。这种结构属可溶性纤维蛋白,易被纤溶酶降解,成为纤维蛋白降解产物(FDP),FDP 很快被单核-吞噬细胞系统吞噬和循环血液清除,使血浆纤维蛋白原水平降低。

(2)增强纤溶系统的活性:在纤维蛋白原降解过程中产生的可溶性纤维蛋白复合物的诱导下,安克洛酶能促使内皮细胞释放组织型纤溶酶原激活物(tPA),降低血纤溶酶原激活物抑制剂(PAI)的活性,减少 α_2-纤维蛋白溶酶抑制因子(α_2-PI)和纤溶酶原,增强纤溶酶活性,活化蛋白 C,缩短优球蛋白溶解时间(ELT)。

通过观察国产降纤酶对光化学模型诱导的大鼠大脑中动脉血栓形成及梗死灶的影响,发现降纤酶对 6 小时以内的血栓有溶栓作用,对 3 小时以内的血栓溶解率最高,而且可减小梗死灶体积,抑制微血管血栓形成,改善微循环,改善脑卒中预后。

(3)由纤维蛋白(原)降低而引起继发性改变

①改变血液流变学:纤维蛋白原降解可降低血黏度,使血液流动性增强、血管阻力降低、血流速度加快,增加血流量,改善微循环,增加缺血半暗带的血供,防止梗死范围扩大。

②抑制血小板黏附和聚集:已证实,安克洛酶有抑制血小板黏附和聚集的作用。最初

单层的血小板黏附只与内皮损伤有关,使用安克洛酶则可抑制其后 80%的血小板在内皮的黏附,其原因是安克洛酶减少了纤维蛋白(原)在内皮的黏附,而后者是血小板进一步黏附的关键诱导物。

2.降纤治疗的适应证及用药方法

(1)适应证与禁忌证:参照国内外临床试验方案,年龄 35~80 岁、有明确的肢体瘫痪(肌力 0~Ⅳ级)、在时间窗内的脑梗死患者可考虑降纤治疗,高纤维蛋白原血症的短暂性脑缺血发作(TIA)患者亦适宜降纤治疗。但有明显出血倾向,妊娠,过敏体质,有严重心、肝、肾功能障碍或心房纤颤,1 周内用过纤溶药物或蛇毒类制剂,血压高于 180/120mmHg 且经治疗持续不降者则不宜降纤治疗。

(2)用药方法:目前降纤制剂的用药有多种方案。国内降纤酶或巴曲酶多采取 10BU、5BU、5BU,隔天 1 次静脉滴注 1~2 小时;降纤酶临床再评价研究还采用 15BU、5BU、5BU、5BU、5BU,隔天 1 次的用法。国外安克洛酶多数为持续静脉滴注,时间为 6 小时、24 小时、38 小时和 72 小时不等,STAT 的方案为:起病后 3~72 小时持续给药,96 小时和 120 小时重复给药 1 次;血浆纤维蛋白原(FIB)高于 1320mg/L 时,安克洛酶的剂量为 0.17BU/(kg·h);FIB 为 1029~1320mg/L 时,给予安克洛酶 0.13BU/(kg·h);FIB 在 294~1026mg/L 时,则予安克洛酶 0.08BU/(kg·h)。

纤维蛋白原必须维持够低的水平和够长的时间,才能对急性脑梗死起到积极的治疗作用。一旦停用安克洛酶,肝内反馈性产生大量纤维蛋白原,引发血中高纤维蛋白原的"反弹"现象,纤维蛋白原会在 12~24 小时内恢复到可使血液凝集的水平。

由于降纤作用的靶点是纤维蛋白原,应将定期检测血浆纤维蛋白原含量作为常规监测项目。有学者提出,在用药 8 小时后查纤维蛋白原,以后每天监测。只要纤维蛋白原还在 1000mg/L 以下,隔天用药即可;若纤维蛋白原在 1000~2000mg/L,即可加 5BU;如在 2000mg/L 以上,须加 10BU 才能达到目的。开始 5 天内间隔时间宜短,而在 6~10 天内则可间断 1~2 天用药 1 次,治疗时间不宜短于 12 天。

(三)抗凝治疗

1.抗凝药物及用法用量

抗凝药物有注射用和口服两大类。注射用抗凝药物主要有普通肝素(即未分级肝素,UFH)、低分子肝素(LMWHs)和低分子类肝素。欧洲和北美批准应用的 LMWHs 和类肝素包括:那曲肝素钙(速碧林)、依诺肝素钠(克赛)、达肝素(法安明)、亭扎肝素和达纳肝素,多在急性期短期使用。口服抗凝药物有华法林、双香豆素、双香豆素乙酯、新型抗凝药(如达比加群、利伐沙班、阿哌沙班等),可长期服用。最常用的是华法林,其他口服抗凝剂的作用机制和用法与华法林相同。由于对 LMWHs 应用于脑梗死的治疗还没有达成共识,因此所有 LMWHs 的药物说明尚未将脑梗死作为治疗适应证。

(1)肝素:肝素作为抗凝剂应用于治疗血栓性疾病,现已被公认为有效的抗凝药物。有学者用小剂量肝素皮下注射,使术后血栓发生率大为下降。同时肝素也有其出血的不良反应,使用时需监测,影响其被广泛深入应用。近半个世纪以来,由于临床应用及基础理论研究的深入，肝素的应用获得了很大的进展。肝素是一种氨基葡聚糖（旧称黏多糖）的硫酸酯。UFH 的分子量为 3000～30000（平均 12000～15000），是非均一的混合物。LMWHs 是 UFH 通过酶或化学解聚过程产生的，由分子量为 2000～9000（平均 4000～6500）的多糖链构成。类肝素的平均分子量为 5500，也是一种氨基葡聚糖的混合物。在多数临床适应证中，LMWHs 已取代 UFH，主要原因有：①LWMHs 可皮下给药，每天 1～2 次，无需实验室监测；②临床试验的证据表明 LMWHs 至少和普通肝素一样有效，更安全。

①作用机制：肝素通过提高抗凝血酶Ⅲ（ATⅢ）的活性而发挥抗凝血作用，该作用由一种独特序列的五聚氨基葡聚糖（简称五聚糖）所介导，此序列沿肝素链随机分布，在 UFH 链上约占 1/3，在 LWMHs 和类肝素链上仅 15%～25%。ATⅢ是一种血浆 α_2 球蛋白，ATⅢ的精氨酸反应活性中心能与以丝氨酸为活性中心的多个凝血因子（包括因子Ⅻa、Ⅺa、Ⅸa、Ⅹa、Ⅱa 等）按 1：1 的分子比例结合，而对这些因子产生灭活作用。肝素链上的五聚糖序列与 ATⅢ分子的赖氨酸残基结合，可使 ATⅢ发生构象改变，从而明显增强 ATⅢ的抗凝血作用，抑制各种凝血因子活性。

对 ATⅢ缺乏症的血栓性疾病，UFH 几乎不发挥作用，大剂量 UFH 可直接使凝血酶失活。UFH-ATⅢ复合物与凝血酶作用后，UFH 可脱落下来再与 ATⅢ结合，发挥共抗凝作用。UFH 的这种特性为小剂量肝素预防血栓形成提供了理论依据。UFH 能被血管内皮吸附，血管壁是 UFH 的主要贮藏场所（比血浆中大 7500 倍）。UFH 吸附于血管壁后，促进内源性氨基多糖的释放，使受损内皮细胞电荷恢复，防止血小板释放达到抗凝血作用。UFH 能促进内皮细胞对组织型纤溶酶原激活物（tPA）的释放，增强纤溶活性。另外 UFH 可增加血细胞表面及血管壁负电荷，增强相互间排斥性，具有抗聚集作用，改善血黏度，促进血液流动，预防血栓形成。

LMWHs、类肝素与 UFH 的主要区别在于它们对因子Ⅹa 及凝血酶（Ⅱa）的相对抑制作用不同。含五聚糖的肝素链不论长短均能与 ATⅢ直接结合，引起 ATⅢ构象改变，从而抑制Ⅹa 的活性。而肝素对Ⅱa 的抑制作用则与肝素链的长短有关，至少由 18 个糖基组成的含五聚糖的肝素链与 ATⅢ和Ⅱa 相结合，形成三联体复合物才能起效。大多数 UFH 链长度至少为 18 个糖基，而只有 25%～50% 的 LMWHs、类肝素含有至少 18 个糖基。所以，UFH 对Ⅹa 和Ⅱa 的抑制作用基本相等，而 LMWHs、类肝素对Ⅹa 的抑制作用较对Ⅱa 的抑制作用大（为 2：1～4：1），即抑制凝血酶产生的作用大于抑制凝血酶活性的作用，因而具有较低的出血/血栓形成的比例。LWMHs、类肝素优于 UFH，还在于 LWMHs、类肝素与血浆蛋白非特异结合力较低，具有较好的生物利用度和剂量效应预测性；LWMHs、类肝素与内皮细胞和血浆蛋白的亲和力低，其经肾排泄时更多的是不饱和机制起作用，因此其清除是非剂量依赖的，其半衰期比普通肝素长 2～4 倍。此外，LWMHs、类肝素对已经与血小板结合的因子Ⅹa 仍有抑制作用，不易被血小板第Ⅳ因子灭活，对血小板功能的影响小，常规推荐剂量皮下注射无需实验室监测。

②使用方法：UFH 12500～25000U 加入到 1000mL 5% 葡萄糖生理盐水或 10% 葡萄糖液中，以 10～20 滴/分钟的速度维持 36～48 小时，定期复查凝血时间，调整凝血时间（试

管法)应维持在治疗前凝血时间的 1～1.5 倍,即 20～30 分钟。紧急抗凝方法为:UFH 3500～5000U 静脉注射后,以 1000U/h 的速度静脉滴注,根据部分凝血活酶时间(APTT)来调整滴速,要求 APTT 延长并保持在正常值的 1.5～2.5 倍。虽然冲击量 UFH 静脉注射能迅速到抗凝治疗水平,但会增加出血的可能,故较少采用。小剂量 UFH 为 10000～20000U/d,分 2～3 次皮下注射,最佳注射部位为下腹部及大腿前内侧。注射后 2～4 小时达到高峰药物浓度,有效时间达 12 小时,出血不良反应少,可不需严密的实验室监测。小剂量 UFH 皮下注射具有效果确切、费用低、操作简单的优点。

LWMHs 的用法为:皮下注射(多选脐周腹壁),每天 2 次,持续 7～10 天。每次剂量(单位采用抗 Ⅹa ICU,即 AⅩa ICU,1AⅩa ICU 相当于 0.41AⅩa IU)依体质量而不同,<50kg 者给予 10000AⅩa ICU,50～59kg 者给予 12500AⅩa ICU,60～69kg 者给予 15000AⅩa ICU,70～79kg 者给予 17500AⅩa ICU,80～89kg 者给予 20000AⅩa ICU,≥90kg 者则需要 27500AⅩaICU。类肝素的用法为:予 1 次冲击量(1875～2500AⅩaU)静脉注射后持续静脉滴注 7 天,速度为 187.5～250AⅩaU/h,抗因子Ⅹa 活性维持在 0.6～0.8AⅩaU/mL 水平。

(2)华法林

①作用机制:华法林是维生素 K 的竞争性拮抗剂,在人体肝脏内抑制维生素 K 依赖性凝血因子Ⅱ、Ⅶ、Ⅸ、Ⅹ的合成,而起抗凝作用。维生素 K 环氧化物在体内必须转变为氢醌,才能参与因子Ⅱ、Ⅶ、Ⅸ、Ⅹ的蛋白质末端谷氨酸残基的 γ-羧化作用,使这些因子具有活性。华法林能阻断维生素 K 的转变过程,使这些因子的 γ-羧化作用出现障碍,导致这些因子的无凝血活性前体产生,从而抑制血液凝血的过程。华法林在体内需待已合成的上述四种凝血因子耗竭后,才能发挥抗凝作用,故用药早期可与肝素合用。

②使用方法:由于较大剂量的华法林使出血并发症明显增加,所以近年来已偏向于使用小剂量华法林进行长期抗凝治疗。凝血酶原时间(PT)是监测华法林抗凝效能的最重要指标。过去由于应用不同的试剂,不同国家实验室报告的 PT 无可比性,后来国际上统一采用国际标准化比值(INR)解决了这一问题。许多学者将华法林最佳治疗范围定在两个水平:a.较小强度范围,INR 在 2.0～3.0;b.较大强度范围,INR 在 2.5～3.5 或 3.5～4.5。INR<2.0 时,无明显抗凝作用。INR>5.0 时,会继发大出血。有专家指出,INR 在 3.0～4.5 对非心源栓塞性脑梗死的二级预防并不安全。

华法林抗凝治疗可采用两种服法:a.当不需要紧急抗凝时,每天口服 4～5mg,连服 5～6 天,直至达到最佳治疗范围。b.当需要紧急抗凝时,可将前两天的剂量增至 10mg,同时合用肝素,4～5 天后停用肝素,保持 PT 在治疗范围内。有学者建议,第 1 天口服华法林 10mg,16 小时后测定 INR,根据 INR 调整以后的剂量,并于第 4 天确定维持剂量。维持剂量一旦确定,在几周内可每周测定 INR 2 次,以后每周测定 INR 1 次。假如 INR 在数月内维持稳定,则可进一步减少测定 INR 的次数。我国华法林用量较国外报道为小,为其 1/3～1/2 剂量即可达有效抗凝剂量。有研究观察我国患者 INR 达到 2.0,华法林用量大部分维持在 2～3.5mg/d,波动范围 1.5～5.0mg/d。但在剂量调整过程中有些患者华法林用量达 7mg/d。对大多数患者,在华法林剂量调整过程中,INR 一过性>3.0 的情况很常见,只要及时调整用药,停用华法林 1～2 天,减少华法林剂量 1/5～1/4 后继续用药,引起出血的机会很少。INR 达到 2.0 需 4～12 天,稳定于 2.0～3.0 需 8～26 天,其中约 2/3 患者 14 天内可稳定达标(INR 2.0～3.0)。

2.抗凝治疗的并发症

抗凝治疗的主要并发症是出血,不论使用肝素还是口服抗凝药物均有致出血的可能。使用较大剂量 UFH,平均每天出血率为 2%～3%。大部分 UFH 治疗导致的出血均轻微,平均每天较大量出血率小于 1%,平均每天致死性出血率约 0.05%。综合 25 项研究的分析表明,华法林治疗中,平均每年的致死性出血率、大出血率、小出血率分别为 0.6%、3.0% 和 9.6%,但各研究显示的出血率相差较大。长期口服抗凝药物并发出血的危险为 2%～10%,死亡危险每年为 0.1%～1%。

抗凝治疗并发出血可发生在消化道、泌尿道、皮肤、黏膜和颅内。虽然颅内出血较少见,仅占 0.6%～2%,但常是致死性的,有报道高达 60%。诱发出血的主要危险因素如下。

(1)抗凝治疗的脑梗死患者如存在高血压或梗死面积较大,特别是严重高血压或出现中线移位甚至脑疝时,是导致出现出血转化的重要因素。

(2)抗凝剂的种类:住院患者应用 UFH 治疗的平均每天出血率高于应用华法林治疗者,而 LMWHs、类肝素的出血发生率低于 UFH,原因包括:①LMWHs、类肝素抑制血小板的作用低于 UFH,因为前两者与血小板的结合率较低;②LMWHs、类肝素不会增加微血管的通透性;③LMWHs、类肝素对内皮细胞、高分子量的冯威勒布兰特因子及血小板等的亲和力较低,所以它们对血小板与血管壁之间的相互作用的干扰可能较小。

(3)抗凝治疗的强度:用不同强度的华法林治疗两组心脏瓣膜病的患者,3 个月后,较小强度治疗组出血率为 6%,而较大强度治疗组出血率为 14%,两组的治疗效果无明显差异。其他一些研究也表明,较小强度抗凝治疗的出血率低于较大强度抗凝治疗者。

(4)抗凝治疗的给药方法:UFH 间断应用出血率高于连续应用,因为间断应用可致 UFH 浓度急升骤降,骤然上升的 UFH 含量增加了出血的可能。

(5)抗凝治疗的时程:有研究表明,抗凝治疗的早期出血率较高。

(6)其他:高龄、脑卒中史、消化道出血史、近期心肌梗死、肾功能不全、严重贫血、心房颤动等都会增加出血的危险性。

为避免或尽量减少出血,应在用药之前、用药过程中及用药之后做好血凝状态的监测。使用肝素应测定 APTT 或凝血时间,凝血时间>30 分钟或 APTT>100 秒均表明用药过量。口服抗凝药物需测定 PT 和 INR。INR 保持在 2.0～3.0 时出血风险较小,国内认为 PT 应保持在 25～30 秒,凝血酶原活性至少应在正常值的 25%～40%。INR>5.0、PT 超过正常的 2.5 倍(正常值为 12 秒)、凝血酶原活性降至正常值的 15% 以下或出现出血时,应立即停药。

(四)抗血小板治疗

1.血小板在血栓形成中的作用

在正常状态下,血液循环中的血小板不与其他细胞发生粘连。但在血管内皮受损或动脉粥样斑块破裂等病理情况下,通过几种受体介导的交互作用,产生血小板的黏附、激活和聚集,从而导致血管损伤部位血栓性栓子的形成。

血小板具有可结合血管内皮下基质和斑块成分(包括胶原、纤维连接蛋白等)的特殊受体,来引导血小板黏附。血小板与内皮下成分的接触引起血小板的黏附和激活,被激活的血小板变得平坦且脱去部分颗粒,释放形成的介质来吸引和激活更多的血小板。促使血小板相互聚集的因子主要有二磷酸腺苷(ADP)、血栓素 A_2(TXA$_2$)和凝血酶。刚开始由血小板释放出少量的 ADP,促使血小板之间的聚集,此时的血小板聚集堆是可逆性的,一旦血流加速,该血小板聚集堆仍可被冲散开;随着血小板聚集越来越多,活化后的血小板释放出的 ADP 也越来越多,聚集成堆的血小板成为不可逆性聚集。另一个能促使血小板不可逆性聚集的因子是血小板活化时产生的 TXA$_2$,它具有强大的促黏集性,又有使血小板发生释放反应的功能。经内源性和外源性凝血过程形成的凝血酶与 ADP 和 TXA$_2$ 共同使血小板聚集成为持久性。在血小板激活过程中,细胞表面的纤维蛋白原受体(糖蛋白 IIb/IIIa 受体)也被激活,纤维蛋白原可在这些受体间产生多重连接,借此引起血小板的聚集。凝血酶使纤维蛋白原转化为纤维蛋白,纤维蛋白构成血块的早期支架,加固血小板性血栓,使之更加稳定。

2.主要的抗血小板药物

血小板活化和聚集的复杂模式提示许多潜在靶位可用于抗血小板治疗。目前抗血小板药主要包括环氧化酶(COX)抑制剂(阿司匹林)、ADP 受体拮抗剂(噻氯匹定和氯吡格雷等)、磷酸二酯酶抑制剂(双嘧达莫和西洛他唑)、糖蛋白(GP)IIb/IIIa 受体拮抗剂(阿昔单抗等)。

(1)阿司匹林:研究证明,阿司匹林通过多种途径或机制发挥抗血小板作用,但主要通过使环氧化酶(COX)多肽链第 529 位丝氨酸残基乙酰化,导致 COX 失活,阻断花生四烯酸(AA)级联反应来发挥作用。AA 是膜磷脂的正常成分,血小板受到激活剂刺激后裂解膜磷脂,释放 AA,COX 可将 AA 代谢成不稳定的前列腺素内氧化物 PGG$_2$ 和 PGH$_2$,血小板血栓素合成酶再将 PGH$_2$ 转化为 TXA$_2$,而在血管内皮细胞内 PGH$_2$ 转化为依前列醇(PGI$_2$)。小剂量阿司匹林(1mg/kg)即可抑制血小板内的 COX 活性,减少 TXA$_2$ 的生成,抑制血小板的聚集。大剂量阿司匹林不仅抑制血小板的 COX 活性,也抑制血管内皮细胞的 COX 活性,减少依前列醇的合成,后者具有抑制血小板聚集和扩张血管的功能。阿司匹林不能抑制由凝血酶、ADP、胶原和儿茶酚胺等血小板激动剂诱导的血小板聚集。血小板是无核细胞,不能再生成 COX。阿司匹林对 COX 的抑制是不可逆的,因此血小板被阿司匹林抑制后其聚集功能不能恢复,直到新生的血小板进入血液循环。血小板的寿命为 9~10 天,每天更新 10%。服用阿司匹林后直到停药后第 5 天,血液中的血小板才能恢复其在止血功能。

阿司匹林服用后 30～40 分钟即可出现血浆峰值，服药 1 小时出现抑制血小板聚集作用，肠溶片血浆峰值于服药后 3～4 小时出现。若为达到速效而用肠溶片时，应嚼碎服用，其量效没有依赖关系，3mg 的阿司匹林即可抑制血小板聚集，2～3 倍剂量可以充分抑制血小板聚集，作为预防用药目前主张剂量以 75～150mg/天为宜，更高的剂量也不能出现更强的抑制作用。阿司匹林可引起胃出血，肠溶片是否可减少胃出血的发生，尚无充分的依据。主要不良反应与其胃肠毒性及剂量有关，因此，为减低出血危险应使用剂量小而有效的剂量。

（2）ADP 受体拮抗剂：在生理状态下，血小板膜上的 ADP 受体可受红细胞、内皮细胞和血小板聚集后脱颗粒释放的 ADP 激活，导致血小板聚集。ADP 受体拮抗剂抑制由 ADP 受体介导的纤维蛋白原与血小板 GPⅡb/Ⅲa 受体的结合，因此，其抑制血小板聚集的作用较阿司匹林强。常用的药物为噻氯匹定、氯吡格雷、普拉格雷。

噻氯匹定和氯吡格雷在体外无生物活性，对血小板没有作用，在体内通过肝脏代谢生成有活性的代谢产物而发挥抗血小板聚集作用。这两种药物通过拮抗血小板膜上的 ADP 受体，抑制由 ADP 介导的纤维蛋白原和 GPⅡb/Ⅲa 受体结合而发挥作用。两药起效均较缓慢，在开始治疗后 4～5 天抑制作用达到最大。氯吡格雷抑制 ADP 介导的血小板聚集作用是噻氯匹定的 6 倍。两者能够轻度延长出血时间。氯吡格雷和噻氯匹定对血小板 ADP 受体的作用是不可逆的，因而会影响到血小板的整个生命周期。当新生成的血小板进入循环后，抑制作用逐渐减弱。停药 3～4 天后发生出血的危险性降低。

噻氯匹定因其主要不良反应可有高胆固醇血症、粒细胞减少、再生障碍性贫血和血栓性血小板减少性紫癜，已逐渐被氯吡格雷所取代。氯吡格雷的不良反应很少，偶可出现皮疹、严重腹泻、中性粒细胞减少和血小板减少。

普拉格雷是第三代 ADP 受体拮抗剂，在肝脏代谢时几乎不产生非活性代谢物，故疗效优于氯吡格雷，但出血风险亦有所增加。此外，氯吡格雷免疫患者不会发生普拉格雷免疫。最初开发用于需要经皮冠状动脉介入治疗的急性冠状动脉综合征的患者，包括需要进行支架置入术的患者，在我国尚未上市，在美国的商品名为 Efient。多项临床试验显示：首剂给予 60mg 负荷剂量、随后每天给予 10mg 维持剂量的普拉格雷可比首剂给予 300mg 负荷剂量、随后每天给予 75mg 维持剂量的氯吡格雷产生更快、更强、更持久的血小板聚集抑制作用。该药还没有应用于缺血性脑卒中防治的研究。

（3）磷酸二酯酶抑制剂：血小板内的三磷腺苷（ATP）经腺苷酸环化酶催化产生环磷酸腺苷（cAMP）。cAMP 在磷酸二酯酶的作用下代谢为 5′AMP。cAMP 浓度降低可导致血小板聚集。cAMP 浓度主要依赖磷酸二酯酶来调节，通过抑制磷酸二酯酶活性使 cAMP 浓度增高，能够抑制血小板聚集。目前临床常用的药物为双嘧达莫和西洛他唑。

双嘧达莫能够激活血小板腺苷酸环化酶，抑制磷酸二酯酶活性，阻断 cAMP 向 5′AMP 的降解过程。另外，双嘧达莫能降低 cAMP 的摄取，从而增加血浆的 cAMP 含量。双嘧达莫的血小板抑制作用持续时间较短，单次口服 75mg 后，抑制作用持续约 3 小时。

缓释双嘧达莫与阿司匹林复方制剂是目前仅有的抗血小板复合制剂。欧洲卒中预防研究 2(ESPS-2)入组 6602 例缺血性脑卒中/TIA 患者,与单用阿司匹林比较,缓释双嘧达莫(200mg)与阿司匹林(25mg)复方制剂(每天 2 次口服)使脑卒中复发的 RR 降低 23%($P=0.006$),出血风险无显著性增加。而完成的入组缺血性脑卒中/TIA 患者 20332 例的脑卒中二级预防有效性试验,并没有达到预设的非劣性检验标准,缓释双嘧达莫和阿司匹林复方制剂与氯吡格雷预防脑卒中及血管性事件疗效相当。缓释双嘧达莫与阿司匹林复方制剂的颅内出血风险显著高于氯吡格雷(风险比为 1.42)。头痛是缓释双嘧达莫与阿司匹林复合制剂的常见不良反应,降低了患者的依从性。

西洛他唑是磷酸二酯酶Ⅲ(PDFⅢ)抑制剂,可抑制磷酸二酯酶(PDE)活性和阻碍 cAMP 降解及转化,具有抗血小板、保护内皮细胞、促进血管增生等药理学作用,预防动脉粥样硬化和血栓形成及血管阻塞,同时还可抑制经由腺苷 A1 受体介导的强心作用。大规模临床试验示,服用 100mg,每天 1~2 次,有效率达 76%~88%。用药过程中可出现头晕、头痛、心悸等现象,这可能和西洛他唑的扩张血管作用有关,大多为一过性的。

(4)GPⅡb/Ⅲa 受体拮抗剂:目前认为,各种血小板激活剂最后都通过激活血小板表现的膜糖蛋白 GPⅡb/Ⅲa 受体分子而发生血小板聚集反应。GPⅡb/Ⅲa 受体是受体整合蛋白家族的成员,为异源二聚体,调节血小板聚集和血小板与胶原的黏附作用。纤维蛋白原 GPⅡb/Ⅲa 受体的配体,作为桥与血小板 GPⅡb/Ⅲa 受体交互连接,使血小板聚集。GPⅡb/Ⅲa 受体的表达及其与纤维蛋白原的结合是所有血小板激动剂作用的最后共同通路。GPⅡb/Ⅲa 受体拮抗剂停用 1~2 天后,血小板功能部分恢复正常。此类药物有单克隆抗体和合成制剂两大类,前者为阿昔单抗,后者包括替罗非班和依替巴肽,因其口服制剂出现较多不良反应,现均为静脉给药。该类药物与糖蛋白Ⅱb/Ⅲa 结合后可形成新抗原,可发生血小板减少,肾功能衰竭者慎用。

阿昔单抗是第一个用于人体的单克隆抗体,是抗血小板膜 GPⅡb/Ⅲa 单克隆抗体 7E3 的 Fab 片段,与人源化的 Fc 段结合。每个血小板表面存在大约 80000GPⅡb/Ⅲa 受体。阿昔单抗可以优先识别活性状态的受体,并与其结合,从而阻止纤维蛋白原与 GPⅡb/Ⅲa 受体结合。常以 0.25mg/kg 静脉推注,并继续以 10μg/min 速度滴注,抑制血小板聚集作用可维持 12 小时。该药可引起严重出血和血小板减少。

替罗非班属于小分子非肽类络氨酸衍生物,其对 GPⅡb/Ⅲa 受体的抑制作用属于选择性竞争抑制,呈剂量依赖性,并且与 GPⅡb/Ⅲa 受体的结合模式也是可逆的,可灵活应用,安全性较高。替罗非班在静脉注射后 5 分钟内即可达到抑制血小板聚集的作用,达峰时间<30 分钟,1 小时内即可达到稳态血浆浓度。因半衰期短(1.4~1.8 小时),需要持续给药,大约 50% 的患者在停药 4 小时后血小板聚集功能恢复。因此,替罗非班具有使用后迅速起效的抗血小板聚集作用及停用后血小板功能快速恢复的特点,在防止血栓形成的同时未显著增加出血事件的发生风险。替罗非班推荐的给药剂量和方式为:静脉给药或联合导管内给药。静脉内给予负荷剂量 0.4μg/(kg·min)持续 30 分钟(总剂量不超过 1mg),后静脉泵入 0.1μg/(kg·min)维持 24 小时。《急性缺血性卒中血管内治疗中国指南》推荐替罗非班在桥接治疗或血管内治疗围手术期使用的剂量为 0.1~0.2μg/(kg·min),

持续泵入不超过 24 小时(Ⅱa 级推荐,B 级证据)。脑血管疾病相关文献报道的常用静脉给药剂量为:负荷剂量 $0.4\mu g/(kg \cdot min)$ 输注30 分钟,随后 $0.1\mu g/(kg \cdot min)$ 连续滴注维持 12 小时或适当延长;动脉内给药剂量为 $0.2 \sim 1.0mg$,以 $1mL/min$ 替罗非班的速度输注,每 $2 \sim 3$ 分钟增加 $0.1mg$,根据血栓负荷而定,直至血管造影检查提示血栓溶解;或通过微导管注射每分钟总剂量 $0.2\mu g/kg$,15 分钟后如血管开通,则通过静脉继续注射 $0.1\mu g/(kg \cdot min)$。

依替巴肽是合成的,由二硫键连接的环状 7 肽,它与 GPIIb/Ⅲa 高度特异的结合,阻断纤维蛋白原与 GPⅡb/Ⅲa 结合,抑制血小板聚集。静脉输注 $90\mu g/kg$,之后 $1\mu g/(kg \cdot min)$ 静脉滴注 4 小时,可使 ADP 引起的血小板聚集由静脉注射前的 80% 降到静脉注射后的 15%。

(五)脑微循环治疗

1.脑梗死的微循环障碍

脑梗死患者多合并基础疾病如高血压病、糖尿病、脑动脉硬化等,这些疾病均可导致脑内小血管及微血管损害,微血管数量减少,进而导致管腔狭窄、闭塞、微动脉瘤形成以及侧支循环减少,最终使微循环发生功能障碍。

脑缺血再灌注可产生微血管壁损害,导致微循环障碍,而不同时期微血管损害的表现和机制有所不同。

(1)超急性期(数小时内):中性粒细胞黏附于血管内皮,并在数小时内,血脑屏障开始渗漏。此期释放的血管损伤介质包括超氧离子(O_2^-)和内皮素-1(ET-1),产生的内源性血管保护因子包括一氧化氮(NO)、血管生成素-1,还可能包括血管内皮生长因子(VEGF)。

(2)急性及亚急性期(数小时至数天):出现明显的组织细胞水肿,若血管损伤的程度够大,有可能会发生出血性转化。该时期释放的血管损伤介质包括基质金属蛋白酶-9(MMP-9)、白细胞介素-1(IL-1),还可能包括基质金属蛋白酶-2(MMP-2),产生的血管保护因子包括血管内皮生长因子(VEGF)、血管生成素 2 和碱性成纤维细胞生长因子(bF-GF)。

(3)慢性期(数天至数月):促凋亡基因产物——半胱氨酸蛋白酶、B 细胞淋巴瘤-白血病-2 相关-B 和转化相关蛋白 53 占主导,而抗凋亡蛋白——B 细胞淋巴瘤白血病-2、凋亡蛋白抑制剂具有保护性。此外,VEGF 可促进血管生成,SOD 可防止血管内皮的进一步氧化损伤。最终,受损的血管或者通过血管生成而修复或者处于凋亡或形成动脉硬化症,这取决于血管受损的程度和血管的功能。

脑梗死后微循环功能障碍的另一个重要表现是血管腔内微小物质(特别是微小血栓)的形成。缺血发生后,血小板在 β-血小板球蛋白、ADP、血小板活化因子等因素的作用下被活化,并且通过自身的 GPⅡb/Ⅲa 整合素受体而相互聚合;同时,大量凝血酶的产生,加上活化的血小板的诱导,微循环内促使纤维蛋白原形成纤维蛋白并沉积。另一方面,在血管内皮细胞分泌的纤溶酶原激活物抑制剂-1(PAI-1)的作用下,血液中的红细胞、白细胞、血小板和纤维蛋白一起沉积,从而形成微小血栓,阻塞微循环。

此外,还有炎性损伤、继发性脑水肿形成等,均可导致或加重微循环的损伤和功能障碍。如内皮细胞分泌的肿瘤坏死因子-α(TNF-α)、白细胞介素-1β等白细胞趋化因子可以促使白细胞和内皮细胞表达大量的黏附分子,加重血液黏稠度,阻塞管腔等。而继发性脑水肿可以压迫周围脑组织和血管,从而加重侧支循环和微循环障碍,使缺血面积扩大。

2.脑循环治疗途径

(1)修复受损血管:由于脑梗死时存在明显的血管壁结构和功能损害,并且恢复血流时还可能导致微血管的再灌注损伤,因此积极预防和治疗微血管的损伤,特别是恢复及维持脑微循环的结构至关重要。有研究认为,神经营养因子、神经生长因子、碱性成纤维细胞生长因子、神经节苷脂等有保护血管壁的作用,但仍然需要更充分的证据证实。在脑缺血后不同时期,促进相应的血管保护因子的产生和抑制相应的血管损伤介质以及炎症介质释放,都是潜在的血管保护策略。虽然实验证据显示血管保护所带来的有益效果在急性期和慢性期都存在,但在人类卒中患者,仅在慢性期采取血管保护措施被证实为有效的治疗干预手段,如使用他汀类药物对血管的保护。血管保护临床试验观察的最佳终点指标应包括伴随整体神经功能出现的脑水肿或者出血性转化的发展。有必要对人类卒中患者在急性期采取血管保护措施的效果进行研究,为改善急性缺血性卒中后患者的神经功能提供一种新的治疗途径。

(2)清除血管腔内微小血栓:脑缺血发生后,微循环障碍最先发生的病理变化是微小血栓形成,因此最为理想的治疗是去除血管内的微血栓。另外,阻止微小血栓的形成或扩大也可起到重要作用。目前主要有以下四种途径。

①溶栓治疗:在微循环发生不可逆损害之前应用溶栓药物溶解微小血栓,从而阻断缺血"瀑布"反应的进一步发展,这是目前解除微循环障碍最有效的方法。但溶栓治疗有可能引起基底膜破裂、加重微循环损害、继发出血等风险,因此必须严格掌握适应证和禁忌证,尤其应注意治疗时间窗,尽量避免以上并发症(尤其是出血)的发生。

②抗凝治疗:抗凝治疗可阻止微小血栓的进一步发展,抗凝治疗对于脑梗死的疗效尚不确定。目前主要用于进展性脑梗死、心源性脑栓塞、频繁 TIA 等。抗凝治疗的最大不良反应或潜在风险是继发出血,应用肝素或维生素 K 拮抗药抗凝必须监测凝血功能。

③降纤治疗:血浆纤维蛋白原水平降低既可减少血栓形成的危险,又可使血液黏滞度降低,从而加快血液流速、增加缺血部位的灌注,改善微循环。降纤治疗的主要并发症为出血和过敏反应。

④抗血小板治疗:抗血小板药物对微循环内已经形成的微血栓的作用微弱,但能阻止微血栓的扩大并预防新的血栓形成。

(3)增强侧支循环:脑梗死后,梗死灶周围的侧支循环也相应受到影响。增强侧支循环功能一方面可以增加梗死区微循环的灌注、提高微循环的缺血耐受能力,另一方面可使药物最大限度地抵达缺血区,提高治疗效果,从而使微循环功能修复。在发病早期通过促进原有血管网的开放可达到增强侧支循环功能的目的。发病 3 天后,缺血组织开始形成新生的血管,促进血管新生是增强侧支循环功能的一条新途径。

血管扩张药物、扩容升血压治疗（血液稀释疗法）以及具有活血化瘀作用的中药都有助于促进侧支循环开放，增加缺血脑组织微循环的灌注量，但需注意这些治疗方法的适用时机、适用群体，并评估其可能出现的不良反应。

虽然血管新生是脑缺血/梗死后的普遍现象，但对脑梗死患者死后的病理观察发现，缺血脑组织微血管密度越大的患者存活期越长，说明血管的新生与预后有明显相关性。缺血边缘区的血管新生不仅可促进氧和营养物质运输至受损组织，而且可推动高度相关的神经重构过程包括神经再生和突触再生，继而改善功能恢复。所以，促进血管新生的方法（又称治疗性血管新生）为治疗脑梗死提供了很有希望的途径。

血管新生的机制非常复杂，涉及的相关基因、生长因子达几十种。可能促进血管新生的方法有：①药理学途径：实验研究已采用多种药物（包括生长因子）促进脑缺血/梗死后血管新生，改善神经功能。已在进行临床试验的促血管新生药物有：5 型磷酸二酯酶（PDE-5）抑制药 Sildenafil 在亚急性缺血性卒中患者中进行 I 期临床试验；3-羟基-3-甲基戊二酰辅酶 A（HMG-CoA）还原酶抑制药（即他汀类药物）阿托伐他汀在近期缺血性卒中或 TIA 患者中进行 III 期临床试验；重组人类促红细胞生长素（EPO）在急性缺血性卒中患者中进行 III 期临床试验；氨基甲酰促红细胞生长素（CEPO）在急性缺血性卒中患者中进行 I 期临床试验。国产上市并拥有国际或国内专利的药物丁苯酞和尤瑞克林均具有促进血管新生的作用。②物理训练方法：可能通过促进一些血管生长因子的上调而促进血管新生。③细胞途径：包括间充质干细胞、脐血干细胞和神经干细胞等，直接作为治疗物质或作为载体携带血管生长基因转移至缺血脑组织；另一个途径是利用特殊的细胞因子刺激和动员内源性干细胞。

（六）其他改善脑血液循环的药物治疗

1.扩血管治疗

脑血管闭塞时，通过扩张血管，可增加脑血流，从而减轻脑缺血。这似乎是扩血管治疗用于脑梗死的理论依据。由于为数不多的几个随机对照临床试验没有显示脑梗死早期（7 天内）使用血管扩张药能改善卒中的预后，所以目前的指南不推荐血管扩张药用于急性脑梗死患者。实际上，梗死病灶小、脑水肿不明显或脑水肿已消退的患者，可酌情选择使用血管扩张药，但下列情况禁忌：出血性梗死、颅内压明显增高、低血压等。中、重度脑梗死早期（一般是 1～2 周）不适宜进行扩血管治疗，原因为：①此时梗死区脑组织水肿，扩张血管，增加脑血流，可能会出现过度灌注，加重脑水肿；②梗死区血供中断，呈缺血缺氧状态，葡萄糖乏氧代谢产生大量乳酸，脑血管被动扩张，此时给予扩张血管药物已不能使梗死区血管扩张，但能扩张梗死区外的血管，血流增加，相应的梗死区血流减少，可能出现所谓"脑内盗血"现象；③闭塞血管的血管壁已受损，扩张血管有可能使血流从破损的血管壁流出，造成出血转化。

近年的研究发现，部分脑梗死患者在急性期后梗阻死灶周围仍存在乏氧组织，可能是由于血管修复或增生不足导致脑组织缺血缺氧所致。对这类脑梗死患者使用血管扩张药，期望通过增强侧支循环，以获得较好的疗效，值得进一步研究。

常用的血管扩张药物类别及其作用机制、适应证、禁忌证、用法、不良反应等如下。

(1)黄嘌呤类

①己酮可可碱:为甲基黄嘌呤的衍生物。具有扩张周围血管、增加脑动脉及肢体毛细血管血流量、改善红细胞变形能力、降低血小板聚集等作用。用法:口服 100mg,每日 3 次或缓释片 400mg 每日 1～2 次;注射剂 300mg 加入到 250～500mL 葡萄糖或生理盐水中静脉滴注,滴速控制在 10mg/h 以内。禁忌证:心肌梗死,严重冠心病,低血压,妊娠及哺乳期妇女。不良反应:恶心呕吐,头晕,头痛,颜面潮红,心悸,低血压,心律失常等。

②尼可占替诺:可直接作用于小动脉,具有扩张周围血管、改善微循环和增加局部血流灌注的作用,还具有减轻红细胞聚集、降低血脂和短暂的溶解纤维蛋白作用。用法:口服 100～300mg,每日 3 次(饭后);注射剂 300～600mg 肌内注射,每日 2 次;静脉滴注第 1 天;300mg,第 2 天起 600mg,第 7 天起 900mg,加入到 5% 葡萄糖或生理盐水 500mL 中,每日 1 次。禁忌证:急性心肌梗死,脑出血,二尖瓣狭窄,心功能不全。不良反应:颜面潮红,周身发热感,恶心,呕吐等。

(2)α 受体阻滞药

①双氢麦角碱:为天然麦角毒碱三种成分的氢化衍生物。除具有 α 受体阻滞作用外,还对中枢多巴胺、5-羟色胺和胆碱能系统有活化作用,可增加脑血流量和促进脑代谢,改善学习和记忆功能。用法:口服 1mg 每日 3 次或缓释片 2.5mg 每日 1～2 次(就餐时服);注射剂 0.3mg 肌内或皮下或静脉注射,每日 1～2 次。禁忌证:严重低血压,心动过缓。不良反应:恶心,呕吐,腹胀,厌食,视物模糊,皮疹等。

②尼麦角林:为二氢麦角碱的半合成衍生物。可阻断 α 受体,降低周围血管阻力,增加脑血流量;促进中枢多巴胺递质的代谢,改善学习和记忆功能;还可抑制血小板聚集,改善血流动力学。用法:口服 10～20mg,每日 3 次(空腹);注射剂 4mg 肌内注射或加入 100mL 生理盐水中缓慢静脉滴注,每日 1～2 次。不良反应:肌内或静脉注射后,偶有发生直立性低血压或头晕,大剂量用药时可发生心动过缓。

③丁咯地尔(甲氧吡丁苯):可阻断外周血管 α 受体,改善微循环,抑制血小板聚集,改善红细胞变形能力,并具有弱的钙拮抗作用,增加脑血流量。用法:口服 150mg,每日 3 次;注射剂 50～200mg 加入到 5% 葡萄糖溶液或生理盐水 500mL 中静脉滴注,每日 1 次。禁忌证:脑出血,肝肾功能严重损害。不良反应:面红,恶心,厌食,头痛,头晕,心悸,瘙痒等。

(3)5-羟色胺(5-HT)受体阻滞药:草酸萘呋胺:选择性地作用于血管平滑肌的 5-HT 受体,拮抗 5-HT 和缓激肽所诱导的血小板聚集,增加红细胞的变形能力,降低血液黏滞度,改善微循环。用法:口服 100～200mg,每日 3 次;注射剂 160～200mg 加入 5% 葡萄糖溶液或生理盐水 500～1000mL 中缓慢静脉滴注,每日 1 次。禁忌证:严重心功能不全,心脏传导阻滞,肝肾功能障碍。不良反应:恶心,失眠,上腹疼痛,食管溃疡,药物性肝炎等。

(4)磷酸二酯酶抑制药

①罂粟碱:抑制环核苷酸磷酸二酯酶的活性,通过松弛血管平滑肌使外周血管阻力下

降,扩张冠状动脉和脑血管。用法:口服 30～60mg,每日 3 次;注射剂 30～60mg 皮下或肌内注射或 60mg 加入到 5％～10％ 葡萄糖溶液 500mL 中静脉滴注,每日 1 次。禁忌证:房室传导阻滞,肝功能障碍,青光眼。不良反应:头晕,头痛,恶心,呕吐,面红,皮肤发红,出汗等,长期使用可导致成瘾。

②长春西汀:是从夹竹桃科植物长春花中提取的生物碱,通过抑制依赖钙的磷酸二酯酶活性,使环鸟苷酸(cGMP)的含量增力口,松弛血管平滑肌。主要作用扩张脑血管,增加脑血流量,促进葡萄糖氧化;还能增强红细胞变形能力,降低血液黏滞度,抑制血小板聚集。用法:口服 5～10mg,每日 3 次;注射剂 10mg 用 5 倍的生理盐水稀释后静脉注射或静脉滴注,每日 3 次。禁忌证:脑出血急性期,肝肾功能障碍,妊娠期妇女。

(5)组胺 H_1 受体激动药。培他司汀:能扩张毛细血管前括约肌,对脑血管、心血管、外周血管,特别是椎-基底动脉具有明显的扩张作用,可增加脑血管、前庭和耳蜗血管的血流量,但不增加微血管的通透性;还具有抑制血小板聚集、降低血液黏滞度和减轻迷路水肿的作用。用法:口服 6～20mg,每日 3 次;注射剂 20～40mg 静脉滴注,每日 1～2 次。禁忌证:消化道溃疡,支气管哮喘,嗜铬细胞瘤,心功能不全,肝肾功能不全,妊娠期妇女和儿童。不良反应:口干,恶心,胃部不适,心悸,皮肤瘙痒等。

2.中药治疗

中药治疗脑梗死是中国脑血管病治疗的一大特色,在临床上较多使用,且取得了一定疗效,然而大多数由于没有进行严格的随机对照的大样本临床研究,其临床疗效与安全性还没有得到国际上的认可。除了传统上采用中药方剂治疗外,现在更多是应用中药提取的成分进行治疗。现代制药工艺能将传统中药的有效成分提取,制备成片剂、胶囊或针剂,方便使用。但由于技术工艺上的不足,中药中的有些杂质没有去除或有效成分提取的纯度低,导致目前中成药针剂出现过敏等不良反应,所以临床要慎用。

由于诸多原因,目前我国众多制药企业均在生产中成药,同一成分的中成药常有多个剂型、规格,而且商品名也常常不同,易造成使用及评价不一致。下面仅介绍目前临床使用较多的几类能改善脑血液循环、有明确有效成分来源和一定药理作用的中药,具体用法请参考相关药物说明。

(1)三七:为我国云南生长的五加科人参属植物三七块根的提取物,含有人参皂苷和三七皂苷。具有扩张血管、降低血压、降低组织耗氧量、抑制血小板聚集和降低血液黏滞度的作用。

(2)丹参:为唇形科鼠尾草属丹参干燥根的提取物,有效成分为丹参酮。具有扩张心脑血管、增加冠状循环和脑循环血流量、提高心肌和脑组织对抗缺氧的能力、抑制血小板聚集以及降低胆固醇和血液黏滞度的作用。

(3)川芎嗪:为伞形科植物川芎干燥根茎的生物碱提取物,含有川芎内酯和阿魏酸等,有效成分为四甲吡嗪。具有扩张心脑血管、增加血流量、改善微循环和抑制血小板聚集的作用。

(4)葛根素:从豆科植物野葛的干燥根中提取、分离、纯化而成,主要成分为单一的 4,

7-二羟基 8-α-D 葡萄糖黄酮苷。具有 α 受体阻滞作用,可缓和地降低血压,减慢心率,扩张心脑血管,改善缺血组织的供血;还可降低胆固醇和血液黏滞度,抑制血小板聚集,改善心、脑、肾等重要器官的微循环。静脉注射后迅速分布到全身组织,可通过血脑屏障,$T_{1/2}$ 为 10~11 小时。

(5)灯盏花素:从我国云南菊科植物灯盏细辛干燥全草中提取的混合物,有效成分为灯盏甲素和灯盏乙素。能扩张血管,降低脑血管阻力,增加脑血流量,抑制血小板聚集,改善微循环。

(6)银杏叶提取物:从银杏树叶中提取,有效成分为银杏黄酮苷和银杏内酯。能改善微循环,促进心、脑组织代谢;对血小板活化因子有拮抗作用,可抑制血小板聚集,改变血流动力学;还能清除自由基的产生和抑制细胞膜脂质过氧化。

3.改善脑血液循环的新药

(1)丁苯酞(消旋-3-正丁基苯酞,商品名:恩必普):是人工合成的消旋体,国内第一个拥有自主知识产权的治疗脑梗死的化学药物。

动物(大鼠)研究显示,丁苯酞可阻断缺血性脑卒中的多个病理环节,具有较强的抗脑缺血作用,减轻神经功能损伤的程度。其作用机制如下。

①重构缺血区微循环:丁苯酞能促进梗死灶内及灶周微血管量增多及新生,减轻并修复受损害的血管壁,减少或清除管腔内微血栓等,增加缺血区的血流量,明显缩小局部脑缺血的梗死面积。

②保护线粒体功能:丁苯酞能显著提高脑组织细胞线粒体 ATP 复合酶、线粒体呼吸链复合酶、Ⅳ因子的活性,提高线粒体膜的流动性,维持线粒体膜电位,抑制神经细胞凋亡。

③恢复缺血区脑能量代谢:丁苯酞能增加脑内 ATP、Pcr 的含量,降低乳酸含量,改善脑细胞能量平衡。此外,丁苯酞还具有抗脑血栓形成和抗血小板聚集作用。可能的作用机制是通过降低花生四烯酸含量,提高脑血管内皮一氧化氮(NO)和依前列醇的浓度,抑制谷氨酸释放,降低细胞内钙浓度,抑制自由基和提高抗氧化活性。多中心临床研究也显示,丁苯酞能有效地治疗急性缺血性卒中,而且安全。

用法:口服 200mg,每天 3~4 次,10~12 天为 1 个疗程。

禁忌证:a.对本药过敏者。b.对芹菜过敏者(芹菜中所含的左旋芹菜甲素与本药的化学结构相同)。c.有严重出血倾向者。

慎用:a.肝肾功能不全者。b.有幻觉的精神症状者。

不良反应:较少,少数可见氨基转移酶轻度升高,偶见腹部不适、精神症状(轻度幻觉),停药后可恢复正常。在Ⅰ、Ⅲ期临床研究 376 例使用本药的患者中,与药物相关的不良反应有:丙氨酸氨基转移酶升高(11.7%)、天冬氨酸氨基转移酶升高(7.98%)、轻度幻觉(0.26%)、消化道不适(1.1%)。

(2)尤瑞克林(商品名:凯力康):主要成分为人尿激肽原酶,系从新鲜人尿中提取精制的一种由 238 个氨基酸组成的糖蛋白。

激肽原酶(又称激肽释放酶)是体内的一类蛋白酶,可使蛋白底物激肽原分解为激肽。激肽具有舒血管活性,可参与对血压和局部组织血流的调节。实验研究显示,激肽原酶能选择性扩张缺血部位细小动脉,促进血管再生和神经再生,抑制凋亡和炎症,促进胶质细胞的存活和迁移,改善卒中后的神经功能。临床研究显示,尤瑞克林能有效改善急性脑梗死的神经功能缺损。

用法:每次 0.15 PNA 单位,溶于 50mL 或 100mL 氯化钠注射液中,静脉滴注 1mL/min,每日 1 次,3 周为 1 个疗程。

禁忌证:脑出血及其他出血性疾病的急性期。

不良反应:主要为呕吐、颜面潮红和脸部发热感、头痛、腹泻、结膜充血、心慌胸闷、注射部位红痒等,一般都较轻,不需要特殊处理。

使用注意事项:①有药物过敏史或者过敏体质者慎用。②个别病例可能对尤瑞克林反应特别敏感,发生血压急剧下降。故在应用本品时需密切观察血压,药物滴注速度不能过快,特别在开始注射的 15 分钟内应缓慢,整个滴注应控制在 1mL/min。如果患者在用药过程中出现血压明显下降,应立即停止给药,进行升压处理。③尤瑞克林与血管紧张素转化酶抑制药(ACEI)类药物(如卡托普利、赖诺普利等)存在协同降压作用,应禁止联合使用。原因是 ACEI 类药物会抑制体内激肽酶Ⅱ,造成激肽酶Ⅱ对激肽的降解减少,而尤瑞克林则会增加体内激肽的生成,造成体内激肽积聚。④尤瑞克林溶解后应立即使用。

(七)脑保护治疗

1.自由基清除剂

(1)依达拉奉:依达拉奉(MCI-186)化学名为 3-甲基-1-苯基-2-吡唑啉-5-酮,商品名为 Radicut。依达拉奉的脂溶性高,易到达脑组织,对脑缺血具有较好的保护作用,可能是一种有效的脑保护剂。在细胞和动物试验中的研究结果发现,其作用机制主要是消除自由基、抑制脂质过氧化和调控凋亡相关基因表达,从而减轻脑缺血及脑缺血引起的水肿和组织损伤。

日本研究者在日本的 108 家研究机构采用多中心、随机、双盲、安慰剂对照的方法观察了依达拉奉对急性脑梗死的治疗作用,结果显示,依达拉奉组的疗效显著优于安慰剂组。在 12 个月的随访期内,功能恢复的资料表明依达拉奉对急性缺血性脑卒中患者有持续的疗效。脑卒中发作后 24 小时内接受治疗,疗效明显好于 72 小时内接受治疗。此外,对 120 例急性脑梗死患者的随机、双盲、空白、多中心的临床研究证实,在发病 72 小时内给予依达拉奉 30mg,2 次/d,持续 2 周,3 个月后评价神经功能。结果表明,依达拉奉在脑梗死治疗中有显著的神经保护作用。研究者又对 15 种脑保护剂进行临床Ⅲ期试验,结果只有依布硒啉、依达拉奉和烟拉文三个自由基清除剂被认为有效,在脑卒中后小范围试用。因此,该类药物可能成为较有开发价值的神经保护药。

但是,目前为止,依达拉奉对脑缺血保护的作用机制研究仍较限制于细胞和动物实验,缺乏其降低人类缺血脑组织过氧化物和氧自由基的直接证据。有研究者使用脑卒中患者血液中性粒细胞进行分析,发现依达拉奉能够显著降低中性粒细胞的活性氧自由基

（ROS）水平，减少中性粒细胞产生的超氧化物产物。依达拉奉对于腔隙性脑梗死的疗效尚有待进一步观察，目前的研究结果仍未能统一。

（2）自由基代谢酶类：在成年动物上已肯定 SOD 可显著减轻脑缺血引起的脑梗死，不仅给予外源性 SOD 有抗脑缺血损伤作用，而且利用转基因动物剔除或转入 SOD 基因后可分别拮抗和促进脑缺血的损伤。在国内，有研究者使用中药制剂及其提取物，包括刺五加、灯盏细辛等，作用于动物模型和临床患者，发现其具有提高脑缺血动物模型脑组织 SOD 活性和增加脑卒中患者外周血 SOD 水平的作用。近年来国内外研究者们尝试合成人类重组 SOD，使其半衰期长，易通过血脑屏障，具有较强的抗脂质过氧化能力，从而降低自由基的产生。此酶类制剂已经开始应用于临床，但是对于脑缺血缺氧疾病的治疗作用仍有待探讨。

（3）维生素类：脂溶性维生素和水溶性维生素，包括维生素 E、维生素 A 和维生素 C，具有膜稳定作用、抗脂质过氧化作用或清除自由基作用，从而保护脑组织，现已广泛应用于临床。在观察性研究中发现，长期摄入较高水平抗氧化维生素类物质的人群，其心脑血管疾病发生率有较明显的下降趋势。

维生素 E 是一种定位于膜中的脂质过氧基清除剂，在脂质生物膜中维生素 E 可终止自由基引起的级联反应，防止脂质过氧化，稳定生物膜，保护神经细胞。脑缺血时维生素 E 含量减少，用维生素 E 可减少缺血区脑组织丙二醛含量。维生素 E 缺乏也影响 SOD、CAT 及谷胱甘肽过氧化酶活性。应当注意，正常情况下脑内维生素 E 含量较低，神经组织对维生素 E 的摄取非常慢，口服维生素 E 需数周甚至数月才能提高脑组织的维生素 E 水平。OPC214117，一种维生素 E 类似物，能减轻大鼠脑外伤引起行为障碍及水肿。另一种维生素 E 类似物 MDL274722 能使短暂性大脑中动脉闭塞大鼠梗死面积降低 49%。胡萝卜素，即维生素 A 的前体，其抗氧化活性与维生素 E 相似，急性脑梗死患者体内胡萝卜素与维生素 E 水平均较正常人低。

维生素 C 可清除自由基，抑制膜磷脂过氧化。维生素 C 的另一个重要作用是使维生素 E 再生。脑内维生素 C 的浓度高出血浆 10 倍，维生素 C 可能是脑内重要的神经细胞保护剂。

维生素类预防缺血性脑中风的流行病学研究结果很不一致，甚至相互矛盾。这种不一致的结果可解释为维生素 C 和维生素 E 的氧化产物在某些情况下成为有毒性的氧化剂。

高浓度维生素 C 可将 Fe^{3+} 还原成 Fe^{2+} 促进 Fenton 反应，产生 OH^-，损伤神经细胞。但是，只要在一定剂量下及特定时间窗内给药，它们才可以降低中风并发症。现已证实缺血区氧化应激水平低的轻度脑梗死患者应用维生素类治疗是有益的。

（4）酶抑制剂：别嘌呤醇可竞争性抑制黄嘌呤氧化酶，阻止自由基生成，具有抗自由基的作用。但该化合物血脑屏障通透性低，酶抑作用也不完全。二甲基硫脲（DMTU）是新型的黄嘌呤氧化酶抑制剂，具有较强抗自由基作用，对大鼠前脑缺血性损伤有保护作用。

非类固醇类抗炎药，例如阿司匹林、吲哚美辛、前列腺环素等，通过抑制环氧酶，阻止过氧化反应,减少自由基生成,也可能有一些脑保护作用。

(5)脱水剂:甘露醇不但是临床常用的抗水肿药物,还可以清除自由基,阻断自由基连锁反应,减轻脑缺血后迟发性神经损伤,且清除作用较快。

(6)其他:谷胱甘肽是细胞内合成的、重要的水溶性抗氧化剂,在保护细胞内还原当量、抗氧化、维持酶活性及抑制线粒体通透性转变等方面发挥重要作用。还原型谷胱甘肽(GSH)能够催化过氧化氢以及许多有机过氧化物,产生水或有机醇。由于 GSH 的亲水性,外源性 GSH 不容易通过细胞膜进入细胞。为此有很多研究者用 GSH 酯代替 GSH,并已经进行了一系列的动物试验。

辅酶 Q 在还原状态下可以成为有效的抗氧化剂。动物实验研究表明,辅酶 Q10 对脑缺血性损伤有明显的保护作用。

中药川芎嗪具有保护 SOD 和 Na^+-K^+-ATP 酶的作用。

皮质类固醇分子具有清除自由基和抑制细胞膜脂质过氧化的作用。

2.抗神经元毒性

局部脑血流减少限制了氧、葡萄糖等代谢底物的供应,使能量的产生不足以维持细胞膜内外的离子梯度。当能量耗竭时膜电势能减弱,导致神经元和胶质细胞产生去极化,随后激活了树突和突触前的电压依从性钙离子通道,兴奋性氨基酸(EAAs)溢至胞外,在缺血神经元周围大量聚集,同时突触前再摄取 EAAs 的作用被削弱,使胞外谷氨酸的集聚增加,激活 NMDAR 和代谢性谷氨酸受体,导致胞内钙超载,并引起受体门控的离子通道开放,加速脑水肿的形成。因此,在脑缺血保护作用中,抗神经元毒性作用主要是抗 EAAs 毒性作用。EAAs 主要指谷氨酸和天门冬氨酸。脑缺血时 EAAs 的大量释放是早期脑缺血损伤的重要原因。各种能抑制 EAAs 释放或减轻 EAAs 毒性的 EAAs 拮抗剂可以有效减轻缺血性脑损伤,保护脑组织。此外,一氧化氮(NO)可通过与超氧阴离子生成过氧亚硝酸根离子,损伤细胞膜,降低 ATP 酶活性,产生神经毒性。

(1)EAAs 受体拮抗剂:EAAs 的神经毒性作用主要是由于其能激动 EAAs 受体,使受体门控的 Ca^{2+}、Na^+ 通道开放,大量的 Ca^{2+}、Na^+ 等内流而产生细胞毒性作用。因此,若能阻断 EAAs 与受体的结合,就能发挥治疗脑缺血性损伤的作用。EAAs 受体拮抗剂主要有四种,其中发展最快的是 N-甲基-D-天门冬氨酸受体(NMDAR)拮抗剂,其余三种分别为乙酰甲基苯丙氨酸受体拮抗剂、EAAs 受体广谱拮抗剂、非 NMDAR 拮抗剂。EAAs 受体拮抗剂通过阻断缺血区 EAAs 受体,可以明显抑制 Ca^{2+} 内流,保护缺血的神经元;NMDAR 拮抗剂可在不改变皮质氨基酸总量的情况下降低谷氨酸和天门冬氨酸在胞外的增加速率,其机制为阻断 NMDAR 后减少 Na^+、Ca^{2+} 内流和 K^+ 外流,抑制谷氨酸的释放并且促进谷氨酸的吸收。

(2)EAAs 释放抑制剂:EAAs 释放抑制剂有许多种,研究最为普遍且应用最广的是 Na^+ 通道阻滞剂。河鲀毒素(TTX)是一种 Na^+ 通道阻滞剂,动物实验研究表明 TTX 对缺血诱导的神经元损伤有保护作用,其机制可能为 TTX 阻止过多的神经元除极,限制了谷氨酸的释放,防止细胞内 Ca^{2+} 超负荷,保持了细胞的能量储备,从而操纵 Na^+-Ca^{2+} 交换,保持稳定的离子内环境,以此发挥对缺血神经元损伤的保护作用。其他的 EAAs 释放或抑制剂,如 $Cl^--CO_3^{2-}$ 交换阻滞剂、4,4-二异硫氰基-2,2-二磺酸芪(DIDS)和酸性氨基酸阻滞剂二氢卡因酸盐都有类似作用。

(3)γ-氨基丁酸(GABA):GABA 为抑制性氨基酸,是中枢神经系统的主要抑制性神经递质,对神经元的活动有较强的抑制作用,GABA 常与谷氨酸共存于大脑皮质和海马。GABA 可阻断谷氨酸的兴奋作用,包括除极和 Ca^{2+} 内流,这一过程是通过阻断 GABA-A 受体来实现的。烟酸作为一种 GABA 重吸收抑制剂,在缺血纹状体微透析研究中发现,它可使 GABA 含量升高,从而对谷氨酸的兴奋性毒性产生抑制作用。GABA 协同剂蝇蕈醇和氯甲噻唑能见到动物模型中的脑组织梗死体积缩小,对脑组织有保护作用,可增加脑血流量,降低脑代谢。

(4)腺苷:腺苷为内源性释放物,通过调节谷氨酸和天门冬氨酸来降低其毒性。脑缺血后腺苷浓度很快上升,其峰值达基础水平的 26 倍,再灌注 50～60 分钟后降至梗死前水平。吲哚美辛是腺苷吸收抑制剂,将其应用于脑缺血后大鼠脑皮质,发现其可减少谷氨酸和天门冬氨酸的释放,但不减少 GABA 的释放,认为这是吲哚美辛抑制腺苷吸收、升高腺苷水平从而降低谷氨酸和天门冬氨酸外流所致。而谷氨酸和天门冬氨酸外流的减少,又可以激活腺苷 A 受体,增强腺苷抗谷氨酸和天门冬氨酸毒性的作用。又据报道,腺苷受体醛固酮增高剂也可以降低谷氨酸外流。

(5)其他:除以上几种 EAAs 拮抗剂外,尚有多种应用不甚广泛、作用机制不明确的对 EAAs 有拮抗作用的物质。如磷脂酶 C 和乙酰胆碱酯酶抑制剂——苯甲基磺酰氟化物(PMSF),可抑制早期脑缺血时的乙酰胆碱酯酶的活性,对谷氨酸细胞外水平的升高有抑制作用;血小板活化因子抑制剂可以抑制缺血后离体组织的 3H-D-天门冬氨酸的释放;转换生长因子能够降低离体组织神经元缺氧和兴奋毒性损伤。综上所述,通过多个环节抑制 EAAs 释放或减轻 EAA 的毒性,能有效地减轻缺血性脑损伤,保护脑组织。因此 EAAs 拮抗类药物的应用,将成为治疗缺血性脑血管病的重要手段。

3.钙拮抗剂

多年来研究者们对脑缺血的病理生理机制进行了深入的研究,并提出了多种学说,而钙离子信号传导异常是神经细胞变性坏死的"最后共同通道"。Ca^{2+} 参与细胞膜生物电活动和胞内生化过程,是最重要的"第二信使",在神经细胞的正常功能中起着关键性的调节作用。正常情况下,细胞处于一个钙稳态的动态平衡中。Ca^{2+} 跨膜转运是由 Ca^{2+} 泵、Na^+-Ca^{2+} 交换和 Ca^{2+} 通道完成的,前两者为 Ca^{2+} 出胞的途径,其中 Ca^{2+} 泵的作用是主要的。神经细胞膜上主要存在两类 Ca^{2+} 通道——电压依赖性通道和配体操控性通道。脑缺血时,Ca^{2+} 电压依赖性通道开放时间延长,Ca^{2+} 内流增加。而在脑缺血后启动的一系列病理生理变化,包括 ATP 耗竭、兴奋性氨基酸过多释放、自由基产生增加、NO 合成增多等,导致 Ca^{2+} 泵和 Na^{2+}/K^+-ATPase 活性降低,Ca^{2+} 配体操控性通道介导的 Ca^{2+} 内流增加等,均导致胞内$[Ca^{2+}]$升高,胞内钙超载使三羧酸循环发生障碍,最终导致过氧化物生成增加,造成神经细胞损伤。研究证明,钙拮抗剂阻断钙离子内流,并有效地抑制细胞凋亡的发生。但是,与钙拮抗剂在心血管疾病预防和治疗领域的广泛运用和快速发展不同,其在脑血管疾病治疗方面的作用至今仍未获得有力的临床证据。

另一方面,实验显示某些钙离子螯合剂结合过高的钙离子,保护神经元免受兴奋攻击作用,对脑缺血有神经保护作用。钙结合蛋白就是能够调控细胞内钙离子浓度的螯合剂,近年来吸引了人们的兴趣和关注。钙结合蛋白(CaBP)是一组酸性蛋白超家族,在细胞内以多拷贝形式存在,并与钙离子高选择亲和性地结合,该家族包括 calmudin、calpain 等两百多种蛋白质,可分为两大类:一类属于激发型,如钙调蛋白、肌钙蛋白 C,它们与钙离子结合后发生迅速扭曲变形,与靶分子结合,进而调节其活性;另一类属缓冲剂型,存在于胞内,主要参与胞内钙离子浓度的调节,在神经元内具有钙缓冲作用,缓冲和运输细胞内异常升高的 Ca^{2+},是维持钙稳态不可缺少的重要因素。免疫组化研究显示,钙结合蛋白在神经系统中广泛分布于大脑皮质、海马、小脑、纹状体-黑质及周围神经系统。实验表明,钙结合蛋白通过它的钙缓冲作用,能明显减轻缺血缺氧对神经细胞的损伤,而增加细胞内钙结合蛋白含量会降低细胞对损伤的敏感性,可起到神经保护的作用。目前,部分研究发现,雌激素和纳洛酮的神经保护作用中有钙结合蛋白的参与。使用基因工程技术使体内钙结合蛋白表达上调,目前仍在探索阶段。

4.亚低温治疗

人们发现脑温低于正常值 2~6℃(亚低温)有明显的神经保护作用,而且不产生任何严重并发症。目前已经证实,28~33℃的亚低温具有确切的神经保护作用。其作用机制可能包括:减少兴奋性氨基酸的释放,抑制钙离子内流,调节钙调蛋白激酶Ⅱ和蛋白激酶 C 的活性,降低氧代谢率,减少自由基的产生,保护血脑屏障,抑制脑缺血再灌注后炎症反应,抑制缺血神经元凋亡等。近年来,随着对亚低温研究的不断深入,人们发现亚低温对脑缺血后一些基因、蛋白质的表达有影响。

(1)抑制神经元凋亡相关级联反应:研究表明,亚低温可减少凋亡细胞数量。亚低温可通过抑制细胞色素 C 的释放及向细胞质的易位,在凋亡的诱导阶段即起作用。亚低温(33℃)情况下生物体的 caspase-3、caspase-8 和 caspase-9 的活性显著下降,并且可能通过改变 bcl-2 的表达,抑制细胞色素 C 的释放,防止胱冬酶的激活,从而抑制神经元凋亡。

近年来发现另一种重要的线粒体内介导凋亡的蛋白,即凋亡诱导因子(AIF),它可以不依赖 caspase-3 的活性,通过另一条更原始、更保守的 caspase 非依赖性通路诱导凋亡。亚低温是一种有效的神经保护措施,研究表明,亚低温不仅降低 caspase 依赖性通路中的关键蛋白酶 caspase-3 的 mRNA 的表达,而且降低 caspase 非依赖性通路中的关键蛋白 AIF 的 mRNA 的表达,亚低温通过抑制两种凋亡通路对脑缺血再灌注大鼠发挥保护作用。

(2)抑制炎症反应相关因子:脑缺血后的炎症反应在缺血性脑损害中发挥着重要作用。脑缺血局部产生的 TNF-α 和 IL-1β 等细胞因子激活脑血管内皮细胞使其表达黏附分子,如细胞间黏附分子(ICAM-1)和选择素等,黏附分子介导内皮细胞与白细胞相互作用,使白细胞黏附于内皮细胞,然后穿过内皮细胞,浸润到缺血脑组织内。白细胞通过阻塞微血管,释放蛋白水解酶、自由基等损害神经元、胶质细胞和血脑屏障,产生 NO 等毒性物质诱导凋亡等途径加重脑损害。亚低温通过抑制炎症因子包括 NF-κB、TNF-α、IL-1β 等的表达和活性,显著抑制炎细胞在缺血区血管内的聚集和黏附以及随后在缺血区脑实质内的浸润,尤其是在缺血周边区内的浸润,从而阻断炎症级联反应,起到脑保护作用。此外,黏附分子如 ICAM-1 在亚低温处理后的表达也明显降低。

有学者通过研究提出,不但在缺血早期且持续至再灌注期应用亚低温能明显减轻缺血脑组织的病理损伤程度,并促进缺血后神经功能的恢复,而且早期应用亚低温有可能延长溶栓治疗的时间窗,其可能机制也被认为与亚低温作用于脑缺血诱发的炎症级联反应有关。

(3)抑制基质金属蛋白酶(MMP):脑梗死后继发出血时可见 MMP 被激活,降解基底膜/细胞外基质(ECM)中的 IV 型胶原、层粘连蛋白和纤维连接蛋白,基底膜/ECM 降解,屏障作用消失,导致脑出血。近年来的一些研究表明,MMP-9 水平与脑梗死患者自发性出血和溶栓后继发出血的发生率密切相关,MMP-9 水平越高,发生出血的可能性越大。联合应用 MMP 抑制剂和溶栓疗法可减少出血的发生。亚低温(32~34℃)可抑制 MMP-2 和 MMP-9 的激活、减少基底膜 IV 型胶原的丢失、降低出血发生率。可见,亚低温除可缩小梗死面积外,还可降低溶栓后出血的可能性,但在临床试验结果中尚未见报道。

(4)抑制神经元型 NO 合成酶(nNOS)和诱导型 NO 合成酶(iNOS)的表达:大量研究表明,nNOS 和 iNOS 产生的 NO 具有神经毒性,而内皮细胞型 NO 合成酶 NOS(eNOS)产生的 NO 有神经保护作用。亚低温可减少 NO 的产生,亚低温对各型 NOS 的影响包括亚低温使脑缺血后 iNOS 阳性细胞减少 50%,而且延迟性亚低温,即脑缺血后 6 小时和 24 小时使用亚低温处理,对 nNOS 的抑制作用更强。

(5)抑制钙调磷酸酶活性:缺血后钙调磷酸酶对神经元具有毒性作用,钙调磷酸酶活性增高促进神经元死亡,局部亚低温可抑制缺血后钙调磷酸酶活性,显著提高缺血后各脑区钙调磷酸酶含量,局部亚低温通过抑制钙调磷酸酶活性而产生脑保护作用。

亚低温治疗对脑保护存在正面效应,而且大大减少了深低温所致的心律失常、呼吸泌尿系统感染、出血倾向及复温性休克等各种并发症。实施亚低温可能对全身各重要脏器的功能和代谢产生一定影响,包括全身亚低温治疗脑梗死时可显著减缓心率,改善心肌的能量储备,减轻脑梗死引起的心肌缺血,减少心律失常的发生率。

局部亚低温是指在头部或血管附近施以降温手段达到脑内亚低温的方法。由于设备的限制,局部亚低温曾一度被否定。最近选择性头部降温的设备重新得到发展,从而使其疗效得到进一步的评估。据报道,目前一种采用美国国家航空和航天局技术制作的降温头盔应用于中风或颅脑创伤患者的急救,患者均放置脑组织内温度探头以监测脑温。研究结果显示该头盔具有明确的降低脑温作用。由于该装置保持了全身相对正常的体温,使得全身不良反应得到有效减小。

相对全身亚低温来说,局部亚低温在临床上能够得到更好的推荐,这是由于全身亚低温较局部亚低温更易产生一系列全身并发症,而限制了其在临床的推广应用,而且全身亚低温治疗需要使用肌松剂和呼吸机维持治疗,基层医院尚难以开展此项技术。临床和动物实验显示,采用全身亚低温治疗,存在不同程度的全身不良反应(如循环、呼吸、血液等系统的不良反应)。因此,许多专家都建议采纳局部亚低温的治疗方式。近年来,国内外一些研究探讨了在全身正常体温情况下实施头部局部亚低温是否可以减轻缺血-再灌注损伤及其可能的机制。这些研究证实,脑局部亚低温对脑缺血再灌注后DNA损伤具有抑制作用。降低DNA氧化损伤有可能是脑局部亚低温发挥神经保护效应的机制之一。

亚低温治疗在脑梗死治疗中存在明确的脑保护作用,并且为其他脑保护措施的实施赢得了更多的时间,为应用低温治疗脑梗死提供了重要的理论依据。可以预期,随着亚低温治疗机制研究的逐渐深入、治疗技术的不断完善,结合亚低温手段治疗脑梗死必然得到更加广泛的应用。

(八)高压氧治疗

高压氧(HBO)治疗是指将患者间断地置于高于海平面大气压的环境中呼吸100%浓度的氧气的一种治疗方法。目前,高压氧是减压病和动脉气体栓塞唯一有效的治疗措施,同时在脑梗死、脑损伤、溺水以及一氧化碳中毒性脑病等疾病的临床治疗和康复过程中也显示出明显的效果。

1.实施方法

高压氧的治疗分为三个阶段,即加压、稳压和减压。治疗压力一般为1.5~2ATA(绝对大气压),吸氧时间不超过90分钟。高压下供氧的方式有面罩供氧和全舱供氧两种,以前者最常见。

2.治疗时机

目前国内外较为一致的意见是早期开始高压氧的治疗。由于脑梗死脑细胞缺血缺氧的损害在6小时内尚属可逆阶段,因此病程在6小时内的急性脑梗死患者,应作为急症处理,积极争取溶栓和高压氧治疗;病程超过6小时的患者也应尽早行高压氧治疗。

3.疗程

关于急性脑梗死高压氧治疗的疗程,国内外也有大量报道。综合各家意见,我们认为患者多年为老年,且有起病急、恢复慢、致残率高的特点,建议首次治疗以3个疗程为宜,休息1~2周后可再进行1~2个疗程。此外,在恢复期的1年内,仍应间断治疗。

4.适应证和禁忌证

高压氧治疗对缺血性脑血管疾病,尤其是对空气栓塞导致的脑栓塞,疗效显著,发病后应争取尽早治疗。对继发脑出血的脑梗死患者,建议在康复期才予以考虑。此外,对合并以下疾病者,视为绝对禁忌证:①呼吸窘迫症;②活动性肺结核、咯血;③气胸;④视网膜剥离;⑤活动性内脏出血;⑥氧敏感试验阳性者。对于合并下列疾病者,则视为相对禁忌证:①严重肺气肿、肺大疱;②癫痫大发作;③急性鼻炎、鼻窦炎;④咽鼓管闭塞或堵塞;⑤重症甲状腺功能亢进;⑥月经期、早期妊娠(6个月内);⑦心动过缓;⑧严重肺部感染;⑨血压高于180/200mmHg;⑩精神分裂症者。

5.高压氧的常见不良反应

高压氧、高浓度氧本身或操作不当所致的损伤包括气压伤、减压病、氧中毒等。临床上将氧中毒分为急性（神经型、惊厥型）和慢性（肺型）中毒，同暴露的压力和时程直接相关。气压伤是因为压力失衡造成中耳、鼻旁窦甚至肺的损伤，临床及病理提示原有肺部病患者，进行高压氧治疗的潜在危险性较大。

第二节 脑出血

脑出血（ICH）分外伤性和非外伤性两种，前者已在颅脑外伤中介绍，后者又称原发性或自发性脑出血，系指颅内或全身疾病引起脑实质内出血。引起非损伤性脑出血的原因很多，但以高血压性脑出血最常见，占总数的 40％～50％。由于高血压性脑出血有其固有的特点。

一、流行病学

由于我国尚未建立卒中数据库或发病报告系统以及全国范围流行病学调查，卒中死亡率、发病率和患病率及流行趋势等资料或为局部地区或为研究机构、医院报告。在卒中中，脑梗死占 62.4％，脑出血占 27.5％，自发蛛网膜下隙出血占 1.8％，余下为难分类。国外脑出血占所有卒中的 10％～17％，黑人、西班牙人、亚洲人发病率高于白人。

脑出血 30 天的病死率取决于出血的部位和大小（见表 3-2-1）。发病 1 个月内病死率 35％～52％，在 6 个月内功能恢复，生活独立的患者仅有 20％。在神经内外科监护室治疗的患者其病死率可下降到 28％～38％，而普通监护室的病死率为 25％～83％。发病 30 天内死亡的独立预测因素有：出血的大小、GCS、年龄＞80 岁、幕下出血以及合并脑室内出血。合并脑室出血的比例是 36％～50％。合并脑室出血者病死率为 43％，未合并脑室出血的只有 9％的病死率。对此类患者而言，脑积水是早期死亡的独立预测因素。

表 3-2-1 不同部位、不同出血量脑出血患者的病死率

血肿大小	各部位出血的病死率（％）		
	半球深部	脑叶	小脑
＞60mL	93	71	
30～60mL	64	60	75
＜30mL	23	7	57

二、病因和发病原理

（一）病因

非损伤性脑出血病因：80％～85％是原发性出血。原发性脑出血的病因 50％～60％是高血压、20％～30％是淀粉样变。继发性脑出血原因有：动脉瘤、动静脉畸形、口服抗凝药、抗血小板、血液疾病、肝脏疾病、肿瘤、外伤、血管炎、烟雾病、静脉窦血栓形成、子痫、子

宫内膜异位症。

(二)危险因素

男性和女性比为 1.5：1，好发中老年人，65～74 岁为 35～44 岁组的 27 倍。酗酒和高血压的相对危险性分别是 3.36 和 3.68，嗜烟和糖尿病也增加出血危险。携带扎脂蛋白 ε4 等位基因者发生脑出血死亡率高。

基于人口学的研究发现，具有高血压、年龄、遗传、吸烟、饮酒、胆固醇水平过低等因素者脑出血易发生。高胆固醇者发生脑出血的危险低，但是他汀类药物治疗并未增加出血的风险。吸烟者发生脑出血的风险增加 2.5 倍；体重指数增加与脑室出血体积的增加相关；一次大量饮酒可诱发出血发作。口服抗凝治疗者发生出血的风险增加 8～11 倍。

(三)发病机制

高血压脑出血多发生在脑内大动脉直接分出来的穿通小动脉(直径 100～200/μm)，如大脑中动脉的豆纹动脉、丘脑穿通动脉、基底动脉的脑桥穿通支、小脑上动脉和小脑前下动脉等。这些小动脉不像皮质动脉有分支或侧支通路，可分流血液和分散承受的血压力；相反，它们是管壁薄弱的终末支，以 90°角从粗大的脑动脉分出和进入脑实质内。因此，它们承受较多的血流和较大的压力。在高血压长期影响下，这些小穿通动脉管壁的结缔组织发生透明变性，管壁内弹力纤维断裂；同时因伴有动脉粥样硬化使管腔狭窄、扭曲，血管阻力增大，血管的舒缩功能减退，甚至局部产生粟粒状微型动脉瘤。此外，慢性高血压患者的脑血流自动调节代偿功能常丧失。当患者情绪波动或从事体力活动时，血压突然升高，引起血管壁破裂而导致出血。近年来发现脑淀粉样血管病是非高血压脑出血的重要原因之一。由于脑内 β 淀粉样蛋白生成增加或清除障碍，导致脑小动脉和毛细血管发生淀粉样变，使管壁脆性增加，容易出血。

三、病理和病理生理

高血压性脑出血好发于大脑半球深部的基底节，约占脑出血的 2/3，其中最多见为壳核(占总数的 44%)，其次依次为大脑皮质下或脑叶(15%)、丘脑(13%)、脑桥(9%)、小脑(9%)等。大脑皮质下和壳核出血，患者耐受量较大，血肿量可达 50mL 以上，丘脑、脑桥和小脑出血早期即引起较严重神经功能障碍。脑实质内出血量大时，可沿神经纤维向四周扩散，侵入内囊、丘脑、脑干，可破入脑室或蛛网膜下隙。血肿可引起脑室受压或移位，发生脑疝。脑淀粉样血管病脑出血多发生于脑叶，且多发，以顶叶多见，基底节、脑干和小脑少见。

脑出血后随时间的延长血肿扩大的发生率逐渐下降。有学者提出了早期血肿扩大的概念，由于 CT 扫描角度等影响因素，其将血肿扩大定义为较原体积增加 33% 以上。此后此概念被广泛采用，成为判断血肿扩大的普遍标准。在其研究的 103 例发病 3 小时内的患者中，26% 的患者在发病 4 小时内血肿扩大，还有 12% 在接下来的 20 小时内血肿扩大。而血肿扩大与神经功能恶化存在直接的联系。目前研究认为在发病 48 小时内是血肿扩大的最危险时段,随着时间的推移,其发生率逐渐下降。

血肿扩大的预测因素:最重要的是发病与第一次 CT 的时间。其次有最初血肿的大小、血肿不规则、动脉高压、高血糖、酗酒、低纤维蛋白原血症、肝脏疾病。分子标志物有:血肿扩大患者血浆中 IL-6,TNF-α,MMP-9,c-Fn(细胞纤维连接蛋白)的浓度明显增高($P<0.001$)。c-Fn 是脑出血血肿扩大的最主要的预测因素,血浆 c-Fn$>6\mu g/mL$,早期血肿扩大的危险性增加 92 倍,c-Fn 的水平和血肿扩大的百分数高度相关。

另外,血压、病变血管的直径和管壁、脑血管自动调节功能、止血系统功能、出血灶周边脑实质的结构特性等也影响血肿量。少数患者再出血发生在不同部位。出血的部位、速度与量影响患者的临床表现。小出血可沿脑组织界面扩大,呈分离或非破坏脑组织形式。因此,小出血对神经功能影响较小,出血吸收后神经功能障碍多能恢复。相反,大出血对神经组织破坏大,可引起颅内压增高。虽然颅内压达到血压水平时,可使出血停止,但是在此之前常已引起脑疝,危及患者生命。脑水肿、脑血流和脑代谢等的变化也在病变发生发展中起重要作用。出血可破入脑室、蛛网膜下隙,可引起脑积水。脑干受压或推移、扭曲或脑干原发或继发性出血常是致死的主要原因,一般基底节血肿量$>85mL$ 或血肿量超过脑容量 6%,小脑血肿直径$>3cm$,如不治疗,预后不良。

一旦血肿形成,随时间增长,可发生不同时期的病理变化:出血 7~10 天内,血肿内容呈果酱状血块或未完全凝固的血液,周围脑实质被分离、推移而呈软化带。由于出血和脑水肿造成脑局部回流障碍,脑软化带常有点状出血。出血侧半球水肿、肿胀,可引起该侧脑室变性和向对侧移位,血肿周边毛细血管形成、巨噬细胞浸润等。出血 2~3 周后,血块液化,变为棕色易碎的软块,液体成分增多。血肿存在时间愈久,其内容的颜色愈淡,质地稀薄,最后变成草黄色液体。血肿周围组织水肿和斑点状出血消失,代之胶质和结缔组织增生,逐渐形成一层假性包膜,其内侧壁因有血红蛋白分解产物含铁血黄素沉着而呈黄褐色,可保留数月至数年不褪色。少数血肿可机化,囊壁可见钙质。上述这些变化,可引起血肿不同时期的 MRI 表现。

四、临床表现

脑出血好发于 50~70 岁,男性略多见,多在冬春季发病。患者多有高血压病史。在情绪激动或活动时易发生,发病前多无预兆,少数可有头痛、头晕、肢体麻木等前驱症状。临床症状常在数分钟到数小时内达到高峰,临床特点可因出血部位及出血量不同而异。

(一)基底节内囊区出血

基底节内囊区是高血压颅内出血最常见的部位,约占全部脑内出血的 60%,该区域由众多动脉供血。

1.前部型

占 12%左右,由 Heubner 返动脉供血(包括尾状核),主要累及尾状核头和(或)体(均称为尾状核出血),易破入侧脑室前角,严重者可同时累及第Ⅲ、Ⅳ脑室,血肿可向后外侧延伸,损伤内囊前肢与壳核前部。

临床特征:严重头痛和明显的脑膜刺激症状,类似蛛网膜下腔出血,多无意识障碍,个别患者可出现病初一过性嗜睡。若血肿向后外侧延伸累及内囊前肢和(或)壳核前部可出现程度较轻的语言障碍、对侧偏身运动、感觉功能缺损,通常预后较好。无精神异常、眼球分离、凝视、眼震、癫痫发作等症状。50%患者完全恢复正常,70%患者预后良好。

2.中间型

占7%左右,最为罕见,由内侧豆-纹动脉供血,血肿累及苍白球及壳核中部,可向后累及内囊膝部或向前外侧破入侧脑室。

临床特征:患者意识多不受影响,可有一过性嗜睡,但几天后恢复正常。该型出血虽死亡率极低,但常导致较严重的失语和(或)偏身症状,无精神异常、眼球分离、患侧忽视、癫痫发作等症状。预后差,患者多留有较明显后遗症,50%以上存在严重残障。

3.后中间型

占10%左右,由脉络膜前动脉供血,通常位于内囊后肢前半部分,常向内囊膝部扩展,可导致壳核中部或丘脑外侧受压。若血肿较大可破入第Ⅲ、Ⅳ脑室并导致昏迷。

临床特征:多数患者神志清楚,50%患者存在语言障碍,几乎所有患者均不同程度出现对侧面部、肢体运动障碍,60%以上患者存在偏身感觉缺失。无精神异常、眼球分离、癫痫发作等症状。预后较中间型好,多数恢复良好,近1/3患者可遗留中、重度残障,几乎没有死亡病例。

4.后外侧型

其仅次于外侧型的常见基底节内囊区出血,所占比例近20%,由外侧豆-纹动脉后内侧支供血,血肿位于豆状核后部的内囊区域,平均出血量30mL,最大可达90mL,血肿相对较大,主要向前侧延伸,累及颞叶峡部白质、壳核前部和(或)内囊区豆状核后部,少数可经前角破入侧脑室,严重者可同时累及蛛网膜下腔。

临床特征:多数患者神志清楚或仅有一过性意识障碍,出血量大者可有昏迷及瞳孔改变。30%病例出现共轭凝视,80%以上患者有语言障碍,几乎所有患者存在不同程度对侧面部、肢体感觉及运动障碍。脑疝时有瞳孔改变,无眼球分离。预后较差,20%患者死亡,存活病例多遗留重度残障。

5.外侧型

最为常见,占40%左右,虽该型出血多被当作壳核出血,但头MRI证实其为介于壳核和岛叶皮质之间的裂隙样出血,不直接累及壳核。由外侧豆-纹动脉的大部分外侧支供血,原发灶位于壳核外部和岛叶皮层,多为凸透镜形和卵圆形,平均出血量20mL,最大80mL。常向前外侧扩展,可向内经前角破入侧脑室。

临床特征:多数患者神志清楚或仅有轻度意识水平下降,血肿较大者可出现昏迷。优势半球出血患者多有失语,非优势半球出血患者近50%出现构音障碍。出血量大患者可出现共轭凝视麻痹、瞳孔改变及癫痫发作。所有患者均存在不同程度偏身麻痹,60%以上患者出现对侧偏身感觉障碍。50%以上患者遗留中至重度残障,近10%患者死亡。

6.大量出血型

发病率亦较高,血肿占据全部或大部分的基底节内囊区域,血肿极大(最大144mL,平均70mL),仅偶尔尾状核及内囊前肢得以保留,以致不能找到原发出血部位。常向前外侧延伸,50%以上破入侧脑室及第Ⅲ、Ⅳ脑室,严重者可同时破入蛛网膜下隙。

临床特征:意识、言语障碍,中至重度偏身感觉、运动缺失几乎出现于所有患者,共轭凝视或眼位改变(眼球分离或固定)。血肿常导致中线移位并继发Monro孔梗阻导致对侧脑室扩张,严重者常在几分钟或几小时内出现枕大孔疝或颞叶沟回疝,从而引起意识水平进一步下降及四肢瘫和脑干损伤所致的眼动障碍等脑疝症状,甚至错过住院治疗时机。几乎所有患者预后差,近50%的患者死亡。

(二)丘脑出血

由丘脑膝状动脉和丘脑穿通动脉破裂所致,在脑出血中较常见,占全部脑出血的15%~24%,致残率、病死率均高。高龄、高血压是丘脑出血的主要因素,高脂血症、糖尿病、吸烟、饮酒是相关因素。

临床表现为突发对侧偏瘫、偏身感觉障碍,甚至偏盲等内囊性三偏症状,CT扫描呈圆形、椭圆形或不规则形境界比较清楚的高密度血肿影,意识障碍多见且较重,出血波及丘脑下部或破入第三脑室则出现昏迷加深、瞳孔缩小、去皮质强直等中线症状。

由于丘脑复杂的结构功能与毗邻关系,其临床表现复杂多样。如为小量出血或出血局限于丘脑内侧则症状较轻;丘脑中间腹侧核受累可出现运动性震颤、帕金森综合征表现;累及丘脑底核或纹状体可呈偏身舞蹈——投掷样运动。

(三)脑桥出血

约占全部脑内出血的10%,主要由基底动脉的脑桥支破裂出血引起,出血灶多位于脑桥基底与被盖部之间。

原发性脑桥出血患者中以大量出血型和基底被盖型死亡率最高,但两者之间无明显差异,单侧被盖型死亡率最低。在实际工作中要注意:①技术上采用薄层、小间隔扫描手段;②充分重视患者症状,特别是那些无法用CT特征来解释的脑桥损害症状,必要时可做MRI扫描,以提高小病灶的检出率。

(四)中脑出血

罕见病。但应用CT及MRI检查并结合临床已可确诊,轻症表现为一侧或双侧动眼神经不全瘫痪或Weber综合征;重症表现为深昏迷,四肢弛缓性瘫痪,可迅速死亡。

(五)小脑内血

多由小脑齿状核动脉破裂所致,约占脑出血的10%。自发性小脑出血的常见病因是高血压动脉硬化、脑血管畸形、脑动脉瘤、血液病及应用抗凝药,在成年人高血压动脉硬化是小脑出血的最常见原因,占50%~70%。

发病初期大多意识清醒或有轻度意识障碍,表现眩晕、频繁呕吐、枕部剧烈头痛和平衡障碍等,但无肢体瘫痪是其常见的临床特点;轻症者表现出一侧肢体笨拙、行动不稳、共济失调和眼球震颤,无瘫痪;两眼向病灶对侧凝视,吞咽及发音困难,四肢锥体束征,病侧或对侧瞳孔缩小、对光反应减弱,晚期瞳孔散大,中枢性呼吸障碍,最后枕大孔疝死亡;暴发型则常突然昏迷,在数小时内迅速死亡。如出血量较大,病情迅速进展,发病时或发病后12～24小时内出现昏迷及脑干受压征象,可有面神经麻痹、两眼凝视病灶对侧、肢体瘫痪及病理反射出现等。

由于小脑的代偿能力较强,小脑出血的临床征象变化多样,缺乏特异性,早期临床诊断较为困难,故临床上遇下列情况应注意小脑出血的可能:①40岁以上并有高血压症病史;②以眩晕、呕吐、头痛起病;③有眼震、共济失调、脑膜刺激征阳性;④发病后迅速或渐进入昏迷,伴瞳孔缩小、凝视、麻痹、双侧病理征、偏瘫或四肢瘫。

(六)脑叶出血

约占脑出血的10%,常由脑动静脉畸形、Moyamoya病、血管淀粉样病变、肿瘤等所致。出血以顶叶最常见,其次为颞叶、枕叶、额叶,也可有多发脑叶出血。常表现头痛、呕吐、脑膜刺激征及出血脑叶的局灶定位症状,如额叶出血可有偏瘫、Broca失语、摸索等;颞叶可有Wernicke失语、精神症状;枕叶可有视野缺损;顶叶可有偏身感觉障碍、空间构象障碍。抽搐较其他部位出血常见,昏迷较少见;部分病例缺乏脑叶的定位症状。

(七)脑室出血

占脑出血的3%～5%,由脑室内脉络丛动脉或室管膜下动脉破裂出血,血液直流入脑室内所致,又称原发性脑室出血。原发性脑室内出血最常见的部位是侧脑室,其次是第Ⅲ脑室和第Ⅳ脑室,在中间罕见。目前未见有文献报道透明隔腔(第Ⅴ脑室)内原发出血。

多数病例为小量脑室出血,常有头痛、呕吐、脑膜刺激征,一般无意识障碍及局灶性神经缺损症状,血性CSF,酷似蛛网膜下隙出血,可完全恢复,预后良好。大量脑室出血造成脑室铸型或引起急性梗阻性脑积水未及时解除者,其临床过程符合传统描述的脑室出血表现:起病急骤,迅速出现昏迷、频繁呕吐、针尖样瞳孔、眼球分离斜视或浮动、四肢弛缓性瘫痪及去脑强直发作等,病情危笃,预后不良,多在24小时内死亡。而大多数原发性脑室出血不具备这些"典型"的表现。

由于原发性脑室出血没有脑实质损害或损害较轻,若无脑积水或及时解除,其预后要比继发性脑室出血好。与继发性脑室出血相比,原发性脑室出血有以下临床特点:高发年龄分布两极化;意识障碍较轻或无;可亚急性或慢性起病;定位体征不明显,即运动障碍轻或缺如,脑神经受累及瞳孔异常少见;多以认知功能障碍或精神症状为常见表现。

五、诊断

(一)病史询问

为了及时地发现和诊断脑出血,详细的病史询问是必不可少的。

1.对症状的询问

了解发病时间,是白天起病还是晨起发病。如果患者是睡醒后发病,那么发病时间要从最后看似正常的时间算起。如果患者出现瘫痪,要了解瘫痪的发病形式,如是否急性起病,起病的诱因:如病史中有无导致全身血压下降的情况、由坐位或卧位变为直立位后发病等,肢体无力的进展和波动情况,有无麻木、疼痛、肌肉萎缩等症状。如果合并头痛,要询问头痛的性质、部位、发作频率。如果出现眩晕,则要询问有无恶心、呕吐、出汗、耳鸣、听力减退、血压和脉搏的改变以及发作的诱因和持续时间,以帮助鉴别周围性眩晕和中枢性眩晕。

2.对既往病史的询问

对于来诊的患者要询问患者的既往病史,如有无高血压、心脏病、糖尿病等相关病史;同时了解患者既往有无类似短暂性脑缺血发作的症状,尤其要注意易被患者忽略的单眼黑蒙;如果是中青年女性,还要询问有无避孕药服用史、多次自然流产史。除了个人既往病史以外,还要简要询问患者的家族中有无类似的病史。

(二)体格检查

病史采集完成后,要对患者进行神经系统体格检查和全身检查。对于脑出血患者,除了重要的神经系统检查外,还需着重检查以下几个方面。

1.双侧颈动脉和桡动脉扪诊:检查双侧动脉搏动是否对称,同时可以初步了解心律是否齐整。

2.测量双上肢血压。

3.体表血管听诊:选择钟形听诊器,放在各个动脉在体表的标志。

(1)颈动脉听诊区:胸锁乳突肌外缘与甲状软骨连线的交点。

(2)椎动脉听诊区:胸锁乳突肌后缘上方,颈2、3横突水平。

(3)锁骨下动脉听诊区:锁骨上窝内侧。

(4)眼动脉听诊区:嘱患者轻闭双眼,将听诊器放在眼部上方。

(三)结构影像学检查

影像学检查方法包括 CT 和 MRI 成像。随着 CT、MRI 成像技术的不断提高以及密度分辨力和空间分辨力的进一步完善,CT 和 MRI 已成为脑血管病的主要检查方法之一。

1.头部 CT 检查

头颅 CT 是诊断脑出血的首选检查。急性脑内出血的 CT 检查以平扫为主,一般不需强化检查。急性脑实质内出血在 CT 平扫图像上表现为高密度影,病灶边缘清楚。当血肿破入脑室后常常可以观察到脑室内的血液平面。

2.头部磁共振成像

超急性期血肿发病 2~3 小时,很难产生异常信号,此时 CT 可显示血肿存在。急性期血肿发病数小时至数天,稍长 T_1,短 T_2。亚急性期血肿发病数天至数月,短 T_1,长 T_2。慢性期血肿发病数月至不定期,长 T_1,短 T_2。

梯度回波序列也称为场回波序列,是非常基本的磁共振成像序列。由于具有许多优点,在各个系统都得到了广泛的应用。发病 6 小时内急性卒中的多中心研究表明,梯度回波 MRI 在发现急性出血方面与 CT 检查一样精确,但在发现慢性出血方面优于 CT。MRI 在发现相关的血管畸形尤其是海绵状血管瘤方面也优于 CT,但是 MRI 并不像 CT 一样适于全部患者。

(四)血管影像学检查

1.头部 CTA

其是一种静脉注射含碘造影剂后,利用计算机三维重建方法合成的无创性血管造影术,可以三维显示颅内血管系统。CTA 对 Willis 环周围>4mm 的颅内动脉瘤可达到与 DSA 相同的检出率,而且可以明确 DSA 显示不理想的动脉瘤的瘤颈和载瘤动脉的情况。对血栓性动脉瘤的检测 CTA 明显优于 DSA。CTA 对动静脉畸形(AVM)血管团的显示率达 100%,其中供血动脉的显示率为 93.9%,引流静脉的显示率为 87.8%。CTA 对脑动脉狭窄的显示基本达到与 DSA 相同的效果。CTA 是有效的无创伤性血管成像技术,在很大程度上可替代有创性 DSA。

2.头部 MRA(V)

可以很好地显示颅内大动脉的形态以及动脉发生病变时的一些侧支循环。

MRA 对正常脑动静脉的显示和对异常血管的显示有很好的效果,除对显示前交通动脉和后交通动脉的敏感性和特异性稍低外,对显示大脑前、中、后动脉、基底动脉和颈内动脉的敏感性和特异性均接近 100%。MRA 可以显示脑 AVM 的供血动脉、血管团和引流静脉,可以显示动静脉瘘的动脉、瘘口的位置和大小、静脉的扩张程度和引流方向。对于>5mm 的动脉瘤,MRA 的显示率可达 100%,并且结合源图像可以显示那些 DSA 不能显示的有血栓形成的动脉瘤。MRA 对<5mm 直径的脑动脉瘤漏诊率较高,对发生颅内出血的脑动脉瘤患者 MRA 不能替代常规脑血管造影做介入治疗。MRA 对脑动脉狭窄显示直观,与 DSA 的相关性较好,但当动脉狭窄严重程度达 75% 以上时,有过高评价的倾向。

MRV 对上下静脉窦、直窦、横窦、乙状窦、大脑内和大脑大静脉的显示率达 100%,对岩上窦和岩下窦的显示率也达 85%。MRV 可显示脑静脉血栓的范围、是否完全闭塞和侧支引流的情况等。

3.颈部 MRA

磁共振对比增强血管三维成像(3DCE-MRA)可从任一角度观察血管的 3D 血管图像。与传统非增强 MRA 相比,该技术与血液的流动增强无关,不需空间予饱和,对平行于扫描平面的血管也能很好显示,因此可通过冠状位激发扫描,显示包括颈部大血管根部至颅内 Willis 环的颈部血管全程。3DCE-MRA 可同时显示两侧头、颈部所有血管的受累情况,即受累血管段及其范围以及狭窄程度或闭塞后侧支循环血管情况。3DCE-MRA 上动脉闭塞表现为动脉血流中断和远端动脉不显影;动脉狭窄表现为动脉腔节段性狭窄,其远端动脉分支减少或显影差,有的动脉表现为该段动脉血流中断,但其远端动脉仍显影;明显的动脉硬化表现为动脉管腔粗细不均,呈"串珠状"。因此,3DCE-MRA 可为临床血管性病变的筛选检查、制订治疗方案提供依据。

4.血管造影

数字减影血管造影(DSA)具有很好的空间分辨率,可以显示 0.5mm 的脑血管,清晰显示脑血管各级分支的大小、位置、形态和变异。主要用于需要造影确诊或是否适合介入治疗的脑血管病。DSA 可以用于了解脑动脉狭窄的部位程度;明确脑血栓形成时血管闭塞的部位和动脉溶栓;可以显示颅内动脉瘤的情况;显示 AVM 供血动脉的来源和引流静脉的方向等,为手术和介入治疗提供详细的资料。

目前认为,DSA 是诊断脑供血动脉狭窄的金标准,同时也是判断狭窄程度的有效方法,为临床治疗提供可靠依据。

血管造影的指征包括出血伴有 SAH、局部异常钙化影、明显的血管畸形、异常的出血部位等,不明原因的出血,如孤立的脑室出血也需行血管造影。患高血压和深部出血的老年患者尽量避免血管造影检查。行血管造影检查的时间需依据患者病情平衡诊断的需要及外科手术干预的潜在时间。脑疝患者在血管造影检查前需紧急手术,病情稳定的动脉瘤或血管畸形的患者在任何干预之前应行血管造影检查。

(五)头部 CT 灌注影像

头部 CT 灌注影像是脑功能成像方法之一,通过研究脑组织的血流灌注状态以及组织血管化程度来揭示脑组织的病理解剖和病理生理改变的一种检查手段。

CT 灌注成像是临床脑出血周围组织损伤研究较为理想的方法,一次检查可同时产生有关血肿体积的解剖学信息以及有关血肿周围组织脑血流动力学变化的功能信息。CT 灌注成像空间分辨率高,成像速度快,可对血肿周围组织脑血流动力学参数进行定量测量,有助于脑出血患者个体化救治和预后评估。

在 CT 灌注成像所用的参数中,TTP 较为敏感,所有被观察对象均清晰地显示出血肿周围 TTP 延长区,TTP 持续延长提示由血肿占位效应引起的脑微循环障碍在脑内出血慢性期可依然存在。MTT 可以敏感地显示出血管远端局部灌注压的降低,对脑组织灌注异常具有良好的预测性。rCBF 和 rCBV 可以准确地反映出脑出血后血肿周围组织的灌注状态,对于判断血肿周围组织缺血性损伤有重要的价值。

(六)实验室检查

脑出血患者常规实验室检查包括血常规、电解质、BUN、肌酐、血糖、心电图、X 线胸片、凝血功能,青中年患者应行药物筛查排除可卡因的应用,育龄女性应行妊娠试验。

血糖升高可能是机体的应激反应或脑出血严重性的反应。华法林的应用,反映在凝血酶原时间或国际标准化比值(INR)的升高,是血肿扩大的一个危险因素(OR=6.2),且较未应用华法林患者血肿扩大的持续时间长。

近年来研究表明,检测血清生物学标志物有助于判断 ICH 患者的预后,且能提供病理生理学线索。金属蛋白酶是降解细胞外基质的酶,脑出血发生后此酶被炎症因子激活。脑出血发生 24 小时后基质金属蛋白酶-9(MMP-9)水平与血肿相关,而 MMP-3 在卒中发生后的 24～48 小时与死亡相关,两者的水平与残腔体积相关。细胞纤维连接蛋白(c-Fn)

是一种糖蛋白，具有黏附血小板至纤维蛋白的作用，是血管损伤的标志。有研究表明：c-Fn高于 $6\mu g/mL$ 或IL-6高于 $24pg/mL$ 与血肿扩大独立相关。肿瘤坏死因子-α（TNF-α）与血肿周围水肿相关，而谷氨酸盐水平则与血肿的残腔体积相关。这些血清标志物的临床应用需要进一步研究。

六、鉴别诊断

1.壳核、丘脑及脑叶的高血压性脑出血与脑梗死难以鉴别。在某种程度上，严重的头痛、恶心、呕吐以及意识障碍可能是发生脑出血的有用线索，CT检查可以识别病变。脑干卒中或小脑梗死可似小脑出血，CT扫描或MRI是最有用的诊断方法。

2.外伤性脑出血是闭合性头部外伤的常见后果。这类出血可发生于受冲击处颅骨下或冲击直接相对的部位（对冲伤），最常见的部位是额极和颞极。外伤史可提供诊断线索。外伤性脑出血的CT扫描表现可延迟至伤后 24 小时显影，MRI可早期发现异常。

3.突然发病、迅速陷入昏迷的脑出血患者须与全身性中毒（酒精、药物、CO）及代谢性疾病（糖尿病、低血糖、肝性昏迷、尿毒症）鉴别，病史、相关实验室检查和头部CT检查可提供诊断线索。

4.急性周围性前庭病可引起恶心、呕吐及步态共济失调等症与小脑出血极为相似。然而，发病时严重头痛、意识障碍、血压升高或高龄等均强烈支持为小脑出血。

七、治疗

（一）急诊治疗

ICH是一种医学急症。由于ICH发病后最初数小时内的病情恶化很多见，因此对ICH患者的迅速诊断和周密管理至关重要。从院前急救评价到急诊室内的首次评价，20%以上的 ICH 患者 GCS 评分会降低≥2 分。在院前出现神经功能恶化的患者中，GCS评价平均下降6分，病死率＞75%。而且，在到达医院后 1 小时内，15%的患者GCS评分下降≥2分。早期神经功能恶化的高危风险和远期转归不良的高发生率充分说明了早期积极管理的必要性。

1.院前管理

院前管理的目标是提供呼吸和循环支持，首先，将患者转送至最近的有急性卒中患者救治资质的医院；其次，急救人员应获取重要病史，包括症状出现的时间（或已知患者正常的最后时间）以及关于既往史、药物史和吸毒史的信息。最后，急救人员应将疑似卒中的患者即将到达的消息提前通知急诊室，以便启用临床路径和准备会诊。研究发现，急救人员预先通知急诊室可显著缩短至完成 CT 扫描的时间。

2.急诊室管理

每一个急诊室都必须做好救治ICH患者的准备或具备迅速把患者转送至三级医院的方案，这一点至关重要。管理 ICH 患者所必需的重要资源包括神经科、神经影像科、神经外科和重症监护设备以及接受过充分培训的护士和医生。在急诊室内,医生和护士必须相互协作,尽快联系会诊并且应高效地进行临床评价。

ICH 患者的急救管理可能包括外科手术清除血肿、脑室外引流或 ICP 的监测和治疗、血压管理、气管插管和凝血障碍的逆转。尽管许多医疗中心为急性缺血性卒中的治疗制定了临床路径,但很少有医院为 ICH 的管理制订方案。这些临床路径可能有助于对重症 ICH 患者进行更加有效、规范和全面的管理。

3.神经影像学检查

在证实其他病因之前,应将突发的局灶性神经功能缺损症状假定为血管源性。然而,单纯临床特征并不能区分缺血性卒中与出血性卒中。呕吐,收缩压＞220mmHg,严重头痛,昏迷或意识水平下降以及在数分钟至数小时内出现病情进展均提示 ICH,虽然这些临床表现都不具有特异性;因此,必须进行神经影像学检查。CT 和 MRI 都是用于初步评价的合理选择。CT 对于判断急性出血非常敏感,被认为是诊断 ICH 的金标准;梯度回波 T_2 磁敏感加权 MRI 在检测急性出血方面与 CT 同样敏感,对于陈旧性出血的识别则更为敏感。不过,考虑到检查时间、费用、急诊检查的可行性、患者的耐受性、临床状态和 MRI 的普及型,有相当一部分患者不能进行急诊 MRI 检查。

ICH 发病后的早期神经功能恶化发生率很高,这部分与活动性出血有关,后者可在 ICH 发病后持续数小时。发病后越早进行神经影像学检查,在复查时发现血肿增大的概率就越高。在 ICH 发病后 3 小时内接受 CT 扫描的患者中,28%～38%CT 复查发现血肿增大超过 1/3。血肿增大是临床病情恶化以及残疾率和病死率增高的预测因素。因此,如何识别存在血肿增大风险的患者是一个研究热点。根据造影剂的外渗情况,CT 血管造影和增强 CT 扫描可确定血肿增大风险增高的患者。MRI、MR 血管造影、静脉造影和 CT 血管造影、静脉造影对于继发性出血的原因都相当敏感,这些原因包括静脉畸形、肿瘤、烟雾病和脑静脉血栓形成。如果临床高度怀疑或无创性检查提示潜在的血管病因,可考虑行经导管血管造影。临床怀疑继发性 ICH 可能,包括发病前有头痛、神经系统或全身性前驱症状。如存在下列放射学表现,也应怀疑继发性 ICH,如蛛网膜下隙出血、血肿形状不规则(非圆形)、早期出现与血肿不成比例的水肿、不同寻常的出血部位以及其他异常结构的存在(如肿瘤)。如果常规神经影像学检查显示的出血部位、相对水肿量或脑静脉窦内的异常信号提示脑静脉血栓形成,则应行 CT 或 MR 静脉造影。

总之,ICH 是一种医学急症,发病后最初数小时内的血肿增大和早期临床恶化很常见。病死率和残疾率都很高,应及时诊断和积极治疗。

(二)高血压的治疗

ICH 后高血压很常见,并且常在早期出现,对于血压的监测和治疗是 ICH 治疗的关键部分。关于急性高血压的发病机制目前没有统一的意见;然而,最主要的因素是儿茶酚胺的释放和 Cushing 反应。但是由于缺乏随机试验,对于高血压的治疗目前还存在争议。主张降压的人认为降低血压可以减轻由于再出血和水肿形成导致的继发损害。反对者认为不进行降压治疗,保持脑灌注压(CPP),对于缺血半暗带区是极其重要的。尽管在试验模型中发现降低血压可以加重脑水肿,但是 ICH 后高血压和水肿的形成无明确相关性。有学者对 73 例患者的研究发现,基线收缩压和舒张压与患者 90 天临床预后无关。目前在 ICH 中,高血压的治疗仍存在争议。

ICH 中 CBF 的变化是很复杂的。脑血流的自动调节是指颅内压在 $60\sim150mmH_2O$ 的范围内,能够保持足够的 CBF 的能力。在脑组织受损的情况下,如缺血、SAH、外伤性脑损伤、ICH,脑血流的自动调节功能紊乱。当 CPP 下降至低于自动调节水平时,代偿区域氧的摄取分数增加。在氧的摄取分数达到最大时,发生缺血。卒中患者多数患有慢性高血压,他们脑的自动调节曲线右移。正常人平均动脉压(MAP)50~150mmHg,CBF 正常,而患有高血压的卒中患者,能更好地耐受较高的 MAP,如果 MAP 过低,就有发生低灌注的危险。对于有慢性高血压病史的患者,MAP 应逐渐降至 120mmHg。如果有必要治疗,血压的目标值是 160/100mmHg(或 MAP120mmHg)。患者没有已知的高血压病史,推荐血压的控制水平为 160/95mmHg;如果有必要进行治疗,血压的控制目标是 150/90mmHg(或 MAP 110mmHg)。

目前没有关于降压治疗对于瞬时临床情况影响的前瞻性、随机、安慰剂对照试验。有学者对 ICH 的患者进行回顾性研究发现,发病 24 小时内 MAP 迅速下降是死亡率增加的独立相关因素。他们认为 MAP 迅速下降导致神经系统功能恶化有两种机制:①血压迅速下降导致 CPP 下降,加重缺血损害。②在自动调节未受影响的区域,脑血管舒张对于血压下降的代偿可以导致颅内压增高。

有学者应用单光子发射计算机断层式成像术(SPECT)研究发现,在高血压性 ICH 急性期,收缩压下降 20% 就可以引起 CBF 下降。有专家给予 CBF 的研究建议:在急性期,收缩压下降应小于 20%。但另外两项研究证实药物性血压下降对于 CBF 没有不良效应。同时,使用抗高血压药物可以提高患者预后在以下研究中得到证实。有一项前瞻性、非随机双盲试验发现,在 ICH 急性期,应用抗高血压药物利舍平,可以降低死亡率。有学者也证实随着血压的下降,发病率和死亡率下降。但是这些研究是回顾性的,没有考虑到其他因素如血肿体积和基线情况对于病死率的影响。对 188 例 ICH 患者的回顾性研究发现,接受抗高血压药治疗的患者和未接受高血压药物治疗的患者相比,结果没有差别;研究发现血流动力学参数和血肿扩大无相关性。

大多数抗高血压药对于血流动力学的影响还不清楚。临床对于 ICH 患者的研究获得的数据还很有限,但是大部分的血管扩张药通过增加脑血容量,可以增加颅内压。短效的、复合的 α 和 β 受体阻滞剂如拉贝洛尔应该作为一线药物使用。作为最常用的治疗严重高血压的药物,硝普钠是通过扩张血管增加 CBF 和 ICP。但它的作用在临床研究中还没有得到证实。动脉型的血管舒张剂肼屈嗪,血管紧张素转换酶抑制剂卡托普利,钙离子拮抗剂硝苯地平都可以增加 ICP,保持 CBF。总之,没有证据表明在 ICH 急性期降低血压可以改变疾病的进程和预后。收缩重度下降是可以的,特别是那些伴有高血压并发症的患者或具有血肿扩大危险的患者(如凝血功能异常的患者)。权衡血肿扩大和缺血损害的利弊,AHA 推荐如果既往有高血压病史或者有慢性高血压征象(心电图、视网膜)的患者,推荐血压控制的上限为收缩压 180mmHg,舒张压 105mmHg。如果需要治疗,其目标血压为 160/100mmHg(或 MAP 为 120mmHg,但是降压幅度不应大于 20%,MAP 不应小于 84mmHg)。对于没有高血压病史的患者,推荐血压控制上限为 160/95mmHg。如果需要治疗,其目标血压为 150/90mmHg(或者 MAP 为 110mmHg)。

如果患者的 ICP 升高,其血压上限和血压控制目标应该相应的提高,至少保证 CPP(即 MAP-ICP)在 60~70mmHg,以保证足够的脑灌注,但是这些数据均来自脑外伤患者。

其他需要立即降压治疗的指征包括急性心肌缺血(但是极端的降低血压对心肌梗死的患者也有害)、心功能不全、急性肾衰竭、急性高血压性脑病和主动脉弓夹层。

对于缺血性卒中患者,应避免使用舌下含化钙离子拮抗剂,因为有引起血压突然下降、缺血性盗血和血压大幅降低的危险。但是这些观点可能并不适用于原发性脑出血,因为没有证据表明出血周围存在缺血半暗带。但是,仍应谨慎使用口服、舌下含化和静脉输入钙离子通道阻滞剂,因为其降压迅速而且降压幅度大。同样需要谨慎使用皮下注射可乐定,因为每位患者的药物作用持续时间很难预料。推荐的一线口服降压药为卡托普利,但是其降压作用短暂且降压迅速。

静脉注射半衰期短的降压药物是理想的一线选择。在美国和加拿大推荐使用静脉注射拉贝洛尔(这在欧洲并没有普遍使用)、盐酸艾司洛尔、尼卡地平、依那普利,另外静脉注射乌拉地尔也被越来越多地使用。最后,必要时可以应用硝普钠,但其主要不良反应除了有反射性心动过速、冠状动脉缺血、抗血小板活性和增高颅内压以外,更重要的还会降低脑灌注压。静脉注射治疗高血压需要对血压进行连续监测。在重症监护室,可通过动脉导管连续监测血压。

(三)止血治疗

尽管广泛认为血肿体积和血肿扩大是死亡的预测因素,但是目前没有积极的内科方法可以减少血肿的扩大。因此治疗集中在校正已知的凝血功能紊乱和血小板功能障碍。

凝血功能正常的患者,给予止血药物的目的是减少血肿扩大。目前应用的药物有 6-氨基己酸、氨甲环酸、抑肽酶和 rFVIIa。rVIIa 是目前唯一进行过随机对照研究的药物,rFVIIa 在内皮损伤的部位,和暴露的组织因子结合,形成复合物,激活凝血途径。在最近的 IIB 阶段研究中,经 CT 诊断的 399 位发病 3 小时之内的 ICH 患者,随机静脉给药,分别为 $40\mu g/kg$、$80\mu g/kg$、$160\mu g/kg$ 的 rFVIIa 或安慰剂。在 rFVIIa 组,血肿扩大小于安慰剂组且死亡率明显下降,发病 90 天患者功能明显提高。应用 rFVIIa 组,严重的血栓栓塞性不良事件发生率为 7%,安慰课剂组为 2%。在具有栓塞高危风险的患者,需要进行关于安全性的进一步研究。关于在 ICH 早期应用 rFVIIa 治疗,用于预防早期血肿扩大的 III 期临床试验(FAST 试验)已经结束,结果显示 rFVIIa 在发病后早期应用,可以有效预防血肿扩大,但是与患者的临床预后无显著相关性。

(四)逆转抗凝、抗血小板、溶栓治疗

rt-PA 溶栓后出血的发生率较高。rt-PA 在血栓形成的部位和纤维蛋白原结合的生物半衰期大约是 45 分钟,因此,rt-PA 造成的出血多出现在开始的几小时内,很少在 12~

24 小时后发生。如出现 ICH 相关症状,应及早进行 CT 扫描,明确诊断。检查纤维蛋白原水平、凝血酶原时间、活化的部分凝血酶原时间、全血计数。迅速逆转血栓溶解的过程需要给予包含Ⅷ因子的冷沉淀物或新鲜冰冻血浆(FFP)。也应考虑神经外科手术。但是手术治疗自发性 ICH 或凝血功能障碍引起的 ICH 的普遍性还缺乏证据,治疗需要个体化。

(五)抗凝治疗

1.肝素

应用肝素的患者发生 ICH 的危险和抗凝水平有关。因此需要严格监测 aPTT。肝素可以被鱼精蛋白灭活,剂量是 1mg 鱼精蛋白可中和 100u 肝素。新鲜冰冻血浆(FFP)包含抗凝血酶Ⅲ(ATⅢ),可以和循环中的肝素分子结合,延长抗凝时间。因此,不应使用 FFP 逆转肝素造成的凝血功能障碍。

2.华法林

抗凝造成的脑出血的发病率高于自发性 ICH,和抗凝的程度有关。应用华法林引起的凝血酶原时间延长可以使用维生素 K、冷沉淀物、新鲜冰冻血浆治疗。在一项回顾性研究中,研究者分析了维生素 K、冷沉淀物、新鲜冰冻血浆在治疗抗凝导致的 ICH 中的效果,结果发现死亡率没有差别。最近,治疗应用华法林抗凝导致的 ICH,使用Ⅸ因子复合物,效果较单独应用 FFP 效果好。使用维生素 K 风险低,因此它应该作为一线用药。维生素 K 的效果随着给药途径的不同,差异很大。静脉给药较口服给药效果好。皮下使用维生素 K 没有纠正抗凝的作用,因此在急性期不应使用。对那些具有栓塞高危风险的患者,何时再使用抗凝药物的研究较少。通常出血前接受抗凝治疗,有房颤和人工瓣膜的患者,出血后第一步是逆转抗凝,降低血肿扩大和再出血。一旦完成,血肿扩大将不再是问题,就应该重新考虑抗凝治疗。关于 ICH 后抗凝治疗的合适时间和方法需要进一步研究。目前,是否抗凝根据患者的个体差异而定。

(六)抗血小板聚集治疗

越来越多的服用阿司匹林和其他的抗血小板药物如氯吡格雷、阿司匹林-双嘧达莫复合制剂和糖蛋白Ⅱb-Ⅲa 抑制剂用于缺血性卒中预防。已知应用阿司匹林,在 1000 个患者中,就增加 1 个 ICH。其他抗血小板药物引起的 ICH 的发生率还不清楚。口服抗血小板药物导致的 ICH,没有有效的治疗方法,对那些血小板功能障碍的患者,输注血小板可能是有用的。

(七)低氧血症治疗

低氧可以导致脑血流量和脑血容量增加,从而使颅内压升高。最常见的低氧来源于神经源性肺水肿。呼吸功能监护的目的是使氧分压大于 80mmHg,治疗严重的间质性水肿。

(八)发热治疗

ICH 发病后最初的几天,常出现发热。一项研究显示 ICH 患者,发病 72 小时之内,体温大于等于 37.5℃的发生率为 91%,持续的发热也是判断预后的独立预测因素。体温升高可以导致代谢加速、氧的需求增加、脑血流量增加,从而引起脑血容量增加。因此,可能会造成颅内压升高,加速神经元损伤。是体温升高增加出血的严重程度,还是体温升高是大量出血的后果还不清楚。应该使用退烧药如乙酰氨基酚、布洛芬等使体温迅速下降,必要时可以使用冰毯和冰块。

(九)癫痫治疗

在 ICH 中,癫痫最常发生在出血发生时,可以是许多 ICH 患者的首发症状。癫痫的发病率因出血部位的不同而不同。出血位于皮层表面最常见。外伤、动静脉畸形、药物相关的出血是癫痫最常见的病因。临床研究报道癫痫的发病率 5%～28%,脑叶出血最常见。幕下出血造成的阵挛或肌张力增加可以混淆癫痫的诊断。

不像外伤性 ICH 和 SAH,在自发性、非脑叶出血的 ICH 中,癫痫的治疗常常是针对症状的,非经验性治疗。在发病几个月内,癫痫没有复发,可以安全地停用抗癫痫药物。而在 2 个月内癫痫复发的患者需长期治疗。

(十)颅内高压治疗

颅内压增高,脑水肿和占位效应与 ICH 后高病死率有关。怀疑颅内压增高的患者和意识水平下降的患者,需要进行有创的颅内压监测。理论上,监测和治疗颅内压增高可以降低由此造成的继发损害,改善预后。大多数人推荐当 ICP 大于 20mmHg(1mmHg＝13.6mmH$_2$O)时,应进行治疗,颅内压升高治疗目标是使 CCP 达到 60～70mmHg。通常,在所有的 GCS 评分小于 9 分或由于 ICP 增高导致神经系统功能恶化的患者,应进行 ICP 监测。ICH 患者中,对于 ICP 升高治疗的生理学目标是使得脑脊液循环正常,预防继发的缺血性损害。治疗 ICP 升高的方法包括自体过度换气,控制体温,药物如甘露醇、高渗盐水、巴比妥类药物。甘露醇是 ICP 升高的一线药物。一些研究显示重复使用甘露醇可以加重脑水肿。一些人提倡使用高张盐水降低 ICP,但是不良反应较多,如高渗,脑桥中央髓鞘溶解,硬膜下血肿,心力衰竭,酸碱失衡,凝血功能障碍和低血压,限制了它的使用。高张盐目前用于那些不能耐受甘露醇的患者。巴比妥类药物可以降低组织的代谢率,使得氧的需求下降,脑血流量下降,从而使得 ICP 下降。和巴比妥类药物相似,低体温通过降低代谢率来降低 ICP。体温控制被认为治疗 ICP 升高有效的工具。

(十一)皮质类固醇

在自发性 ICH 的治疗中,使用皮质类固醇没有益处。另外,由此造成的高血糖可以使得急性期的治疗复杂化,影响预后。因此,不推荐使用皮质类固醇。

(十二)手术治疗

尽管临床医师对于 ICH 的治疗没有统一的意见,大多数的神经外科医师认为清除颅内血肿可以降低病死率,改善预后。

有学者对于原发性幕上 ICH 的手术治疗试验进行了 meta 分析。作者分析了随机和部分随机内科治疗以及手术治疗,对照组为单纯药物治疗。仅有 4 个外科试验病例数 260 人,符合他们的纳入标准。试验对于结果评估没有采取盲法,每个试验使用不同的评分对功能状态进行评估。由此得出如下结论:目前推荐手术治疗的安全性和有效性的证据还不充分。

有学者对于幕上 ICH 的回顾研究发现,手术治疗组,6 个月时病死率和独立性没有显著性改善。意识水平相对正常(GCS 评分 13～15 分)的患者,很少进行手术治疗,深度昏迷的患者也不能从手术中获益,GCS 评分 6～12 分或病情进行性恶化的患者,从手术中获益最大。血肿清除的手术操作还不统一,开颅手术是最常见。立体定向和导航系统,使得定位更准确,对于正常脑组织的伤害更小。和开颅手术相比,侵入性更小的技术如立体定向和内窥镜技术清除血肿对于降低手术相关的并发症,提高疗效更有益。但是目前尚没有充分的证据证实。

尽管有结果证实,对于优势半球损害造成的语言障碍和功能预后,手术效果不见得更差,神经外科医生还倾向于对非优势半球出血进行手术治疗。对于原发性脑干和丘脑出血,因为预后不良,标准的开颅手术已经废弃。应用立体定向技术清除脑桥血肿已经成功,但是对于预后的影响仍然未知。

尽管目前缺乏支持手术干预有效的证据,对于早期手术,理论上是可行的。早期血肿清除可以降低血液和血浆产物的毒性作用,降低周围水肿和缺血,预防血肿扩大。在猪的模型中发现,在 3 小时内使用 rt-PA 液化血凝块,随后进行抽吸可以降低占位效应和 24 小时血肿周围水肿。在试验动物模型中,清除血凝块和药物治疗血肿周围的炎症反应相结合,可以减轻迟发的细胞死亡。早期血肿清除也可以和止血治疗如重组激活Ⅶ因子相结合,可以帮助预防再出血。

STICH122 是一项国际性、多中心的随机对照试验,来自于 27 个国家,83 个中心的 1033 位发病 72 小时内的幕上 ICH 患者,随机分成早期手术组($n=503$)和药物治疗组($n=530$)。结果显示,两组之间患者的病死率和预后无明显差异。

(十三)高血糖治疗

在缺血性脑损害急性期,高血糖可以加重组织损害。入院时高血糖是缺血性脑损害再灌注后发生 ICH 的明显的危险因素。血糖水平高于 11.1mmol/L,在 ICH 急性期可以导致临床病情恶化。像其他疾病一样,在 ICH 患者中,使用静脉胰岛素严格控制血糖的有效性还没有确定,应该避免过高的血糖(11.1mmol/L)。有研究发现糖尿病和入院时高血糖是幕上脑出血预后不良的预测因素。可能与这些患者脑和感染的并发症的发病率高有关。但在本研究中患者血糖水平与 90 天临床预后无关。

(十四)预防深静脉血栓和肺栓塞

对于每一个卒中患者,深静脉血栓(DVT)和肺栓塞(PE)的预防都是非常重要的,ICH 患者也不例外。ICH 患者,因为长时间不能活动,深静脉血栓(DVT)形成的早期征象可以被意识水平的下降所掩盖。入院时,所有的患者应使用弹力袜进行预防;尽管弹力袜对于手术患者是有效的,但是对于出血性卒中患者的预防作用尚待证实。皮下注射肝素和低分子肝素可以降低静脉血栓,但是可能使得出血的并发症增加,临床对于再出血的关注限制了肝素和肝素类药物的应用或延迟了其应用。有学者对一些应用肝素治疗的患者,检查了 DVT 和 PE 的发生率。他们发现在发病 10 天以后应用皮下肝素和发病后 2 天开始应用相比,PE 的 OR 值是13.5,再出血的发生率没有增加。这些数据表明,早期皮下使用肝素是安全的,可以有效地降低 PE 的发生。第七届美国胸科医师协会推荐对于有 DVT/PE 倾向的 ICH 患者,可以间断应用空气压缩装置。仅一项小规模的实验在发病第 2 天给 ICH 患者皮下注射低剂量肝素(5000U)。这些患者和第 4 天和第 10 天接受治疗的患者相比,PE 的发生率明显降低,而脑出血没有增加。第七届美国胸科医师协会抗栓和溶栓治疗专家组推荐在急性 ICH 患者,发病第 2 天如果神经功能稳定,可以皮下注射低剂量肝素(低分子肝素)。

(十五)脑室出血治疗

研究报道自发性 ICH 患者脑室内出血(IVH)的发生率为 3%～50%,病死率高。研究发现伴发 IVH 的患者,30 天死亡率是单纯 ICH 患者的 5 倍,IVH 的量是病死率和 30 天病死率的重要预测因素。研究发现,任何时候出现的 IVH 和 IVH 的量增加,可以造成临床结果恶化,病死率增加。继发于 IVH 的急性脑积水,使用脑室引流有助于治疗 ICP 升高,有助于清除脑室内的积血。然而是否常规使用还有争议。尽管认为脑积水和 IVH 的量提示预后不良,有学者比较了 24 位自发性幕上 ICH 的患者,应用脑室外引流和最好的药物治疗,结果发现脑室外引流没有改善患者的临床结果。另外,脑室的大小和意识水平的变化无关。有学者对 73 例 ICH 患者进行研究发现,20 例出血破入脑室系统(27.4%),出血破入脑室系统与患者 90 天临床预后相关。

在过去的几十年,我们对于 ICH 的诊断和预后评估取得了明显的进步;然而,还有更多的工作需要去做,进一步的基因和流行病学研究将有助于确定高危人群,有助于一级预防,关于新的治疗的随机对照研究重点应放在减轻原发损害,减少继发损害降低死亡率上。

第四章　泌尿系统疾病

第一节　IgA 肾病

一、概述

　　IgA 肾病是法国学者 BergerJ 和 Hinglais N 于 1968 年首先报道的，1969 年 Berger 系统地介绍了肾脏疾病中 IgA 在肾小球的沉积。IgA 肾病是以肾小球系膜区 IgA 为主的免疫球蛋白沉积为特征的肾小球肾炎，有学者将其归为系统性疾病的范畴，但大多数学者将 IgA 肾病分为原发和继发，本文重点介绍原发性 IgA 肾病。由于 IgA 肾病具有多样的临床表现、复杂的病理改变和不同的预后，越来越多的学者认为 IgA 肾病不是单一的疾病，而是一个具有共同免疫病理特征的综合征。

　　原发性 IgA 肾病是世界范围内最常见的原发性肾小球疾病，在我国约占原发性肾小球疾病的 45% 左右、占肾活检患者的 35% 左右。即使是 IgA 肾病发病率比较低的美国，20～39 岁的成人中，IgA 肾病仍占原发性肾小球病的第 1 位。IgA 肾病的发病有一定的年龄、性别、种族和地区差异：青少年多见；男性＞女性；黄种人＞白种人＞黑种人；亚洲＞欧洲＞北美。解放军总医院 2204 例 IgA 肾病的分析结果表明，IgA 肾病平均发病年龄为 32.1±12.1 岁，男：女为 1.49：1，但是 55 岁以上的 IgA 肾病患者，男女性别差异不大。IgA 肾病多数呈慢性、进行性发展，发病后每 10 年有约 20% 的患者发展成终末期肾病（ESRD）。至今为止，IgA 肾病仍然是我国慢性肾衰竭的主要原发病。

二、病因和发病机制

（一）病因

　　IgA 肾病分为原发性和继发性两大类，原发性 IgA 肾病的原因还不很清楚。由于细菌和病毒感染后可发生 IgA 肾病，一些抗原可诱发 IgA 肾病样的病理改变，提示 IgA 肾病的发病与感染和免疫异常有关。

　　很多全身性疾病可合并或伴随 IgA 在肾小球系膜区沉积，出现 IgA 肾病的临床和病理改变。继发于全身系统性疾病的 IgA 肾病称为继发性 IgA 肾病。继发性 IgA 肾病的常见原发病包括：过敏性紫癜、病毒性肝炎、肝硬化、系统性红斑狼疮、强直性脊柱炎、类风湿关节炎、混合性结缔组织疾病、结节性多动脉炎、结节性红斑、银屑病、溃疡性结肠炎、克罗恩病、肿瘤、艾滋病等。

（二）发病机制

尽管对 IgA 肾病的研究取得了不少进展，但确切的病因和发病机制仍未探明，至今为止的研究显示 IgA 肾病的发生主要与遗传因素、IgA 的分子异常、肾小球系膜细胞及补体的激活、凝血纤溶异常有关。

1.遗传因素

由于 IgA 肾病具有一定的种族差异，部分患者具有家族聚集现象，提示遗传因素可能参与 IgA 肾病的发病。Gharavi 等调查了 24 个意大利家系和 6 个美国家系共 163 个成员，其中 94 个成员患病，60 个成员进行了肾活检证实是 IgA 肾病，通过全基因组扫描发现 IgA 肾病易感基因与 6 号染色体 6q22-23 上的 D6S1702 与 D6S262 区域（6.5cM）紧密连锁，最大 10d 值为 5.6（D6S1040），提示 IgA 肾病可能伴有不完全外显及位点异质性的显性遗传方式，但是，在连锁隔内没有明显的代表基因存在。近年来，研究显示一些基因的多肽性与 IgA 肾病的发生或发展有关。IgA 肾病患者 Megsin 基因中 2093C 和 2180T 座位上的等位基因共传递增加，容易从父母传递给患者，Megsin 基因的遗传变异可能与我国人群 IgA 肾病的发生（易患性）有关。

一些基因的变异或多态性虽然与 IgA 肾病的发生或易感无关，但可能与 IgA 肾病的进展有关。已经证实，MUC20 在 IgA 肾病患者肾组织表达上调，多种细胞可以检测到 MUC20 重复序列（VNTR）的多态性，追踪观察发现，SL/LL 基因型的 IgA 肾病患者有较高的发展至终末期肾病的危险性。子宫珠蛋白是一种多功能的蛋白质，子宫珠蛋白 G38AA 基因型的 IgA 肾病患者和 G38AG/GG 基因型患者比较，有较高的肾功能进展的危险度。解放军总医院分析了 ACE 基因多态性与 IgA 肾病患者临床、病理的关系，发现 IgA 肾病伴高血压和（或）大量蛋白尿和（或）严重肾小球硬化的患者 DD 基因型的频率多于 ID 和 II 基因型，提示 ACE 基因 287 对碱基对的 DNA 片段的缺失可能是 IgA 肾病进展或恶化的危险因素。同时分析了 PAI-1 基因启动子区 4G/5G 多态性与 IgA 肾病发生、进展和临床表现的关系，PAI-1 基因启动子区 4G/5G 多态性不是 IgA 肾病发生的易感因素，但可能是 IgA 肾病病情加重的危险因子。

2.IgA 分子异常

（1）IgA 的分子结构：人 IgA 分子可分为两个亚类，IgA1 和 IgA2。IgA1 与 IgA2 均以单体（mIgA）和多聚体（pIgA）两种形式存在。pIgA 常为二聚体（dIgA），含有一个 21kDa 分子质量的 J 链。IgA 和 J 链均由浆细胞产生，且 pIgA 在分泌之前即已聚合完成。

mIgA1 有 2 条重链和 2 条轻链。在重链的 CH1 区和 CH2 区之间有一个由 18 个氨基酸组成的铰链区，包括第 223～240 个氨基酸。铰链区由脯氨酸、丝氨酸和苏氨酸残基的重复序列组成，并且携带有复杂的 O-连接的糖链，丝氨酸和苏氨酸残基是 O-糖基化的位置。各种 O-糖链均连着一个 N-乙酰半乳糖胺（GalNAc）。GalNAc 可以独立存在，但通常带有半乳糖（β_1,3-半乳糖）和（或）唾液酸[α_2,3 和（或）α_2,6 唾液酸]。每一个 IgA1 分子均携带有多种糖链,使得 IgA1 分子结构复杂多样。IgA2 分子无铰链区。

(2)IgA 的产生:人的 IgA 主要由浆细胞产生。浆细胞主要存在黏膜和骨髓。黏膜产生的 IgA 包括 IgA1 和 IgA2,不同部位黏膜产生的 IgA,其 IgA1 和 IgA2 亚类的比例有所不同。黏膜产生的 IgA 多为含有 J 链的 pIgA,与上皮细胞基底侧上的多聚免疫球蛋白受体(pIgR)结合,形成 pIgA-pIgR 复合物,通过内吞作用,从上皮细胞的管腔侧向外分泌。通过这种方式转运的 IgA 还保留有一部分形成分泌型 IgA(sIgA)。J 链对黏膜 pIgA 的产生和分泌很重要,黏膜产生的 IgA 很少进入血液。骨髓产生的 IgA 几乎都是 mIgA1,主要进入血循环。因此,正常人血中的 IgA 主要是骨髓产生的 mIgA1。

沉积在系膜区的 IgA 主要是 pIgA1,pIgA1 来自哪里(黏膜或骨髓?)还不很清楚。支持黏膜免疫缺陷致 pIgA1 生成过多的依据是:①IgA 肾病的发病常与呼吸道及胃肠道黏膜感染相伴;②在一些 IgA 肾病患者的肾活检中发现呼吸道病毒和肠道菌群等成分及抗体;③血尿的产生与多聚 IgA1 产生有关。但随着研究的深入,发现黏膜浆细胞分泌的 pIgA 由两个单体、一个分泌片和一个 J 链构成。IgA 肾病的系膜区 IgA 无分泌成分,仅有两个单体一个 J 链,这对 pIgA 是否来源于黏膜系统质疑。有学者提出"黏膜-骨髓轴"说法,认为血清异常升高的 IgA 并非由黏膜产生,而是由黏膜内抗原特定的淋巴细胞或抗原递呈细胞进入骨髓腔,引起骨髓 B 细胞分泌 IgA 增加。支持 IgA 肾病患者 pIgA1 的过多产生源自骨髓的依据有:IgA 肾病患者血清异常升高的 IgA1 为髓源性 IgA1 亚型,而洗脱肾小球系膜区沉积的 IgA 亦属 IgA1。是否为循环 IgA1 结合了抗原形成免疫复合物沉积在系膜区仍有争议。循环 pIgA 是低亲和力天然抗体,由多克隆性 B 细胞产生。IgA 肾病外周血 B 淋巴细胞即使在缺乏抗原刺激时也显示不正常 IgA 分泌升高。T 细胞功能异常促使了 B 细胞产生 IgA 增加,尤其是辅助性 T 淋巴细胞,它能开启 B 细胞从 IgM 到 IgA 的合成。动物试验表明:将有 IgA 肾病倾向的 ddY 鼠的骨髓移植给正常 B6 鼠,发现增加了受者血清大分子 IgA 和肾小球 IgA 的沉积;将正常 B6 鼠的同种异体骨髓移植给高 IgAddy 鼠,其系膜 IgA 和补体 C_3 的沉积减轻,严重肾小球硬化和系膜基质增生减轻,尿蛋白的排泄减少,血清 IgA 水平特别是大分子 IgA 降低。

(3)IgA 的清除:血中的 IgA 及 IgA 循环免疫复合物,至少部分是由肝脏清除的。肝脏的无唾液酸糖蛋白受体(ASGPR)及 Fcα 受体(CD89)是肝脏表达的 IgA 结合受体。血中正常的 IgA 与肝细胞上的 IgA 受体结合,通过内吞作用被清除出血循环系统。另外,血中的 IgA 还可经过单核巨噬细胞或中性粒细胞表达的 Fcα 受体被分解代谢。

(4)IgA 肾病的 IgA 分子特征:IgA 肾病的核心是 IgA 在肾小球系膜区的沉积,并导致肾小球系膜细胞的增殖和系膜基质增多。沉积在系膜区的 IgA 主要是 pIgA1。对人类和小鼠的研究表明,pIgA 对肾小球系膜细胞结合位点的亲和力比 mIgA 高,结合位点的数量也更多。IgA 和肾小球系膜细胞的结合是电荷依赖性的,带有较多负电荷的 pIgA 与肾小球系膜细胞的结合力较强。与正常血中的 IgA 比较,IgA 肾病患者血和系膜中 IgA 分子的 λ 轻链比例增高,负电荷增加,因为 λIgA1 携带负电荷。

IgA1 之所以在血中升高以及容易在肾小球系膜区沉积,可能与 IgA 分子的结构异常有关。电泳、层析和质谱分析的研究结果均显示 IgA 肾病患者的 IgA1 分子存在 O-半乳糖链的缺失,这种 O-糖链的缺失可能是由于 β_1,3-半乳糖转移酶功能缺陷所致 O-糖基化下降。因为 β_1,3-半乳糖转移酶具有催化半乳糖加到 O-连接的 GalNAc 末端的作用,IgA 肾病患者外周血 B 细胞 β_1,3-半乳糖转移酶功能缺陷。β_1,3-半乳糖转移酶活性下降的原因可能与伴侣蛋白 cosmc 表达下降有关,cosmc 表达下降可能与感染或炎症有关。但是,cosmc 的基因变异与 IgA 肾病的易患性没有明显的关系。

O-糖链缺失可以影响 IgA1 分子的三维结构和电荷情况,进而可影响 IgA1 与细胞和蛋白的相互作用。由于其结构发生了改变,正常肝细胞和单核巨噬细胞上的 IgA1 受体 ASG-PR 和 CD89,不能识别和清除异常的 IgA1,从而导致血中致病性 IgA1 增高。体外实验表明,缺乏残基端唾液酸及半乳糖的 IgA1 分子与细胞外基质成分纤连蛋白及 IV 型胶原亲和力升高。

3.肾小球系膜对 IgA 沉积的反应

尽管系膜区 IgA 的沉积是 IgA 肾病的标志,但并不是所有 IgA 沉积均与肾小球肾炎的进展有关。日本的研究表明,不少肾移植"健康"供肾的肾小球系膜区有 IgA 沉积,但并无肾脏受损表现。说明肾小球系膜区 IgA 沉积不一定会导致 IgA 肾病。IgA 肾病的发生发展还取决于系膜细胞对 IgA 的反应。我们的研究发现,系膜区 IgA 的沉积是一种可逆的过程,重复肾活检的研究证实,部分 IgA 肾病患者经过激素和扁桃体摘除等治疗后,沉积在系膜区的 IgA 可以消失。这些研究提示,系膜可以清除一定量的 IgA。IgA 在系膜区的积累是由于其沉积的速率超过了被清除的速率。IgA 清除的主要途径是通过系膜受体介导的内吞作用及 IgA 沉积物的分解代谢。系膜细胞有受体介导的内吞、清除 IgA 的能力,但具体是什么受体以及如何清除其细节还不很清楚。已知的系膜细胞上 IgA 受体有转铁蛋白受体 CD71(TfR)、CD89(FCaRI)、多聚 Ig 受体(pIgR)以及 ASGPR。还有证据表明,人类系膜细胞还能表达 Fcα/μ 受体及一种不同于 CD89 的新的 FcαR。目前仍不清楚 IgA 肾病中 IgA 与系膜细胞结合的过程是否也存在异常,但有可能 IgA 与系膜细胞结合异常导致 IgA 清除障碍,IgA 沉积于系膜区,导致系膜细胞激活和局部补体激活,诱发肾小球肾炎。

(1)沉积在系膜区的 IgA 对系膜细胞的激活:系膜细胞 IgA 受体与大分子 IgA 结合后引起系膜细胞促炎症反应和促纤维化表型的转变。这与 IgA 肾病患者肾活检标本中观察到的对 IgA 反应性系膜细胞数量增加一致。而且,IgA 沉积还可上调细胞外基质成分及促纤维生长因子 TGF-β 的表达。沉积的 IgA 也能通过调节整合素表达来改变系膜细胞-基质的相互作用,这可能在肾小球损伤后系膜区的重构上发挥重要作用。IgA 沉积还能启动促进炎症级联反应,使系膜细胞分泌白介素-1β(IL-1β)、IL-6、肿瘤坏死因子-α(TNF-α)、移动抑制因子(MIF),同时系膜细胞释放趋化因子如单核细胞趋化蛋白(MCP-1)、IL-8、IL-10;并通过 IL-6、TNF-α 上调系膜细胞 IgA 受体表达,进一步促进炎症反应。IgA 和肾小球系膜细胞的结合,可以引起核转录因子(NF-κB)、c-jun 的表达增加。IgA 肾病时,不仅系膜细胞 TGF-β 合成增加,循环中 CD4$^+$ T 细胞 TGF-β 的表达也增加,可以增加胶原、蛋白多糖和纤连蛋白的合成,引起肾小球硬化。共沉积的 IgG 也可激活系膜细胞,对促进系膜细胞的炎症有协同作用。系膜细胞活化可进一步影响其他肾脏固有细胞,如使足细胞 Nephrin 表达下调。此外,也有证据表明 IgA 肾病时共沉积的 IgG 也能活化系膜细胞,与 IgA 促进系膜细胞发生表型改变具有协同作用,从而加重肾小球损伤的程度。目前还不清楚系膜沉积 IgA 的何种理化特性导致系膜细胞活化。然而,体外研究表明,从 IgA 肾病患者半乳糖基化不良的 IgA1 能够增加、亦能减少系膜细胞的增殖率,在培养系膜细胞中发现它能增加 NO 合成及系膜细胞凋亡,促进整合素合成。这一作用与异常糖基化 IgA 在系膜区的过度聚积一起提示 O-糖基化 IgA1 在 IgA 沉积及后续损害中起了重要作用。

(2)系膜沉积 IgA 对肾脏局部补体系统的激活:虽然补体系统的参与并非 IgA 肾病发病所必需,但肾脏局部补体系统的活化影响肾小球损伤的严重程度。系膜沉积的 IgA 可能通过甘露糖结合凝集素(MBL)途径激活补体 C_3,生成衰变加速因子(DAF),一种控制补体活化的因子,最终导致 C5b-9 产生,后者能活化系膜细胞产生炎症介质和基质蛋白。正常时,肾小球旁器生成 DAF,但很少或监测不到补体 C_3。而在 IgA 肾病中补体 C_3 及 MBL 不仅沉积在肾脏,而且还可由系膜细胞及足细胞在局部合成,同时 DAF 的生成也增加,补体 C_3、DAF 的增加与系膜增殖和肾小球硬化程度呈正相关。肾小球 C_{4d} 阳性是补体凝集素通路激活的标志,10 年随访的资料显示,C_{4d} 阳性的患者肾脏存活率为 43.9%;而 C_{4d} 阴性的患者肾脏存活率为 90.9%。因此,系膜细胞与 IgA 结合后,就能够通过内源性补体 C_3 和 MBL 激活局部补体。目前原位补体合成及激活对进展性肾小球损伤的机制尚未明了。

综上所述,黏膜免疫缺陷致骨髓 pIgA1 生成过多以及血清 IgA1 分子半乳糖缺失可能共同参与了肾小球系膜区 IgA1 沉积作用,激活系膜细胞及补体,从而促发各种细胞因子或生长因子作用,最终系膜细胞增生、小球硬化。

4.凝血纤溶异常

炎症和凝血纤溶异常是包括 IgA 肾病在内的肾小球肾炎的两个最重要的病理生理改变。两者互为因果、相互促进,不同时期各有侧重。早期以炎症为主,后期以凝血纤溶异常为主。肾小球肾炎中纤维蛋白在肾脏沉积是一种普遍现象,并被认为是由凝血机制局部激活或纤溶功能障碍或两者的共同作用所致。在 IgA 肾病的进展过程中,尿激酶抑制物-1(PAI-1)表达上调、纤维蛋白在血管内外沉积、细胞外基质积聚起着重要的作用,抗凝、促纤溶治疗可望减轻肾损伤、延缓 IgA 肾病的进展。一些抗血小板聚集的药物还有抗炎的肾保护作用。

三、病理

IgA 肾病的光镜改变是多种多样的,可以表现为几乎正常的"轻微病变",也可表现不同部位(肾小球系膜或毛细血管内外)、不同程度的增殖、硬化。光镜下最常见的表现为系膜增殖,可以是弥漫和全球性的,也可以是局灶和节段性的。节段性的增殖和硬化常常合并球囊粘连。部分典型的病例,PAS 染色后观察,在肾小球系膜区和(或)旁系膜区有均质的嗜复红免疫复合物沉积。在肉眼血尿伴急进性肾衰竭的肾活检标本中常常有新月体形成,IgA肾病的新月体绝大多数是半周以内的小新月体。少数患者可出现肾小球毛细血管襻坏死。肾小管间质损害多继发于肾小球病变,在病变或硬化的小球周围,表现为肾小管萎缩、间质炎细胞浸润和间质纤维化。解放军总医院的研究显示IgA肾病血管病变的发生率高于非IgA系膜增生性肾小球肾炎和特发性膜性肾病,而且肾小动脉的病变重、玻璃样变的发生率高。

IgA肾病的诊断必须依赖免疫病理。除个别单位使用免疫组化以外,国内外绝大多数单位都使用免疫荧光检查。以IgA为主的免疫球蛋白在肾小球系膜区呈团块状或颗粒状沉积为IgA肾病的标志性改变。IgA在系膜区的沉积常常是弥漫和全球性的,即使光镜改变是局灶和节段性的。偶尔在肾小球毛细血管壁也可见到IgA的沉积。绝大多数患者合并C_3的沉积,并与IgA的分布一致。约半数患者同时合并IgG、IgM的沉积,只有少部分患者表现为单纯的IgA沉积。原发性IgA肾病少有C_{1q}和C_4的沉积。

系膜区和旁系膜区电子致密物沉积是IgA肾病的电镜表现。部分IgA肾病肾小球基底膜也可变薄,但大多数是节段性的。

长期以来,IgA肾病组织形态学病变程度的判断分为两大类,一是小球、小管、间质、血管各项指标的半定量积分,如0,1,2,3,分别代表某项病理改变的无、轻、中、重,最后以总分表示病变的程度。如Katafuchi积分,这种半定量分析比较全面,也比较细,但评分很费时间,多用于临床病理研究,很少在肾活检病理报告中应用。另一类是肾脏病理改变笼统的分级,如Lee氏和Haas氏分级以及参照狼疮性肾炎WHO病理形态学分类的分级,但这些分级标准不太一致。Lee氏和Haas氏均根据病变的严重程度和病变的类型,分为Ⅰ、Ⅱ、Ⅲ、Ⅳ、Ⅴ级,但内涵不一样。

更为重要的是,这些分类法中使用的病理学变量,没有明确的定义、使用的术语含糊、缺乏可重复性、是否与预后和治疗有关不清楚,因此没有被广泛使用。为了能正确地理解IgA肾病病理与临床的关系、病理对预后判断的指导意义,在统一标准的情况下进行学术交流、开展多方位的前瞻性的临床治疗试验,非常有必要制定具有重复性好、与临床紧密相关、能预测预后、对治疗有指导意义、易于操作的IgA肾病的病理分类。

为了达到上述目的,2004年国际IgA肾病协会和美国肾脏病理协会的专家们成立了一工作组,希望通过高可重复性和高预测性的肾脏病理组织学改变,在IgA肾病的病理组织学分类上达成一个国际共识。于是,来自10个国家的肾脏病学家和病理学家参加了分别于2005年和2008年在英国牛津举行的国际共识会议。对从世界四大洲(亚洲、欧洲、北美、南美)、8个国家(中国、日本、法国、意大利、英国、加拿大、美国、智利)收集的265例(包括206例成人和59例儿童)起始eGFR≥30ml/(min·1.73m^2)、尿蛋白>0.5g/24h[儿童尿蛋白≥0.5g/(24h·1.73m^2)]IgA肾病进行了系列研究。研究分为两部分,第一部分,确定具有高度可重复性的病理组织学特征。第二部分,验证这些组织病理学特征预测IgA肾病进展的效能。

第一部分,首先,专家们对IgA肾病肾活检中的病理变量,如肾小球病变、肾小管萎缩、间质纤维化和血管病变等进行了明确的定义。然后,由5位病理学家对265例IgA肾病患者 PAS 染色的切片中 20 多种病理变量进行了量化评分,其中包括肾小球病变(系膜细胞增多、毛细血管内细胞增多、毛细血管外病变、节段硬化或粘连等),小管间质病变(肾小管萎缩、间质纤维化和炎症)以及血管病变(动脉硬化和小动脉玻璃样变)。最后从中挑选出 6 种具有较好重复性(ICC>0.6)的病变作为预测肾脏预后的候选因子:①系膜细胞增多;②节段硬化或粘连;③毛细血管内细胞增多;④细胞性或纤维细胞性新月体;⑤肾小管萎缩/间质纤维化;⑥动脉病变。球性肾小球硬化也具有很高的可重复性,但由于与肾小管萎缩/间质纤维化高度相关以及容易导致抽样误差,在分析中被排除。这些病理改变与肾活检时的临床表现都具有较好的相关性,其中系膜细胞增多、节段硬化或粘连、毛细血管内细胞增多、细胞性或纤维细胞性新月体与蛋白尿相关性很高;肾小球节段硬化与 eGFR 降低和平均动脉压增高具有相关性;肾小管萎缩/间质纤维化与起始 eGFR 降低、平均动脉压增高及蛋白尿相关;动脉病变与起始血压及 eGFR 有关。

第二部分,回顾性研究上述 6 种病理组织候选预测因子与肾脏预后之间的相关性。在平均 69 个月的随访期间,22%的患者出现 eGFR 下降,50%或进展致终末期肾病。以 eGFR 下降率[ml/(min·1.73m²·y)]作为因变量的多元线性回归显示,节段硬化或粘连和肾小管萎缩/间质纤维化的评分与转归密切相关;以 eGFR 下降 50%或终末期肾病作为因变量的 Cox 比例危险模型分析,系膜细胞增多和肾小管萎缩/间质纤维化是重要的预测因子;候选病理组织病变与治疗方法(如免疫抑制剂和肾素血管紧张素阻断剂)之间的相互关系的单变量模型分析显示,毛细血管内细胞增多与免疫抑制剂的反应有关。最后提出 4 种病理组织特征可以作为 IgA 肾病预后的病理组织预测因子:①系膜细胞增多;②节段硬化或粘连;③毛细血管内细胞增多;④肾小管萎缩/间质纤维化。IgA 肾病的肾活检报告,应该详细描述这些病理特征在光镜、免疫荧光及电镜下的表现,给出诊断并对所见的特征进行评分:系膜细胞增殖评分≤0.5(M_0),>0.5(M_1);节段硬化或粘连,无(S_0),有(S_1);毛细血管内细胞增多,无(E_0),有(E_1);肾小管萎缩/间质纤维化,≤20%(T_0),26%~50%(T_1),>50%(T_2)。还需描述肾小球的总数目及毛细血管内增殖、坏死、细胞性/纤维细胞性新月体、球性肾小球硬化及节段肾小球硬化的肾小球数目。如 IgA 肾病:系膜增殖、节段硬化、40%肾小管萎缩/间质纤维化($M_1E_0S_1T_1$)。

四、临床表现

IgA 肾病在临床上可以表现为无症状性的血尿、蛋白尿,也可以表现为急性肾炎综合征、急进性肾炎综合征、慢性肾炎综合征和肾病综合征。根据 IgA 肾病不同的临床表现,可将 IgA 肾病分为若干个临床综合征。不同的临床综合征,发病机制和病理表现不同,治疗和预后也不一样。

(一)IgA 肾病常见的临床综合征(临床分型)

1.反复发作性肉眼血尿

特征是反复发作性肉眼血尿,多在呼吸道、消化道、泌尿道黏膜和皮肤感染后出现,尤其是扁桃体发炎或咽炎后发作,常伴有双侧扁桃体增大和咽后壁淋巴滤泡增生。通常在感染数小时后出现肉眼血尿,尿呈鲜红色或洗肉水样。感染控制后,肉眼血尿减轻。肉眼血尿期间,多数没有明显的自觉症状,偶有腰酸胀痛感,血尿间歇期间很少出现大量蛋白尿和高血压,预后较好,肾功能大多能长时间保持稳定。病理改变以系膜细胞增殖为主,可有局灶、节段性的细胞新月体形成。

2. 无症状性尿检异常

包括单纯无症状性镜下血尿和持续性镜下血尿伴轻中度蛋白尿两个亚型。多数患者起病隐匿,多无高血压及肾功能不全等临床表现。单纯无症状性镜下血尿的病理改变以轻度系膜增殖或轻微病变为主,较少出现肾间质、小管和血管病变。持续性镜下血尿伴轻度蛋白尿的病理改变复杂多样,可出现系膜增殖、硬化、球囊粘连,间质病变轻重不一。

3. 大量蛋白尿

临床突出表现持续性大量蛋白尿(尿蛋白>3.5g/24h)。根据其临床表现和实验室检查,分为肾病型和非肾病型两个亚型。肾病型表现为大量蛋白尿(尿蛋白>3.5g/24h)、低蛋白血症(血白蛋白<30g/L)、高脂血症、水肿等肾病综合征的典型改变。如果肾病型IgA肾病,血尿和高血压不明显,病理上表现为肾小球微小病变或轻度系膜增殖,通常对激素敏感、预后较好。如果大量蛋白尿,合并明显血尿、高血压,肾脏病理表现为肾小球硬化、肾小管萎缩、间质纤维化等慢性化改变,病程常迁延。

4. 高血压

高血压是IgA肾病的常见表现之一。随着病程的延长和病情的加重,高血压的发生率增加。这一类型的患者可伴有不同程度的血尿、蛋白尿和肾功能不全以及高尿酸血症。病理检查显示局灶节段性肾小球硬化或肾小球全球硬化、肾小管萎缩、间质纤维化以及肾内动脉硬化,包括动脉管壁增厚、玻璃样变。少数患者表现为恶性高血压,具有原发性恶性高血压类似的血管和病理表现,如小动脉闭塞,动脉管壁增厚、管腔狭窄、纤维素样坏死以及动脉壁"葱皮样"增殖性改变,但蛋白尿和肾小球损害比原发性恶性高血压更加明显。

5. 血管炎

一般起病较急,病情进展较快,肾功能快速进行性恶化。临床上血尿症状较突出,蛋白尿明显,可合并程度不等的高血压。肾组织学病理改变除系膜病变外,多有明显的新月体形成,根据病程的长短可表现为细胞新月体、纤维细胞新月体和纤维新月体,因此,这一类型又称为新月体型IgA肾病。由于部分患者病理上表现为肾小球毛细血管襻坏死及间质血管炎等病变,又称为血管炎型IgA肾病。这些患者,早期积极有效的治疗,可使病情缓解,恶化的肾功能部分逆转。

6. 终末期肾病

除表现蛋白尿、镜下血尿及高血压外,还合并慢性肾衰竭的其他表现,如贫血、夜尿增多等,血肌酐多在442μmol/L以上,B超显示肾脏缩小、双肾皮质变薄、皮髓质分界不清、反光增强。很多患者已失去肾活检的机会。如果肾活检,病理表现为绝大多数肾小球已全球硬化,伴有弥漫性肾小管萎缩、肾间质纤维化。这一类患者,肾活检后容易出血,尤其是合并高血压的患者。

值得注意的是，上述临床分型是相对的。部分患者可以交叉、重叠，甚至转变。如血管炎型 IgA 肾病合并明显高血压和大量蛋白尿；高血压、大量蛋白尿的患者，若不积极治疗，最后可发展成终末期肾病。

（二）IgA 肾病的实验室及其他检查

IgA 肾病的尿红细胞多为畸形的红细胞，尤其是出现芽孢状或刺形的红细胞，对诊断有较大的价值。但肉眼血尿明显时，尿中正常形态红细胞的比例可能会增加。尿蛋白定量多 <2g/24h，为非选择性蛋白尿。

约 1/3 到 1/2 的患者，血清 IgA 增高超过 3.15g/L。增高的 IgA 主要是多聚型 IgA1（PIgA1）。中国人民解放军总医院的研究发现，IgA 肾病患者血清低半乳糖化的 IgA1 水平高于健康对照组和非 IgA 系膜增生性肾炎组。部分患者血清 C_3 偏低、循环免疫复合物阳性。

肾衰竭的患者，血清肌酐、尿素氮和血尿酸增高。即使是肾功能正常的 IgA 肾病患者，也有不少血尿酸升高，这部分患者常常合并肾内动脉硬化。

利用先进的分子细胞生物学、基因芯片、蛋白质谱分析、代谢组学等方法和手段，检测血和尿中反映 IgA 肾病病变程度、类型和预后的特异性标志物，已逐渐从实验研究向临床应用过渡。如血和尿的白细胞介素-6 增高，提示 IgA 肾病预后不良。中国人民解放军总医院通过尿蛋白质组学分析显示，IgA 肾病具有不同于其他肾小球肾炎特有的尿蛋白质谱改变。

五、诊断及鉴别诊断

原发性 IgA 肾病的诊断要点包括 3 个方面：

第一，临床上有下列诊断线索应高度怀疑 IgA 肾病：①上呼吸道感染或扁桃体炎发作后出现肉眼血尿或尿检异常加重；②血清 IgA 值增高或血清 IgA/C_3 比值＞3.1；③典型的畸形红细胞尿合并不同程度蛋白尿。

第二，IgA 肾病的确诊依赖于肾活检免疫病理检查。①以 IgA 为主的免疫球蛋白在肾小球系膜区弥漫性沉积是 IgA 肾病诊断必备的条件，C_3 同部位、同类型的沉积有辅助诊断价值。②电镜检查表现为系膜区和旁系膜区电子致密物的沉积。③光镜检查系膜细胞增殖和系膜区或旁系膜区有均质的嗜复红免疫复合物沉积，支持 IgA 肾病的诊断。

第三，除外继发性 IgA 肾病。所有上述临床和病理表现都不是原发性 IgA 肾病特有的，必须除外各种继发性 IgA 肾病，才能诊断原发性 IgA 肾病。原发性和继发性 IgA 肾病的鉴别主要依靠病史和辅助检查。一般情况下，虽然肾小球系膜区有 IgA 沉积，只要有继发因素存在，首先考虑继发性 IgA 肾病，尤其是 IgA 的沉积是局灶或节段性的或不很明显以及组织病理表现的程度和类型很不均一时，更应考虑继发性 IgA 肾病。常见继发性 IgA 肾病的原发病有过敏性紫癜、病毒性肝炎、肝硬化、系统性红斑狼疮、类风湿关节炎、银屑病等。

　　由于 IgA 肾病主要表现为无痛性的镜下血尿和肉眼血尿，因此 IgA 肾病在临床上需要与主要表现为血尿的其他疾病鉴别，如 Alport 综合征、薄基底膜肾病、左肾静脉压迫综合征、恶性肿瘤、尿路感染等。Alport 综合征和薄基底膜肾病常有明确的家族史，前者常有听力障碍，后者很少发生肾衰竭；左肾静脉压迫综合征多见于瘦高的青少年，肾静脉超声检查和肾血管三维成像有助诊断；恶性肿瘤常合并有影像学的改变；尿路感染常有尿路刺激症状、病原学依据以及抗感染治疗后好转或血尿消失。原发性 IgA 肾病与非 IgA 系膜增生性肾炎等其他增殖性肾小球疾病的鉴别，有时较困难，需要肾活检病理检查，才能明确诊断。

六、治疗方案

　　由于 IgA 肾病的预后主要与高血压、大量蛋白尿、受损的肾功能、肾小球硬化、间质纤维化以及肾小动脉硬化有关，因此 IgA 肾病的治疗要点就是，根据危险因素的有无及程度、IgA 肾病的临床分型和病理改变，实施个体化治疗。处理原则为：①防治感染；②控制血压；③减少蛋白尿；④保护肾功能；⑤避免劳累、脱水和肾毒性药物的使用；⑥定期复查。常用的治疗方法包括：血管紧张素转换酶抑制剂（ACEI）、血管紧张素 Ⅱ 受体拮抗剂（ARB）、糖皮质激素和其他免疫抑制药、抗血小板聚集、抗凝及促纤溶药、中药的应用以及扁桃体摘除。欧美国家部分学者推荐使用鱼油，但由于其疗效不确切，国内很少用。

（一）ACEI/ARB 在 IgA 肾病中的应用

　　对于血压正常、肾功能正常、轻到中度蛋白尿的 IgA 肾病患者，单用或联合应用血管紧张素转化酶抑制剂（ACEI）、血管紧张素 Ⅱ 受体拮抗剂（ARB）都能减少尿蛋白、保护肾功能。Maschio 等的多中心、随机、安慰剂对照研究，入选 39 例 IgA 肾病，随机分为福辛普利组与安慰剂对照组，随访 9 月，发现治疗组尿蛋白显著减少，肾功能稳定。Praga 等的前瞻对照研究将 44 例 IgA 肾病患者随机分为依那普利组和对照组，2 组血压控制一致，治疗时间 29～120 个月，以血肌酐上升 50% 为终点，平均随访 75 个月，结果显示治疗组尿蛋白减少、肾功能稳定。

　　对于中度蛋白尿、肾功能异常的 IgA 肾病患者，单独或联合使用 ACEI/ARB 也有肾脏保护作用。Woo 等将 41 例 IgA 肾病患者分为治疗组（给予 ACEI/ARB 或联合治疗 3 个月）和对照组（给予其他降压药），平均治疗（13±5）个月，治疗组血肌酐、尿蛋白无明显变化，而对照组肾功能恶化，尿蛋白增加。HKVIN 研究入选了 109 例 IgA 肾病患者，随机分为缬沙坦或安慰药对照，观察 104 周，目标血压 140/90mmHg，主要终点为 Scr 升高 2 倍或进入血透。结果治疗组 1 例、对照组 4 例达到主要终点，治疗组尿蛋白比基础值减少 33%、肾功能稳定；而对照组尿蛋白无改善，肾功能进展快，证实缬沙坦能显著减少 IgA 肾病患者尿蛋白并延缓肾功能恶化进展。因此，对于中度进展慢性肾衰竭患者也应当积极应用 ACEI/ARB。

(二)糖皮质激素在 IgA 肾病中的应用

糖皮质激素(简称激素)是肾小球疾病中最广泛应用的免疫调节剂。虽然激素对 IgA 肾病的治疗作用一直有争议,但是越来越多的循证医学研究证实激素对 IgA 肾病肾功能有长期保护作用。

1.糖皮质激素在肾功能正常 IgA 肾病中的应用

激素治疗 IgA 肾病早期患者:Shoji 等的随机对照试验将 21 例早期和低危 IgA 肾病患者[尿蛋白<1.5g/d,血肌酐<133μmol/L(l.5mg/dl)]随机分组,激素治疗组泼尼松 0.8mg/(kg·d),1 个月后减量至 0.4mg/(kg·d),以 10mg/d 隔日口服维持 1 年;对照组以双嘧达莫 300mg/d 口服,1 年后激素治疗组尿蛋白较对照组明显降低,未出现明显的激素不良反应;同时该研究对其中 19 例进行了重复肾活检,发现激素治疗组 1 年后系膜细胞和基质增生减轻、细胞性新月体明显减少,而慢性化组织病变无增加。说明激素治疗能减少早期和低危 IgA 肾病患者蛋白尿,改善肾组织病变。Julian 等的前瞻性随机对照研究也证实隔日激素治疗早期 IgA 肾病可减少蛋白尿,无明显副作用。Kobayashi 等选择进展性 IgA 肾病早期(蛋白尿 1~2g/d,Ccr≥70ml/min)患者,给予激素平均治疗 18 个月,对照组不用激素,随访 10 年期间,两组肾生存率差异显著(5 年肾生存率分别为 100% 和 84%,10 年分别为 80% 和 34%),随访结束两组 Ccr 差异显著[分别为(54±35)ml/min 和(20±29)ml/min]。进一步证实了激素治疗对进展性 IgA 肾病早期患者长期稳定肾功能有益。

激素治疗肾功能正常但有大量蛋白尿及中度进展性 IgA 肾病:Lai 等的随机对照试验,将 IgA 肾病患者[病理类型轻到重度、蛋白尿>3.5g/d、肾功能轻度损害 Scrl(15.3±49.7)μmol/L]随机分为治疗组和对照组,治疗组给予泼尼松 40~60mg/d 口服,8 周后逐渐减量,总疗程 4 个月,对照组不用激素治疗,仅给予与治疗组相同的对症支持治疗,平均随访 38 个月,结果治疗组中仅肾脏病理轻的肾病综合征患者得到高的缓解率(80%),而肌酐清除率的改变两组无明显差别。治疗组 40% 的患者出现激素相关的副作用(高血压,消化道出血,库兴综合征)。意大利 Pozzi 等先评价了激素治疗 IgA 肾病 6 个月的疗效和安全性,对入选的 86 例 IgA 肾病患者(尿蛋白 1~3.5g/d,肾功能正常,病理损伤程度轻到中度),随机分为治疗组和对照组,治疗组给予泼尼松 0.5mg/(kg·d)隔日口服,并在治疗的第 1、3、5 个月分别用甲基泼尼松龙 1g/d 冲击 3d,总疗程 6 个月;对照组仅用降压及支持治疗。结果显示治疗组患者尿蛋白持续下降,而对照组变化不大,以血肌酐升高 50% 为观察终点,治疗组 5 年肾脏生存率明显好于对照组(分别为 81% 和 64%),而以血肌酐升高 100% 为观察终点,5 年肾脏生存率分别为 95% 和 72%,而且激素的安全性好,除 1 例患者出现糖尿病无其他副作用。随后 Pozzi 等又对上述患者在随访 10 年后进行了第二次分析,以血肌酐较基线值上升 100% 为终点,结果显示治疗组 10 年肾脏生存率明显高于对照组(分别为 97% 和 53%),随访期间尿蛋白保持在低水平(基线值 1.9g/d,治疗 6 个月后 1.1g/d,治疗 7 年后 0.6g/d),激素治疗对不同病理分级的患者都有效。上述研究表明对于尿蛋白定量持续>1g/24h,血肌酐≤133μmol/L(1.5mg/dl)、Ccr≥70ml/min 的 IgA 肾病患者,单纯激素治疗可以降低尿蛋白、保护肾功能,而且 6 个月的激素治疗能够长期受益。

荟萃分析结果也同样支持激素降低尿蛋白的作用：对轻至中度肾组织损害者激素降低尿蛋白的作用是肯定的，即使小剂量激素对降低尿蛋白也是明显的，而且这种作用始于治疗的第 1 个月，尿蛋白降低会持续 5 年以上，但难以说明对肾功能的保护作用，激素对肾功能的保护作用似乎只在高危和进展性患者中才能观察到。基于 RCTs 研究的重点分析肯定了激素治疗能减少蛋白尿并能保护肾功能、延缓 ESRD 的进展。

2.糖皮质激素在肾功能异常 IgA 肾病中的应用

对于肾功能轻到中度异常（GFR 下降超过 40%，133μmol/L＜血肌酐＜250μmol/L）IgA 肾病的 RCTs 研究表明，糖皮质激素联合细胞毒药物治疗能保护进展性 IgA 肾病肾功能、降低尿蛋白、改善病理损伤。

对于儿童弥漫系膜增生 IgA 肾病，治疗组给予泼尼松龙 2mg/(kg·d)，4 周后减为隔日口服，逐渐减量 8 周后至 1mg/(kg·隔日)服 21 月；硫唑嘌呤 2mg/(kg·d)服 24 个月；并抗凝治疗 24 个月。对照组不用泼尼松和硫唑嘌呤，其他支持治疗同治疗组。随访 2 年，结果显示治疗组尿蛋白明显下降[(1.35±1.01)g/d 至(0.22±0.31)g/d]，血尿减轻，血 IgA 水平下降；重复肾活检发现两组患者新月体均明显减少，但治疗组肾小球硬化无明显变化，而对照组肾小球硬化明显加重[(3.9±6.1)% 至(16.4±23)%]。同时治疗组中 21% 的患者重复肾活检发现 IgA 消失伴临床缓解。2002 年，Ballardie 和 Roberts 等选取中等程度进展性 IgA 肾病患者（血肌酐在 133~250μmol/L 之间）进行随机对照研究，治疗组给予泼尼松 40mg/d 并在 2 年内减至 10mg/d，环磷酰胺 1.5mg/(kg·d)治疗 3 月后给予硫唑嘌呤 1.5mg/(kg·d)治疗最少 2 年。对照组患者仅给予支持治疗，平均随访 5 年。结果显示免疫抑制药对肾脏有明显的保护作用：治疗组 5 年肾脏生存率达 72%，而对照组只有 6%，到第 6 年试验结束时对照组患者全部进入透析。相对于对照组或治疗前，治疗组尿蛋白从治疗 12 个月开始明显下降。治疗组的副作用包括骨髓抑制和糖尿病。上述两项实验表明，激素联合细胞毒药物治疗能保护进展性 IgA 肾病肾功能和降低尿蛋白、改善病理损伤。应当指出对于此类进展高风险 IgA 肾病患者的治疗建议虽然有很高的循证级别，但是这些循证试验研究源于 20 世纪 80 年代末、90 年代初，试验中对照组所用支持治疗，是不同于现在的支持治疗的。因此，这部分 IgA 肾病患者的免疫抑制剂治疗是否确实优于当今的支持治疗，尚缺乏前瞻性临床试验依据。

荟萃分析表明，细胞毒药物仅对肾功能异常 IgA 肾病的肾脏起保护作用。因而考虑到药物的副作用及已有的 RCTs 研究中对照治疗方法的局限性，当用足量 ACEI 和（或）ARB、目标血压控制在 125/75mmHg，而尿蛋白定量仍持续＞1g/d 时，若肾功能正常，推荐单纯激素治疗；若肾功能异常，则依据临床及病理指标采用激素联合细胞毒药物。Ballardie 和 Roberts 等的研究表明一旦 GFR 丧失超过 50%~60%、Scr＞250μmol/L，则没有哪种治疗是有效的，因而此种情况的免疫抑制剂治疗应根据个体实际慎重应用。

3.糖皮质激素在血管炎和新月体性 IgA 肾病中的应用

目前对于血管炎和新月体性 IgA 肾病的治疗尚无 RCT 研究，但是 Harper 等以及 Mclntyre 等的回顾性研究表明，激素联合免疫抑制药能够减轻新月体或血管炎性病理改变,稳定肾功能,降低尿蛋白。这些临床试验虽然循证级别不高,但是新月体或血管炎 IgA 肾病通常呈快速进展,预后不良,因此应提倡早期诊断、积极强化免疫抑制治疗。

综上所述,已有的 RCTs 研究能充分肯定糖皮质激素治疗 IgA 肾病具有降低蛋白尿,保护肾功能,减轻或延缓肾组织损害的作用,但是考虑到药物副作用及上述研究中对照治疗方法的局限性,在实际运用中应当结合患者临床及肾脏病理改变,把握好激素的应用时机。

(三)免疫抑制剂在 IgA 肾病中的应用

1. 吗替麦考酚酯在 IgA 肾病中的应用

吗替麦考酚酯(MMF)在体内脱酯化后形成具有免疫抑制活性的吗替麦考酚酸(MPA)。MPA 是次黄嘌呤核苷酸脱氢酶(IMPDH)的可逆性、非竞争性抑制剂,抑制嘌呤的生物合成。MMF 不仅能够有效地抗急性和慢性排异反应,而且由于没有肾毒性,用于许多原发性和继发性肾小球疾病。

MMF 治疗 IgA 肾病的疗效仍存在争议。比利时学者 Maes 等报告 MMF 联合 ACEI 治疗进展性 IgA 肾病,MMF 用量为 2g/d,维持至 36 个月;对照组用药为空白安慰剂联合 ACEI。随访 3 年末两组都观察到蛋白尿水平显著降低。两组的主要终点事件(终末期肾病或菊粉清除率降低 25% 以上)发生率无显著差异。美国学者 Frisch 等也报道了 MMF 联合 ACEI/ARB 治疗中度进展性 IgA 肾病,MMF 用量为 2g/d,持续 1 年;对照组用药为空白安慰剂＋ACEI/ARB。54 周随访期末两组的终点事件(终末期肾病、血清肌酐增加 0.5mg/dl、蛋白尿缓解率)未出现显著差异。香港学者 Tang 等报道了 MMF 治疗中国人的 IgA 肾病,入选标准是尿蛋白定量≥1g/d,MMF 用量为 1.5g~2g/d,疗程 24 周,对照组治疗方案为常规治疗。18 个月随访期内,MMF 组蛋白尿较对照组显著降低。这三项研究虽然都是 B 级证据水平研究,但是样本量较小(MMF 组均为 20 例左右),随访时间短,因而检验效能低。另外入选标准不统一也可导致研究结果矛盾。

解放军总医院的初步研究观察了 62 例中重度 IgA 肾病患者,随机分配至 MMF 组和激素组,随访 18 个月时 MMF 组蛋白尿完全缓解率显著高于对照组。另一项长期随访研究的结果也显示 MMF 组蛋白尿完全缓解率显著高于对照组。

2. 咪唑立宾在 IgA 肾病中的应用

咪唑立宾是一种免疫抑制药,在临床上已用于肾移植排斥反应的防治、狼疮性肾炎、类风湿关节炎、肾病综合征的治疗。咪唑立宾进入机体细胞后,在腺苷激酶的作用下磷酸化,形成有活性的 5′-单磷酸化物,可以竞争性地抑制次黄嘌呤核苷酸(IMP)脱氢酶和鸟苷酸(GMP)合成酶,从而抑制鸟苷酸的从头合成,使核酸的合成减少,进一步抑制细胞增殖。此外,咪唑立宾可以与糖皮质激素受体结合,增加糖皮质激素受体的转录活性,发挥生物学作用。解放军总医院的研究显示,咪唑立宾能有效抑制系膜细胞增殖,显著上调增殖的系膜细胞负调控蛋白-p27kip1 的蛋白水平并维持其在细胞核的高表达,使增殖的系膜细胞发生 G_1/S 阻滞。咪唑立宾上调 p27kip1 蛋白的表达是通过抑制其降解酶体成分 Skp2 表达实现的,该作用不依赖于咪唑立宾对 DNA 合成的抑制。

咪唑立宾治疗 IgA 肾病开始主要应用于儿童,可以减少蛋白尿和血尿,改善肾组织损害,和其他常用的免疫抑制剂比较副作用较少。一项针对儿童弥漫性 IgA 肾病患者的研究显示,咪唑立宾联合泼尼松龙、华法林、双嘧达莫的四联疗法,比泼尼松龙、华法林、双嘧达莫的三联疗法以及在三联疗法基础上加用甲基泼尼龙冲击治疗,在降低蛋白尿、改善肾脏病理活动性指数和慢性化指数方面具有更好的疗效。近年的研究显示,咪唑立宾联合甲基泼尼龙和血浆置换疗法对于儿童广泛新月体形成的快速进展性 IgA 肾病具有较好的疗效。日本的另一项研究显示,咪唑立宾联合泼尼松龙治疗具有明显蛋白尿的弥漫性 IgA 肾病患者,用药 6 个月可以降低蛋白尿、减轻血尿,重复肾活检的结果表明可以减少肾小球和肾间质巨噬细胞的浸润和 α-SMA 阳性细胞的数量。咪唑立宾有效治疗 IgA 肾病的机制不很清楚,可能与咪唑立宾能有效抑制脂多糖诱导的外周血单核细胞释放 IL-6 有关。

解放军总医院肾脏病研究所牵头的一项全国多中心随机对照临床试验的结果显示,99 例原发性 IgA 肾病患者被随机分成 3 组:氯沙坦组 30 例,咪唑立宾组 35 例,咪唑立宾和氯沙坦联合用药组 34 例。3 组的基线资料没有显著性差异。3 组用药后 3、6、9、12 个月尿蛋白均较基线水平显著下降。氯沙坦组尿蛋白下降较快,在用药 6 个月后尿蛋白下降最为明显。咪唑立宾组和联合用药组尿蛋白稳定下降。组间比较显示,用药后 3 个月时氯沙坦组尿蛋白下降优于咪唑立宾组;12 个月时联合用药组和咪唑立宾组尿蛋白下降优于氯沙坦组。3 组用药后各时间点血肌酐没有显著性差异。观察期间,3 组均未发生严重不良反应。提示咪唑立宾和氯沙坦单独用药或两者联合用药治疗成人 IgA 肾病,均可降低尿蛋白。咪唑立宾联合氯沙坦可以扬长避短。

(四)抗血小板聚集、抗凝及促纤溶药在 IgA 肾病中的应用

已有的 RCT 研究显示,抗血小板聚集抗凝及促纤溶药治疗能降低 IgA 肾病患者的尿蛋白、稳定肾功能,而且安全性好、无明显副作用。其减少尿蛋白、保护肾功能可能的机制包括:①抗血小板药物可减少血小板释放 5-羟色胺、血小板源生长因子等炎症因子,减轻肾组织炎症反应;②抑制补体活化,减轻肾组织损伤;③保护肾小球基底膜阴离子屏障,减少尿蛋白漏出;④抑制肾小球系膜细胞增殖;⑤抑制肾脏微血管内血栓形成,改善肾组织缺血;⑥降解纤维蛋白和细胞外基质蛋白,抑制肾组织纤维化进程等。解放军总医院的研究显示,尿激酶联合贝那普利治疗肾脏病理分级 Lee 氏 Ⅲ 级以上合并纤维蛋白沉积的较重的 IgA 肾病患者,比单用贝那普利在降尿蛋白和保护肾功能方面具有更好的疗效。此外,某医院在慢性肾脏病动物模型的研究中发现,ARB(厄贝沙坦)联合抗血小板药(氯吡格雷)具有抗炎肾保护作用,论文发表在美国肾脏病学会杂志上。对 5/6 肾切除大鼠模型给予氯吡格雷和厄贝沙坦治疗 8 周后,24h 尿蛋白、血肌酐和肾小球硬化、间质损伤的程度显著低于未治疗组,联合治疗的效果更加明显,其机制可能与氯吡格雷能减少巨噬细胞的聚集,抑制 MCP-1、TGF-β_1 和 CTGF 的产生有关。

(五)扁桃体摘除对 IgA 肾病的影响

由于许多 IgA 肾病患者扁桃体急性感染后,容易出现肉眼血尿或尿检异常加重,沉积

在肾小球系膜区的 IgA 和扁桃体淋巴细胞产生的 IgA 都主要是多聚型 IgA1,部分 IgA 肾病患者血清 IgA 升高,扁桃体摘除可以降低血清 IgA 水平,因此,学者认为 IgA 肾病与扁桃体有密切的关系。

人体的扁桃体包括腭扁桃体、咽扁桃体(腺样体)、舌扁桃体和管扁桃体。人们通常所说的扁桃体指的是腭扁桃体,是人体 4 种扁桃体中最大的。腭扁桃体位于呼吸道和消化道入口处,属于黏膜淋巴组织。扁桃体中有很多 B 细胞,可以产生 IgG、IgA 等抗体,抵抗病毒、细菌和食物抗原进入上呼吸道及消化道黏膜。研究表明,学龄前儿童的扁桃体免疫细胞多而活跃,血清 IgA 和唾液分泌的 IgA 浓度在 11~13 岁达到成人水平,儿童的扁桃体是鼻咽部重要的免疫防御组织,对人体是有用的。但是,成年以后,扁桃体一般慢慢萎缩,免疫防御作用逐渐减弱,扁桃体已没有多大作用。如果成人的扁桃体仍肿大,提示有感染,作为一个感染灶,对人体有害无益。

扁桃体摘除可以降低血清 IgA 和黏膜分泌型 IgA 的水平,尤其在儿童明显,一般在术后几个月或几年内发生。但这些变化不会导致明显的免疫缺陷,临床上无意义。此外,扁桃体摘除不会增加上呼吸道感染的发病率。部分 IgA 肾病患者,扁桃体摘除能改善尿检异常并维持稳定的肾功能。如果扁桃体摘除当天或 1 周内出现明显的肉眼血尿或尿红细胞、尿蛋白增加,这是扁桃体摘除的"激惹"现象,说明扁桃体与 IgA 肾病关系密切,扁桃体摘除是对的。扁桃体的"激惹"现象多在 2 周后减轻。一般扁桃体摘除 1 个月后尿蛋白、血尿较手术前好转,6 个月后效果明显。重复肾活检的研究表明,IgA 肾病患者,在甲泼尼龙冲击,泼尼松、抗血小板药和扁桃体摘除综合治疗后,肾脏组织学病变明显改善,绝大多数患者,活动性的肾脏病变消失,系膜增殖和间质单核细胞浸润显著减少,大部分患者系膜区 IgA 沉积强度减弱,部分患者 IgA 沉积消失。学者报道了一例单独扁桃体摘除对肾组织学影响的 IgA 肾病患者,该患者除了高血压接受了降压治疗外未接受其他药物治疗。第 1 次肾活检显示明显的系膜增殖和系膜区 IgA 沉积,肾小管和血管基本正常。10 年后,第 2 次活检显示中等度的系膜增殖和系膜区 IgA 沉积,轻至中度肾小管萎缩以及轻度的小动脉硬化。22 年后,第 3 次肾活检显示肾小球增大、轻度系膜增殖、IgA 沉积阴性、显著的肾小管萎缩以及中等度的小动脉硬化。此患者的随访结果表明扁桃体摘除能改善肾小球 IgA 沉积和系膜增殖,但对其他病因如高血压引起的肾损害无影响。

学者报道了 118 例原发性 IgA 肾病患者,包括 48 例行扁桃体摘除和 70 例没有行扁桃体摘除的患者,观察的起点为诊断性肾活检,终点为进入透析,平均随访 15 年后,48 例行扁桃体摘除的 IgA 肾病患者有 5 例(10.4%)需要透析,而 70 例没有行扁桃体摘除的 IgA 肾病患者有 18 例(25.7%)需要透析,统计学分析两组有显著性差异,即扁桃体摘除对肾脏的长期存活具有有益的影响。

扁桃体摘除术是临床上常见的手术。从耳鼻喉科角度考虑,扁桃体摘除主要有两个手术指征:扁桃体肥大导致上呼吸道阻塞和反复发作的急性和慢性扁桃体炎。从肾脏病学方面考虑,扁桃体肿大的 IgA 肾病患者,尤其是扁桃体感染后血尿、蛋白尿明显的 IgA 肾病患者,行扁桃体摘除效果较好。但是扁桃体摘除的效果是有限的,如果肾脏损害已经很重,即使做了扁桃体摘除也没有多大帮助。因此,扁桃体摘除也有其局限性,也要掌握适应证。另外,扁桃体摘除手术个别会导致大出血,应注意。

(六)根据 IgA 肾病的临床分型选择适当的治疗措施

1.反复发作性肉眼血尿的治疗

对于扁桃体感染或其他感染后,反复出现肉眼血尿或尿检异常加重的患者,应积极控制感染,早日行扁桃体摘除。抗感染时,应注意药物的过敏反应,避免肾毒性药物的使用。扁桃体摘除应注意出血的并发症。如扁桃体摘除以后,手术当日或术后 1 周内出现肉眼血尿或尿检异常加重,可能与扁桃体刺激有关,不需要特殊处理,扁桃体摘除半年后尿检异常可有不同程度的改善。

2.无症状性尿检异常的治疗

对于血压正常、肾功能正常、单纯性镜下血尿的 IgA 肾病患者,不需要特殊治疗,只需要定期复查。对于有扁桃体肿大或扁桃体感染后尿检异常加重的患者,可行扁桃体摘除。也可以根据患者血尿的程度和心理情况,选用一些抗血小板聚集和活血化瘀的药物。

对于血尿伴有蛋白尿的患者,扁桃体摘除、血管紧张素转换酶抑制药(ACEI)或血管紧张素受体拮抗药(ARB)以及抗血小板聚集、抗凝、促纤溶治疗,有利于患者完全缓解。尤其是针对肾小球系膜细胞增殖、节段硬化、球囊粘连的 IgA 肾病患者,上述治疗是必要的。

对于尿蛋白>1g/24h 的患者,首选 ACEI 和(或)ARB,力争将尿蛋白降至 1g/24h 以内。对于血压正常的患者,使用 ACEI 或 ARB 要避免血压降得过低、影响脏器供血。如果使用足量的 ACEI 和 ARB,血压已降至 125/75mmHg 以下,尿蛋白仍>1g/24h,肾功能正常的患者,宜加用糖皮质激素治疗。激素和其他免疫抑制药的应用,除了考虑尿蛋白量以外,还要考虑肾活检病理改变。明显的炎细胞浸润、细胞增殖,是应用激素和其他免疫抑制药的适应证。

3.大量蛋白尿的治疗

对于 IgA 肾病合并微小病变肾病综合征的患者,按微小病变肾病综合征处理。大多病例对肾上腺皮质激素比较敏感,尿蛋白很快减少,但尿检异常完全缓解不容易,即使尿蛋白转阴了,也可能还有小量镜下血尿和(或)尿潜血阳性。不宜过分追求尿潜血和镜下血尿的完全正常而大量、长期使用激素。

对于临床表现为血尿、大量蛋白尿,病理表现为肾小球系膜细胞增殖硬化、球囊粘连、间质炎细胞浸润明显的 IgA 肾病患者,需要肾上腺皮质激素和其他免疫抑制药、ACEI、ARB 以及抗血小板聚集、抗凝、促纤溶的综合治疗。目的是尽可能将尿蛋白控制在 1g/24h 以内,最好是 0.5g/24h 以内。

4.高血压的治疗

对于 IgA 肾病合并高血压的患者,排除肾动脉狭窄和严重肾衰竭后,首选 ACEI 或/和 ARB。在使用 ACEI 的时候,需注意咳嗽的副作用;在使用 ACEI 和 ARB 的时候,需注意高血钾的副作用。由于氯沙坦钾具有增加尿酸排泄的作用,在合并高尿酸血症的高血压、蛋白尿的患者,首选氯沙坦钾。使用足量的 ACEI/ARB,将血压降至 125/75mmHg 是非常重要的。如果降压效果不好,可以联合用药,加用长效的钙离子拮抗药、利尿药和 β、α 受体阻滞药。

5.肾功能急剧恶化的治疗

对于 IgA 肾病合并肾功能急剧恶化的患者,宜首先明确肾功能不全的原因,针对原因进行治疗。合并恶性高血压的,积极控制血压。对于临床表现明显血尿、蛋白尿、肾功能急剧恶化,病理表现为明显的肾小球系膜细胞增殖、毛细血管襻坏死、细胞或纤维细胞新月体形成、弥漫性间质炎细胞浸润的 IgA 肾病患者,在没有严重感染、活动性消化道溃疡出血等禁忌证的前提下,可给予甲泼尼龙冲击治疗,即每日静脉滴入甲泼尼龙 0.5～1.0g,连续 3d。随后给予常规剂量的肾上腺皮质激素和其他免疫抑制药治疗。根据临床、病理表现和冲击治疗后的反应,必要时 1～2 周后可以再次给予甲泼尼龙冲击。但一般冲击治疗不要超过 3 个疗程。同时根据血压和肾功能的改变,给予降压治疗和抗血小板聚集、抗凝、促纤溶治疗。

6.终末期 IgA 肾病的治疗

对于肾脏已缩小、绝大多数肾小球已全球硬化、血肌酐>442μmol/L 的 IgA 肾病患者,和其他肾脏病所致的终末期肾病一样,给予慢性肾衰一体化治疗,目的是延缓肾功能的恶化、防治并发症、提高患者生活质量、做好肾脏替代治疗前的准备。重点是低蛋白饮食减轻肾脏的负担,同时给予足够的热量和适当的必需氨基酸;适当饮水以保持足够的尿量;以长效钙拮抗剂为主尽可能将血压控制在 130/80mmHg 以内;补充铁剂、叶酸、维生素 B_{12} 和红细胞生成素纠正贫血;必要时补充碳酸氢钠防治代谢性酸中毒;适当补充碳酸钙和活化的维生素 D_3 纠正钙磷代谢紊乱,防治继发性甲状旁腺功能亢进。

由于 IgA 肾病的临床表现和病理改变复杂多样,许多临床和病理表现经常出现重叠和交叉,因此治疗的策略也应该是综合的多靶点干预,需要考虑不同的治疗方法并随病情的改变适当进行调整。

七、IgA 肾病的病情评估及预后判断

过去认为 IgA 肾病是一种预后良好的疾病,现在认为 IgA 肾病是一种进展性疾病,只有少数 IgA 肾病患者尿检异常能完全缓解,大多数患者呈慢性进行性发展。从首发症状起,每 10 年约有 20% 的患者发展到终末期肾病。目前,IgA 肾病仍然是我国慢性肾衰竭、尿毒症的首位原发病。关于 IgA 肾病进展的危险因素,学术界意见比较一致的是肾小球硬化、肾间质纤维化、高血压、大量蛋白尿和肾功能损害。由于肾小球硬化和肾间质纤维化是不可逆的损害,因此是预后不良强力的危险因素。高血压、蛋白尿和肾功能损害是可以调控、会经常变化和波动的,因此现在认为肾活检时原始状态的高血压、蛋白尿并没有过去强调得那么重要。相比之下,随访观察过程中,持续性蛋白尿和血压控制不良要比肾活检时瞬间的血压和 24 小时蛋白尿更重要。此外,肾小管萎缩、肾内动脉硬化以及纤维性或纤维细胞性新月体也是预后不良的因素。基于上述观点,一般认为临床表现为反复

发作性肉眼血尿、单纯性镜下血尿,病理表现为轻微病变、Lee 氏 I 级的患者预后较好;临床表现为顽固性高血压、持续性大量蛋白尿、病理改变为 Lee 氏 IV～V 级的患者,预后较差。经过多年的探索,对 IgA 肾病有了很多新的认识,也发现了一些反映 IgA 肾病病情和预后的生物标志物。

(一)常规检查指标

1. 尿蛋白

尿蛋白水平是影响 IgA 肾病病情进展的指标。一般认为 IgA 肾病尿蛋白量越大,病变越重,预后越差。文献报告尿蛋白 1～3.5g/d 的患者每年肾小球滤过率(GFR)下降 6.6～7ml/min,尿蛋白＞3.5g/d 的患者每年 GFR 下降约 9ml/min。值得注意的是:①在 IgA 肾病合并肾病综合征的特定人群,尿蛋白定量＞6g/d 的患者反而比＜6g/d 的患者病理改变轻、治疗效果好,这可能与这类患者有一些是微小病变肾病综合征合并 IgA 沉积有关。②追踪观察的结果表明,虽然发病初期或肾活检时最大尿蛋白量、1 年后的尿蛋白量、1 年内尿蛋白变化的斜率均与发展至终末期肾病有关,但是 1 年后的尿蛋白量是最强的预后危险因素。说明持续性蛋白尿和定期复查的重要性。③除了尿蛋白的量与持续时间,尿蛋白成分也与 IgA 肾病的预后有关,低分子量蛋白尿是预后不良的指标。

2. 血尿

血尿在预测 IgA 肾病病情进展中的作用存在争议。有人认为发作间期尿沉渣检查阴性的反复发作性肉眼血尿患者预后好。但也有人对此提出疑问,因为在肉眼血尿期进行肾活检,有时可见节段性坏死和小新月体,从而认为肉眼血尿的患者可能具有不良的预后。这两种结论表面看来是矛盾的,但后一种情况可能像急性肾炎一样病情具有自限性。一般认为,单纯性镜下血尿和发作间期尿沉渣检查阴性的复发性肉眼血尿的患者肾功能可以长期保持稳定,而合并大量蛋白尿的 IgA 肾病患者,血尿的严重程度与肾脏病理的严重程度呈正相关。

3. 血清肌酐

肾活检时已有肾功能损害是影响 IgA 肾病长期肾存活的独立危险因素。在 IgA 肾病病程中,一旦血肌酐超过某一特定值[265.2μmol/L(3.0mg/dl)],患者将无可避免地进展到终末期肾衰竭,如不治疗在 10 个月内血肌酐常可加倍,该肌酐值被称为不可逆点。而日本的研究显示血肌酐超过176.8μmol/L(2.0mg/dl)的患者不再恢复到 2.0mg/dl 以下。有学者利用血肌酐和蛋白尿水平对男性 IgA 肾病患者进行分层分析,随访 7 年,血肌酐＞150μmol/L、尿蛋白≥1g/d 的患者肾脏存活率为 21.3%;而血肌酐≤150μmol/L、尿蛋白＜1g/d 的患者肾脏存活率为 98.5%,提示肾衰竭叠加明显故蛋白尿肾脏预后更差。

4. 血清 cystatin C

在肾功能受损的肾小球疾病患者中,血清半胱氨酸蛋白酶抑制剂 C(cystatin C)水平升高早于血肌酐。我们也发现当肾功能轻度损害时,血清 cystatin C 的阳性检出率明显高于血肌酐,血清 cystatin C 可用于早期评估 IgA 肾病患者肾组织病变的程度。

5.血尿酸

IgA 肾病患者血清尿酸水平与肌酐清除率呈负相关,与尿蛋白及小管间质损伤程度正相关,肾功能正常的 IgA 肾病患者高尿酸血症是疾病进展的独立危险因素。肾活检时肌酐清除率正常的 IgA 肾病患者,随访 8 年后,最初有高尿酸血症的患者肌酐清除率明显降低,而最初无高尿酸血症的患者肌酐清除率保持稳定。解放军总医院的资料显示,IgA 肾病高尿酸血症的独立相关因素为:血清肌酐升高、高三酰甘油血症、高血压、肥胖及肾内动脉病变;血尿酸的水平与 IgA 肾病肾内动脉病变的程度密切相关。

6.血清 IgA 相关指标

血清 IgA/C_3 比值尽管血清 IgA 水平与 IgA 肾病的预后无明显关系,但是血清 IgA/C_3 比值对 IgA 肾病的预后有重要意义。血清 IgA/C_3 比例≥4.5 的 IgA 肾病患者预后较差,5 年肾脏存活率为 84.4%,而 IgA/C_3<4.5 的患者 5 年肾脏存活率为 100%。此外,血清 IgA/C_3 比值随疾病预后分级的加重逐渐增大,认为该值可作为预测 IgA 肾病预后分级的指标。

(二)尿生物标志物

1.足细胞

足细胞从尿中丢失形成足细胞尿,是肾小球瘢痕形成的重要原因。重复肾活检发现有严重肾组织病理学进展的 IgA 肾病患者有持续性的足细胞尿。

2.Ⅳ型胶原

Ⅳ型胶原主要由足细胞和系膜细胞合成,尿Ⅳ型胶原含量与 IgA 患者的肾功能损害程度有关。肾脏病理损害越严重,尿Ⅳ型胶原水平越高。

3.EGF、MCP-1 及 EGF/MCP-1 比值

表皮生长因子(EGF)促进肾损伤的修复,尿中 EGF 的排泄量被认为与 IgA 肾病小管间质损伤范围呈负相关。单核细胞趋化蛋白-1(MCP-1)除了单核细胞的募集,还具有促炎症反应作用,尿 MCP-1 的排泄与肾脏病中间质炎性浸润的范围有关。研究发现预后不佳的 IgA 肾病患者尿 MCP-1 水平较高,EGF 水平及 EGF/MCP-1 比值较低。在预测预后方面,EGF/MCP-1 比值比单纯 EGF、MCP-1、肾脏病理组织学分级、肌酐清除率和尿蛋白,具有更高的敏感性和特异性,提示尿 EGF/MCP-1 可作为判断 IgA 肾病预后的生物标志物。

4.IL-6 和 IL-6/EGF 比值

白细胞介素-6(IL-6)是重要的细胞因子,在慢性肾小球疾病免疫发生机理和促进肾脏硬化中起重要作用,它在尿中的水平被认为是系膜增殖和小管间质损伤的标志物。一项 8 年平均随访研究尿 IL-6>2.5ng/d 的肾功能正常的 IgA 肾病患者比 IL-6<1.0ng/d 的患者疾病进展的危险性高 7.8 倍。提示尿 IL-6 水平可作为 IgA 肾病患者长期预后的指标,>2.5ng/d 的患者预后不佳。还有研究发现 IgA 肾病患者尿 IL-6 水平升高和 EGF 水平降低的程度与病理组织学损伤程度、高血压、血肌酐水平相关,尿 IL-6/EGF 比值最高的患者在 3 年随访后肾损伤进展最明显,IL-6/EGF 比值也可作为 IgA 肾病进展的预后指标。

5.IL-8

严重的 IgA 肾病患者尿中白细胞介素-8(IL-8)水平明显高于病变轻微的患者或健康对照者,IL-8 水平与病情活动程度的指标呈显著正相关,与小管功能受损的程度也明显有关。

6.TGF-β_1

转化生长因子-β_1(TGF-β_1)是目前公认的肾脏促纤维化因子,在促进肾脏系膜细胞增殖以及肾间质纤维化中起重要作用。有人发现肾活检时尿 TGF-β_1 的水平与 IgA 肾病患者系膜增殖程度、间质纤维化程度有关,与新月体形成的范围有关。TGF-β_1 还可以影响肾小球系膜细胞的凋亡,促进 IgA 肾病的进展。

7.NGAL

中性粒细胞明胶酶相关脂质运载蛋白(NGAL)是 IgA 肾病肾损伤的早期标志物。尿 NGAL 水平和 NGAL/Cr 比值在 Lee 氏Ⅲ级 IgA 肾病患者明显升高,并与进展性肾小球系膜增殖和小管间质损伤相关。与尿 NAG 水平相比,NGAL 升高更加显著,在 NAG 几乎无任何变化的 Lee 氏Ⅱ级患者,也能检测到 NGAL 的升高,提示尿 NGAL 是 IgA 肾病小管间质损伤的早期生物标志物。

8.KIM-1

肾损伤分子-1(KIM-1)是一种跨膜糖蛋白,在正常肾脏不表达,而在受损后再生的近曲小管上皮细胞中表达显著增强,是检测肾损伤的生物学标志物。包括 IgA 肾病在内的多种类型肾病尿 KIM-1 水平升高与肾脏纤维化程度、间质炎细胞浸润程度呈正相关,与肌酐清除率呈负相关。

解放军总医院的研究资料显示,尿中 IL-6、IL-18、KIM-1、NGAL 以及 TGF-β 的检测,可以一定程度反映肾脏的病理改变。IL-6 和 KIM-1 等两项指标联合检测,具有较高的正确诊断率。

影响 IgA 肾病病情评估和预后的生物标志物也很多,包括年龄、血压、肾脏病理组织学改变以及一些分子病理的指标等。上述内容只是其中的一部分。很多指标并非 IgA 肾病所特有,同时也可能适合其他慢性肾脏病。IgA 肾病的临床和病理改变是动态的,可逆和不可逆也是相对的。另外,影响 IgA 肾病预后的因素很多,除了临床和病理指标以外,还有治疗的因素。因此,在推测和判断 IgA 肾病的预后时,需要综合考虑。总之,IgA 肾病的肾功能可以长时间保持稳定,也可以出现不同类型的肾衰竭,包括急性、急进性和慢性肾衰竭。如合并肾小球毛细血管襻坏死、大量细胞新月体形成、恶性高血压、肾病综合征时,可出现急性或急进性肾衰竭,血尿素氮、肌酐急剧增高、尿量减少、肾脏体积增大,经过积极有效的治疗,肾功能可以逆转。多数 IgA 肾病患者表现为慢性进展性的肾功能下降,逐渐出现夜尿增多、贫血、肾脏体积缩小,最后发展成尿毒症。

第二节　狼疮肾炎

系统性红斑狼疮(SLE)是由多种复杂因素共同作用,个体差异明显、病程迁延反复的器官非特异性自身免疫性疾病。血清中出现以抗核抗体(ANA)为代表的多种自身抗体和多个器官、系统受累是 SLE 的两大主要临床特征。SLE 累及肾脏即称为狼疮肾炎(LN),LN 是 SLE 较常见且严重的并发症,也是我国继发性肾小球疾病的首要原因。

一、病因和发病机制

SLE 的病因及发病机制至今仍未完全明确,可能与遗传、环境因素、激素异常及免疫紊乱等有着密切关系。SLE 发病机制中,T 细胞过度活跃和不耐受自身成分,促使 B 细胞增殖、产生一系列自身抗体,由此形成的自身免疫复合物沉积及多器官炎症反应决定了 SLE 及 LN 病变的性质和程度。

(一)遗传、环境因素及激素异常

SLE 存在显著的家族聚集性和种族差异性,同卵双胞胎同患 SLE 的几率超过 25%,而异卵双胞胎只有 5%。SLE 患者家庭成员的自身抗体阳性率及其他自身免疫疾病均高于普通人群,提示 SLE 有非常明显的遗传倾向。

SLE 流行病学研究发现缺乏补体成分(C_{1q}、C_2、C_4)的纯合子,及 FcγRm 受体基因多态性与 SLE 发病易感性相关。采用全基因组关联分析(GWAS)方法确定了一些 SLE 易感基因,这些基因与 B 细胞信号转导、Toll 样受体和中性粒细胞功能相关。

环境因素在 SLE 与 LN 的发生上也起到重要的作用,阳光或紫外线照射均能诱导和加剧 SLE 和 LN。激素异常在 SLE 及 LN 发病中的作用体现在 SLE 女性患病率高,怀孕或分娩后不久有些患者 SLE 症状加重,以及某些情况下激素对 SLE 的治疗作用。虽然某些药物会导致 SLE 或狼疮样症状,但这些患者很少出现 LN。目前病毒导致 SLE 的研究资料尚不充分。

自发性和诱导性 SLE 小鼠模型包括 NZB B/W F1 杂交鼠,BXSB 和 BRL/lpr 模型鼠等。SLE 动物模型研究发现细胞凋亡异常,导致缺陷的细胞克隆清除障碍以及 B 细胞的异常增殖;在动物模型上注射抗 DNA 抗体、抗磷脂抗体或平滑肌抗原(SMA)多肽类似物可诱导动物的 SLE。

(二)SLE 的自身免疫异常

SLE 起始于自身免疫耐受性的丧失和多种自身抗体的产生。抗体针对与转录和翻译机制有关的核酸和蛋白质,如核小体(DNA-组蛋白)、染色质抗原及胞质核糖体蛋白等。多克隆性 B 细胞增生,合并 T 细胞自身调节缺陷是自身抗体产生的基础。免疫异常机制包括机体不能消除或沉默自身免疫性 B 细胞及 T 细胞自身抗原的异常暴露或呈递,T 细胞活性增加、B 细胞激活细胞因子增加;机体不能通过凋亡清除或沉默自身反应性细胞(即免疫耐受），这些细胞克隆性增生导致自身免疫性细胞和抗体生成增加。SLE 自身抗原异常暴露的原因可能是由于自身抗原在凋亡细胞表面聚集，并致幼稚细胞突变而发生自身免疫性细胞的克隆性增殖。此外与自体细胞有相似序列的病毒或细菌多肽可充当"模拟抗原"，诱导类似的自身免疫性细胞增殖。抗原呈递过程中，某些核抗原能作用于细胞内的各种 Toll 样受体而触发免疫反应。

（三）LN 的发病机制

狼疮肾炎被认为是免疫复合物介导的炎症损伤所致，SLE 自身抗体与抗原结合形成抗原抗体复合物，如果没能被及时清除，免疫复合物就会沉积于系膜、内皮下及血管壁，从而导致弥漫性炎症。LN 肾小球受累的特点是循环免疫复合物沉积和原位免疫复合物的形成。LN 患者体内会有抗 ds-DNA、SMA、C_{1q} 及其他各种抗原的抗体，但每种抗体在免疫复合物形成中的确切作用仍不清楚。一般情况下，系膜和内皮下的免疫复合物是由循环免疫复合物沉积所致，而上皮下免疫复合物往往由原位免疫复合物形成。免疫复合物在肾小球内的沉积部位与复合物大小、所带电荷、亲和力、系膜细胞清除能力及局部血流动力学有关。免疫复合物在肾小球内沉积可激活补体并导致补体介导的损伤、使促凝血因子活化、白细胞浸润并释放蛋白水解酶，并可激活与细胞增殖和基质形成有关的一系列细胞因子。有抗磷脂抗体（APA）的 LN 患者，肾小球内高压和凝血级联反应的活化也能够导致肾小球损伤。LN 的其他肾脏损伤还包括程度不等的血管病变，从血管壁免疫复合物沉积到罕见的坏死性血管炎损害。LN 还常见有肾小管间质病变。

二、流行病学

SLE 和 LN 的发病率和患病率各国报道结果不一致，与年龄、性别、种族、地理区域、所用诊断标准和确诊方法有关。SLE 高发年龄为 15～45 岁，成年女性患病率约为 110.3/10 万，成年 SLE 患者中 90％为女性。SLE 患者中，LN 患病率在男女性别间没有显著差异；但儿童和男性 LN 患者的病变更严重，老年人 LN 相对病变较轻。非裔美国人、加勒比黑人、亚裔及西班牙裔美国人 SLE 和 LN 的患病率是高加索人的 3～4 倍。导致 LN 的其他危险因素包括青年人、社会经济地位较低、有多条美国风湿病学会（ACR）SLE 诊断标准、SLE 患病时间长、SLE 阳性家族史和高血压等。

三、临床表现

（一）肾脏临床表现

30％～50％ SLE 患者确诊时有肾脏受累，常出现程度不同的蛋白尿、镜下血尿、白细胞尿、管型尿、水肿、高血压及肾功能不全等。临床可表现急性肾炎综合征、慢性肾炎综合征、肾病综合征、急进性肾炎以及镜下血尿和（或）蛋白尿，少数表现为间质性肾炎及肾小管功能障碍、肾小管酸中毒（RTA）等。

1.蛋白尿

几乎所有的 LN 患者都会出现程度不等的蛋白尿,常伴有不同程度的水肿。

2.血尿

出现率可达 80%,以镜下血尿为主,罕有肉眼血尿。血尿罕有单独出现,均伴有蛋白尿。

3.肾病综合征

约 50%患者可表现为肾病综合征,多见于肾脏病理表现重者。

4.高血压

约 20%~50%的患者可出现高血压。肾脏病理表现重者出现高血压的几率大,高血压一般程度不等,罕有表现为恶性高血压者。

5.肾功能不全

约 20%的患者在诊断 LN 时即有肌酐清除率的下降,但表现为急性肾衰竭(ARF)者少见。LN 致 ARF 的原因有新月体肾炎、严重的毛细血管腔内微血栓形成、急性间质性肾炎及肾脏大血管的血栓栓塞等。

6.肾小管功能障碍

很多患者常可表现为肾小管功能障碍,如肾小管酸中毒与低钾血症(RTA I 型)或高钾血症(RAT IV 型)。

临床上两种特殊类型的 LN 应引起重视,分别为亚临床型(静息)LN 及隐匿性红斑狼疮。亚临床型指病理检查有 LN 的活动性增生性表现,但临床上没有提示疾病活动的临床症状或尿沉渣变化(但如仔细检查可能会发现微量血尿和红细胞管型,无肾功能损害、抗 dsDNA 及血清补体水平正常。亚临床型 LN 极为罕见,常发生于 SLE 的早期,随 SLE 病程延长,逐渐出现肾脏病的临床表现及实验室异常。

隐匿性红斑狼疮指少数 SLE 患者,以无症状性蛋白尿或肾病综合征为首发症状,在相当长的病程中无 SLE 的特征性表现;ANA 及抗双链 DNA(ds-DNA)抗体往往阴性,往往误诊为原发性肾炎。这些患者在有肾脏病临床表现后数月到数年出现 SLE 肾外表现及自身抗体阳性,肾活检多为膜性 LN,无肾外表现可能与抗 DNA 抗体的低亲和力和低滴度有关。

(二)肾外临床表现

活动性 SLE 患者常有一些非特异性主诉,如乏力、低热、食欲不振及体重减轻等。其他常见表现包括口腔溃疡、关节痛、非退行性关节炎及各种皮肤损害;包括光过敏,雷诺现象和经典的面部"蝶形红斑"。皮肤网状青斑可能与流产、血小板减少和存在 APA 有关。SLE 神经系统受累表现为头痛、肢体瘫痪、精神症状甚至昏迷。SLE 浆膜炎包括胸膜炎或心包炎。SLE 血液系统异常包括贫血、血小板和白细胞减少。贫血可能与红细胞生成缺陷、自身免疫性溶血或出血有关;血小板和白细胞减少可能是 SLE 所致或者与药物有关。其他器官、系统受累还包括肺动脉高压、Libman-Sacks 心内膜炎和二尖瓣脱垂等,SLE 患者脾和淋巴结肿大也很常见。

四、实验室检查

(一)尿液检查

除蛋白尿外,尿沉渣可见红细胞、白细胞、颗粒及细胞管型。尿白细胞可为单个核细胞或多形核细胞,但尿培养为阴性。

(二)血液检查

除贫血、血小板及白细胞减少外,大部分患者有血沉增快、C 反应蛋白升高及高 γ 球蛋白血症。血浆白蛋白常降低,部分患者血肌酐水平升高。

(三)免疫学检查

1.ANA

确诊 LN 必须有血清 ANA 阳性,超过 90% 的未治疗患者 ANA 阳性,但 ANA 的特异性不高(65%),ANA 可见于其他风湿性疾病(如类风湿关节炎、干燥综合征及混合性结缔组织病等)和非风湿性疾病患者。ANA 包括一系列针对细胞核抗原成分的自身抗体,其中抗双链 DNA(ds-DNA)抗体对 SLE 的诊断具有较高的特异性(95%),高滴度的抗 ds-DNA 与疾病的活动性相关。抗 Sm 抗体是诊断 SLE 非常特异的抗体(99%),但敏感性仅为 25%~30%;该抗体的存在与疾病的活动性无关。与抗 ds-DNA 比较,抗 C1q 抗体与活动性 LN 的相关性更好、也可用于判断 LN 的预后。

2.APA

国外报道 30%~50% SLE 患者 APA 阳性,包括抗心磷脂抗体(aCL)、抗 β_2-糖蛋白 I 抗体(aβ_2-GP I)及狼疮抗凝物(LA)等。这些抗体在体外能使磷脂依赖性凝血时间(APTT 及 KCT)延长,但在体内与血栓栓塞并发症有关;APTT 及 KCT 延长不能被正常血浆所纠正。APA 与肾动脉、肾静脉、肾小球毛细血管栓塞、Libman-Sacks 心内膜炎、脑栓塞、血小板减少、肺动脉高压及频发流产有关。高凝倾向的原因可能包括血管内皮功能异常、血小板聚集增强、前列环素和其他内皮细胞抗凝因子生产减少和纤溶酶原激活等。

3.补体

未治疗的 SLE 患者约 75% 有低补体血症,血清补体 C_3、C_4 水平同时降低或只有 C_4 降低,补体降低水平与疾病活动性呈负相关。

五、肾脏病理

LN 肾脏病理表现多样,肾小球、小管间质、肾血管均可累及。循环或原位免疫复合物在肾脏沉积,诱导补体介导的炎症反应,导致肾脏不同程度的损伤;沉积部位不同,临床表现各异。如系膜区沉积,临床多表现为血尿、少量蛋白尿;内皮下沉积可导致血尿、蛋白尿及肾小球滤过率的下降;上皮下沉积和肾病范围、蛋白尿及膜性肾病相关。

(一)病理分型

LN 以肾小球病变为最主要的病理改变,目前多采用国际肾脏病学会和肾脏病理学会联合制订的国际标准（ISN/RPS 分型），ISN/RPS 根据光镜（LM）、免疫荧光（IF）和电镜（EM）结果，将 LN 分为 6 型。

　　LN（尤其是Ⅳ型）免疫荧光检查常可见大量 IgG 和 C_{1q}，并且有 IgG、IgA 和 IgM 及早期补体成分如 C_4，和 C_{1q} 与 C_3 共同存在。三种免疫球蛋白及 C_{1q} 和 C_3 的共同沉积被称为满堂亮现象，高度提示 LN 诊断，C_{1q} 强阳性也常提示 LN。IL 肾小球毛细血管襻还可见纤维蛋白沉积，新月体病变处更为明显。电镜下免疫沉积物的分布与免疫荧光表现相符合，一些电子致密物呈指纹样，由微管状或纤维样结构组成，直径 10～15nm。LN 患者肾活检标本中，在内皮细胞扩张的内质网中有时还可见 24nm 的管网状物。

（二）肾间质和血管病变

　　LN 肾小管间质病变多伴发于较严重的肾小球病变。在增生性 LN 患者，沿着肾小管基膜可见免疫复合物沉积，可见 $CD4^+$ 和 $CD8^+$ 淋巴细胞和单核细胞间质浸润。活动性病变中有细胞在肾小管浸润和肾小管炎表现；慢性非活动性期患者，主要表现为肾间质纤维化。间质性肾炎往往与肾功能不全及高血压有关，有报道沿肾小管基膜免疫复合物沉积与高滴度的抗 ds-DNA 和血清补体水平降低相关。个别情况下，LN 可表现为突出的肾小管间质炎症而肾小球病变很轻，并出现急性肾衰竭或肾小管酸中毒。

　　LN 还可见到一系列血管病变，血管炎很少见。通常情况下，IF 和 EM 下血管壁有免疫复合物沉积；有时在严重增生性 LN 患者可见纤维素样非炎症性血管坏死，或者有血栓性微血管病。血栓性微血管病患者可出现血清 APA 阳性，既往有血栓事件病史，并常与增生性 LN 同时存在。

（三）临床和病理的相关性

　　LN 的临床症状与 ISN 病理类型有关。

　　（1）Ⅰ型患者通常没有临床肾脏病表现，尿检及肾功能均正常。

　　（2）Ⅱ型患者可能有抗 ds-DNA 升高和补体水平降低，尿沉渣往往阴性，高血压发生率不高，可出现轻度蛋白尿（<2g/24h），肾功能往往正常。Ⅰ型和Ⅱ型患者预后良好，但有微小病变或狼疮足细胞病的患者例外，这些患者可出现肾病综合征。

　　（3）Ⅲ型患者临床表现差别较大，活动性Ⅲ（A）或（A/C）患者常有血尿、高血压、低补体血症和蛋白尿，严重者可出现肾病综合征，1/4 的患者会有血清肌酐水平升高；Ⅲ（C）患者几乎均有高血压和肾功能下降，而无活动性尿沉渣。增生性病变肾小球比例不高的患者对治疗反应良好，肾损害进展缓慢；而受累肾小球数目在 50% 左右，或有坏死性病变及新月体形成的患者，其临床表现及预后与Ⅳ（A）患者无明显差异。是否重度局灶节段增生性Ⅲ型患者比弥漫性增生性Ⅳ型患者预后更差，尚存在争议。

　　（4）Ⅳ（A）型患者临床症状往往较重，常有大量蛋白尿、高血压、活动性尿沉渣，多有肾病综合征和不同程度的肾功能损害。有明显的低补体血症和较高的抗 ds-DNA 水平。多数情况下弥漫增生性Ⅳ型患者肾脏预后很差，增生严重者或伴大量新月体形成的患者可发生 ARF。ⅣS 型患者预后是否较ⅣG 型更差尚有争议。

（5）Ⅴ型患者表现为蛋白尿和肾病综合征。其中40%的患者为非肾病性蛋白尿、20%的患者尿蛋白可小于1g/24h。少数患者可有活动性尿沉渣，SLE血清学异常不明显，肾功能往往正常。有些患者在发展为SLE前表现为特发性肾病综合征。Ⅴ型患者易出现血栓性并发症，如肾静脉血栓形成和肺栓塞。

（6）Ⅵ型患者常是Ⅲ或Ⅳ型LN的终末期阶段，许多患者持续有血尿、蛋白尿，并伴有高血压和肾小球滤过率下降。

（四）病理分型的转换与预后

病理分型对于估计预后和指导治疗有积极的意义。通常Ⅰ型和Ⅱ型预后较好，部分Ⅲ型，Ⅳ型和Ⅵ型预后较差。LN的病理类型是可以转换的，一些临床表现近期加重的患者，病理会从一个较良性或增生不明显的类型（Ⅱ型或Ⅴ型）转变为增生活跃的病变类型（Ⅲ型或Ⅳ型）；而活动性Ⅲ型或Ⅳ型患者经过免疫抑制剂治疗，也可以转变为主要为膜性病变的类型（Ⅴ型）。

肾脏病理提示LN活动性（可逆性）指数包括：肾小球细胞增生性改变、纤维素样坏死、核碎裂、细胞性新月体、透明栓子、金属环、炎细胞浸润，肾小管间质的炎症等；而肾小球硬化、纤维性新月体，肾小管萎缩和间质纤维化则是LN慢性（不可逆性）指数。活动性指数高者，肾损害进展较快，但积极治疗仍可以逆转；慢性指数提示肾脏不可逆的损害程度，药物治疗只能减缓而不能逆转慢性指数的继续升高。研究发现高活动性和慢性指数（活动指数＞7及慢性指数＞3)的患者预后不良，这些患者有细胞性新月体及间质纤维化。病理标本显示广泛的肾小球硬化或肾间质纤维化提示肾脏预后极差。

六、诊断和鉴别诊断

（一）诊断

SLE的基础上，有肾脏病变的表现则可诊为LN。SLE的诊断多采用美国风湿病学会（ACR）1997年更新的标准，11项标准中符合4项或以上诊断该病的敏感性和特异性可达96%。对于一个有典型临床表现和血清学标志物的年轻女性患者，SLE的诊断容易确定；但ACR诊断标准是SLE分类标准，是为SLE临床研究确保诊断正确性而制订的，临床上有些非典型的或早期狼疮患者并不符合上述标准。由于疾病的表现会随着SLE的进展而有所变化，可能需要较长时间的观察才能确定诊断，如膜性LN患者早期可能并不符合4项确诊标准，这些患者病情进展一段时间后才具备典型的SLE的临床表现。

（二）鉴别诊断

典型的LN诊断困难不大，但有些情况下，LN需与以下疾病相鉴别：

1.与SLE相似的多系统受累的疾病

如干燥综合征、原发性抗磷脂抗体综合征、ANA阳性的纤维肌痛症及血栓性微血管病等，这些疾病可以对肾有损害。需注意的是SLE可以和一些多系统或器官特异性自身免疫性疾病重叠存在。

2.其他风湿免疫性疾病肾损害

如皮肌炎、系统性硬化症、混合性结缔组织病、小血管炎等均可表现为全身多系统受累及 ANA 阳性，当累及肾脏时应与 LN 鉴别。类风湿关节炎也可伴系膜增生性肾小球肾炎及淀粉样变性肾病。临床上可根据特征性皮损、关节受累特点、特异性的血清学指标（如 ANCA）并行自身抗体检查进行鉴别，有困难时需行肾穿刺活检根据病理鉴别。

3.其他继发性肾小球肾炎

如过敏性紫癜可有紫癜样皮疹、全身症状、关节炎、腹痛和肾小球肾炎，但肾活检免疫荧光主要为 IgA 在系膜区沉积；而多数增生性 LN 肾活检免疫荧光呈"满堂亮"现象。细菌性心内膜炎和冷球蛋白血症累及肾脏可致急进性肾小球肾炎，患者往往有血清补体水平降低，需与 LN 鉴别。

七、治疗

LN 的治疗要个体化，因人而异，应根据病理类型、SLE 肾外表现等选择治疗方案。LN 治疗的目的是要达到疾病的缓解，防止复发，避免或延缓不可逆的脏器病理损害，并尽可能减少药物不良反应。目前肾上腺皮质激素（简称激素）和免疫抑制剂仍是治疗 LN 的基本药物。

（一）Ⅰ 型、Ⅱ 型患者

不需要针对肾脏的治疗，治疗以控制 SLE 的肾外症状为主。大多数患者远期预后良好，Ⅱ 型微小病变肾病综合征和狼疮足细胞病患者与微小病变肾病类似，应予短期大剂量激素治疗。

（二）活动局灶增生性 LN（Ⅲ A 和 Ⅲ A/C）和活动弥漫增生性 LN（Ⅳ A 和 Ⅳ A/C）

需采用激素和免疫抑制联合治疗。活动增生性 LN 的治疗分为诱导治疗及维持治疗两个阶段。诱导治疗是针对急性的、危及生命或器官功能的病变，需迅速有效地控制住病情，从而减轻组织的破坏和随后的慢性损伤。患者的病情经过诱导治疗得到缓解后，需转入维持治疗阶段；维持性治疗则需要长期用药，以减少病变复发，延缓终末期肾脏疾病（ESRD）发生。

1.诱导治疗

使用大剂量激素联合其他免疫抑制剂（主要为环磷酰胺或吗替麦考酚酯）。诱导治疗的目标是达到肾炎缓解。完全缓解指蛋白尿小于 0.5g/d 或尿蛋白肌酐比值小于 0.5g/g，无肾小球性血尿或红细胞管型，肾功能正常或基本稳定；同时血清学标志物会有改善（抗DNA 抗体水平升高、血清补体水平下降）。诱导治疗的时间应至少 3 个月，可延长至 6 个月甚至更长（取决于疾病严重程度），6 个月无效患者需考虑强化治疗。

(1)口服泼尼松或泼尼松龙[1mg/(kg·d)或 60mg/d]，持续 4～6 周，若病情开始缓解可逐渐减少用量；或甲泼尼龙静脉冲击治疗(0.5～g/d,1～3 天)，之后口服泼尼松[0.5mg/(kg·d)]，

3～6 个月后,口服剂量逐步减少到约 10mg/d。

甲泼尼龙静脉冲击治疗指征为:狼疮活动致急进性肾炎综合征,病理表现为肾小球活动病变明显、有广泛的细胞性新月体、襻坏死,狼疮脑病,系统性血管炎,严重血小板减少,溶血性贫血或粒细胞缺乏,严重心肌损害致心律失常等。一些非对照性试验提示甲泼尼龙静脉冲击疗法比口服足量激素更加有效且毒副作用小。激素的不良反应包括水钠潴留、易患感染、消化道溃疡、高血压、高脂血症、神经心理障碍、类固醇性糖尿病、向心性肥胖、白内障、青光眼、伤口愈合延迟、儿童生长发育迟缓、骨坏死及骨质疏松等。长期使用激素需逐渐减量,尤其是每日用量小于 15～20mg 时,不可骤停药物。

(2)环磷酰胺(CTX)可静脉注射或口服。对于肾功能恶化迅速的弥漫增生性 LN,病理显示广泛的细胞性新月体、襻坏死;推荐应用美国国立卫生研究院(NIH)方案:CTX($0.5\sim1g/m^2$),每月 1 次,连用 6 个月,然后改为每 3 个月 1 次,直至完全缓解。但该方案副作用较大,可能出现严重感染、出血性膀胱炎、性腺功能损害、脱发等,这些副作用限制了 NIH 方案在临床上的应用。为避免大剂量 CTX 的副作用,对于轻中度增生性 LN 患者,推荐欧洲风湿病协会(ELNT 试验)的方案(EURO-Lupus):CTX(0.5mg),每 2 周 1 次,连用 3 个月,然后转为硫唑嘌呤(Aza)维持治疗[$2mg/(kg \cdot d)$]。增生性 LN 患者诱导治疗也可口服 CTX[$1\sim1.5mg/(kg \cdot d)$,最大 $1.5mg/(kg \cdot d)$],连用 2～4 个月。

(3)吗替麦考酚酯(MMF):一般 1.5～2g/d,连用 6～12 个月。最近一项国际多中心、开放性、前瞻性的随机对照临床试验(ALMS)的结果显示,MMF 和静脉用 CTX 在诱导治疗 LN 的疗效方面无差异,在不良事件发生率及病死率方面也基本相当。虽然 MMF 的疗效并不优于 CTX,但是它对 LN 能起到有效的诱导和缓解作用。临床上对于不能耐受 CTX 或 CTX 治疗后复发的 LN 患者,MMF 仍可作为有效的替代药物。MMF 的副作用常见于胃肠道反应,包括恶心、呕吐、腹泻、口腔及肠道溃疡;其次为骨髓抑制(如白细胞减少);长期应用导致感染增加,尤其是病毒感染(如 CMV 感染)及卡氏肺孢子菌感染(如卡氏肺孢子菌肺炎),须引起警惕。

(4)难治性增生性 LN 的治疗:部分增生性 LN 患者使用激素联合 CTX 或 MMF 诱导治疗仍不能缓解,可考虑应用二线或三线药物,包括利妥昔单抗、静脉注射用人免疫球蛋白及他克莫司等。

1)利妥昔单抗是一种嵌合鼠/人的单克隆抗 CD20 抗体。它可以通过抗体及补体介导的细胞毒作用,诱导细胞凋亡的途径来清除体内异常增生的 B 细胞。每次 1g 静脉输注 4 小时以上,2 周后可重复给药。一些临床试验结果显示,利妥昔单抗对难治性 LN 患者疗效较好。但是治疗时间、合并用药等需要进一步规范,用于 LN 治疗的长期疗效还有待进一步证实。

2)静脉注射用人免疫球蛋白可抑制补体介导的损害,调节 T 细胞和 B 细胞功能,下调自身抗体产生。可作为重症 LN 的辅助用药,但目前尚缺乏标准化的用药方案。

3)他克莫司:免疫抑制机制与环孢素(CsA)相似。他克莫司与胞质内结合蛋白(FKBP12)相结合,抑制钙调神经磷酸酶的活性,阻断钙离子依赖的信号转导通路,抑制 T

细胞活化有关的细胞因子,抑制 T 细胞及 B 细胞的活化和增殖。该药联合激素能控制弥漫增殖性 LN 的病情活动,复发率低。他克莫司推荐起始剂量为 $0.1\sim0.3mg/(kg\cdot d)$,每 12 小时空腹服用一次,不良反应与 CsA 相似,其多毛、牙龈增生、高血压、高尿酸血症及肾毒性发生率均小于 CsA;而糖尿病及震颤的发生率高于 CsA。

4)多靶点治疗:联合应用作用于不同靶点的药物,如激素＋MMF＋他克莫司或 CsA。这种联合用药治疗,可将 V＋IV 型、V＋III 型及 IV 型病变都有效地控制。多靶点疗法虽然应用了多种药物,但每种药物的剂量减小(常用药物剂量的一半),减少了免疫抑制剂的不良反应,初步结果尚且满意,长期疗效和安全性有待进一步观察。

5)其他治疗方法:有报道血浆置换用于难治性及迅速进展性 LN 患者的辅助治疗,但尚无临床试验说明血浆置换在患者生存率、肾脏存活率、尿蛋白减少和改善肾小球滤过率方面有显著效果。造血干细胞移植已经成功地用于治疗部分 SLE 患者,显示干细胞移植可能是治疗难治性 LN 的有效手段。此外,还有一些有望治疗 LN 的生物制剂正处于临床研究阶段,如 CTLA4-Ig(阿巴西普)、抗 CD22 单抗(依帕珠单抗)等。

2.维持治疗

一般应用口服激素联合免疫抑制剂,激素在维持治疗中起主要作用。通常使用最低有效量的激素(如泼尼松或泼尼松龙 $5\sim10mg/d$),以减小长期激素治疗的副作用。免疫抑制剂首选 MMF 或 Aza,其他可选免疫抑制剂包括 CTX、CsA、他克莫司、来氟米特及雷公藤多苷等。维持治疗 MMF 可予 $1\sim1.5g/d$,病情稳定 2 年后可减至 1g/d 以下;Aza 根据患者个体反应可予 $1\sim2mg/(kg\cdot d)$,Aza 副作用较轻,可长期维持用药;最常见不良反应是骨髓抑制,其他不良反应包括肝功能损害、黄疸、脱发等。目前维持阶段的持续时间尚无定论,多数临床试验的维持时间在 2 年以上。

(三)膜性 LN(V)

对于存在增生性病变的混合型(V＋III 或 V＋IV 型)患者,治疗同 III 或 IV 型。可用激素联合免疫抑制剂,如 MMF(治疗 6 个月)、CsA[$4\sim6mg/(d\cdot kg)$],治疗 $4\sim6$ 个月、CTX 或他克莫司等。对于单纯膜性 LN,尚无最佳治疗方案,V 型肾病综合征很少自发缓解,可予激素联合 CsA 治疗。CsA 副作用包括肾毒性,肝脏副作用、高血压、胃肠道反应、多毛、牙龈增生、高尿酸血症及痛风、骨痛、血糖升高、震颤、高钾血症、低镁、低磷血症、肾小管酸中毒,以及引起肿瘤和感染等。

(四)LN 的一般治疗

如果没有禁忌证,所有患者应服用羟氯喹 $200\sim400mg/d$,该药可预防 LN 复发,并可减少血管栓塞并发症。其他支持治疗包括应用血管紧张素转化酶抑制剂或血管紧张素 II 受体拮抗剂控制高血压及蛋白尿,使用抗骨质疏松药物,预防心血管事件及 SLE 其他并发症。

(五)LN 终末期肾病及肾移植

多数 LN 致终末期肾病为 VI 型 LN,表现为肾小球硬化、肾间质纤维化、肾小管萎缩。

但也有些迅速进展至肾衰竭的 LN 患者,甚至已经透析治疗,肾脏病理仍可能有活动性病变;这些患者仍需免疫抑制治疗,有些患者治疗效果较好。但注意不能治疗过度,以免出现严重副作用。

终末期肾病的 LN 患者,如果全身病变稳定,可考虑肾移植。由于移植后机体处于免疫抑制状态,LN 在移植后较少复发(复发率为 3%～30%)。LN 复发引起移植肾失功的病例罕见,大多数复发病例的病理表现与自体肾 LN 病变相同,加大免疫抑制剂用量可控制复发的 LN。

八、预后

SLE 目前尚不能根治,近年随着 LN 诊治水平的显著提高,LN 的生存率已得到显著的改善。急性期 LN 患者的死亡原因主要是肾脏以外的重要器官受累及重症感染,后期主要死因包括终末期肾衰、感染、心肌梗死等心脑血管事件。影响 LN 预后的临床指标包括肾脏病理表现、基线血清肌酐及尿蛋白水平、高血压、重度贫血、血小板减少、低补体血症和高抗 ds-DNA 水平。此外,是否及时治疗、治疗后蛋白尿下降的程度及肾病复发情况也是影响 LN 预后的主要因素。

第三节　糖尿病肾脏疾病

2007 年美国肾脏病基金会(NKF)制定了第一个针对糖尿病并发慢性肾脏疾病(CKD)的《K/DOQI 糖尿病及慢性肾脏病临床实践指南》,它摒弃了传统糖尿病肾病(DN)概念,提出了"糖尿病肾脏疾病(DKD)"作为糖尿病肾损害的临床诊断,而肾脏病理明确为糖尿病肾损害的则被定义为糖尿病肾小球病(DG)。临床实践发现,2 型糖尿病(T2DM)患者的肾损害具有很大的异质性,其病理表现部分符合典型 DG,部分符合非糖尿病肾病(NDRD),还有部分肾脏病理表现不典型。

一、糖尿病性肾血管病变

糖尿病性肾血管病变即是指狭义的糖尿病性肾脏疾病,是糖尿病最常见最严重微血管并发症之一,其患病率随着糖尿病患病人数的增加逐年增加。调查显示,我国 1 型糖尿病(TIDM)患者的糖尿病性肾脏疾病累积患病率为 30%～40%,2 型糖尿病为 15%～20%。由于 2 型糖尿病的患病人数多,其所致的糖尿病肾脏病变的人数明显多于 1 型糖尿病。糖尿病肾病引起的终末期肾病已经成为威胁糖尿病患者生命的主要原因。在我国糖尿病肾病导致的终末期肾衰竭占总的终末期肾衰竭 8% 左右,部分经济发达地区已增至 15%。糖尿病性肾血管病变导致的死亡在 1 型糖尿病患者中居首位,在 2 型糖尿病患者中仅次于大血管并发症。

（一）糖尿病性肾血管病变的发病机制

糖尿病性肾血管病变既有肾小球硬化，也有肾小管间质的硬化。肾小球硬化在糖尿病肾病早期及中晚期均存在，肾小管病变与肾病的进展密切相关。目前人们认识到2型糖尿病肾损害的临床及病理过程与1型糖尿病相似，只不过2型糖尿病患者肾损害的进展比1型快（约每3～4年进展一期），这可能由于2型糖尿病多发生于中、老年人，肾脏已有退行性病变，且多有胰岛素抵抗，常合并高血压、高脂血症及高尿酸血症，这些因素也同时损伤肾脏。

近年来，有关糖尿病肾病的发生机制研究的进展，主要表现在以下四个方面：①鉴定出一些1型糖尿病和2型糖尿病并肾病的遗传易感基因和因素；②肾小球硬化症与肾血流动力学有关，即与肾入球动脉扩张使肾小球压力升高有密切关系；③白蛋白排泄量既是判断糖尿病肾病病情的良好指标，又是糖尿病肾病的病因之一；④认识到葡萄糖对组织的毒性作用，并将葡萄糖毒性作用的研究深入到了分子水平。1型糖尿病和2型糖尿病其糖尿病肾脏病变的发病时间可能不一致，但最终的病理生理学机制相似，都与高血糖有关。除此之外，2型糖尿病可能还存在其他损害肾脏的因素，如高血压、高血脂、高尿酸、肥胖等代谢异常。可以肯定的一点是，糖尿病肾脏疾病的病因和发病机制是多因素的，各因素之间具有协同或交互作用。

1.遗传因素

并不是所有的糖尿病患者均发生糖尿病肾病。有些患者尽管血糖控制不佳，但并不发生肾损害；而有些患者尽管血糖控制良好，却发生了肾损害，因此提示糖尿病肾脏病变的发生与遗传因素有关。糖尿病肾脏病变种族发病的差异性也提示其与遗传有关。遗传易患性的机制可能包括家族性高血压、胰岛素抵抗、红细胞膜上钠-锂反转移活性升高以及N-脱乙酰酶、血管紧张素转化酶基因、Na^+/K^+-ATP酶基因和醛糖还原酶基因的多态性或亚型差异等。在2型糖尿病肾脏病变中，基因改变有：血管紧张素转化酶（DCPⅠ）、血管紧张素原（AGT）、转脂蛋白E、肝细胞核因子（HNF1）、IL受体1拮抗物（IL-1RN）及激肽释放酶3（KLK3）、基质金属蛋白酶9等。在1型糖尿病肾脏病变中，应用多态性方法筛出的相关基因主要有：Ⅳ型胶原（COL4A1）、心房钠尿肽（ANPHpA11）、醛糖还原酶（ALDR1）、G蛋白亚单位（GNB3）、转化生长因子（TGF）β_1、血管紧张素Ⅱ受体、转脂蛋白E、内皮素A受体及β_2-肾上腺素能受体等。以上基因多态性的发现对于了解糖尿病肾脏病变的发病机制有帮助，但仍存在问题，如大多数的检查是在发生糖尿病肾脏病变以后做的，很难确定基因改变是疾病本身的原因还是疾病导致的后果，并且糖尿病肾脏病变常合并其他许多疾病（如高血压、脂质代谢紊乱、心血管病变等），很难确定糖尿病就是导致肾脏病变的唯一因素。另外，糖尿病肾脏病变的发生不一定是单基因异常所致，同时环境因素也是促成糖尿病肾脏病变发生的另一个重要因素。

2.血流动力学异常

肾脏血流动力学异常是糖尿病肾脏病变早期的重要特点，表现为高灌注[肾血浆流量（RPF）过高]状态。导致高灌注的原因主要有：①扩张入球小动脉的活性物质（包括前列腺素、一氧化氮、心房钠尿肽等)过多或作用过强;②肾小管-肾小球反馈(TGF)失常;③肾髓质间质压力过低。常常导致蛋白尿生成,肾小球毛细血管切应力改变,局部肾素-血管紧张素兴奋以及蛋白激酶C(PKC)、血管内皮生长因子(VEGF)等基因进一步激活。近来认为,近端肾小管中钠、葡萄糖协同转运过强使钠盐在该处过度重吸收是发病的关键。由于这种过度重吸收使鲍曼囊压力降低,肾小球滤过被迫增多;与此同时又使到达致密斑的氯化钠减少,肾小球反馈的抑制作用减弱;同样的机制又使髓质间质的压力改变,反馈性地使入球小动脉过度扩张。导致近端肾小管对Na重吸收过强的原因不明,可能与血管紧张素Ⅱ在该处的作用过强有关。不少学者在糖尿病肾脏病变(主要在1型)动物模型或患者中发现,与健康对照相反,其肾小球滤过率(GFR)和RPF在低盐时不仅不下降,反而更上升,即摄盐与RPF改变呈矛盾现象。因此推测:摄盐减少,导致RAS更兴奋,近端肾小管摄盐更多,启动增加RPF的机制更明显。肾血流量增加和肾高灌注状态可使肾系膜细胞增生。血流动力学改变和一些细胞因子(如TGF-β等)的交互作用在糖尿病肾病的发生中起重要作用。血流动力学的异常可通过自分泌或旁分泌使细胞因子和生长因子释放增加,导致细胞外基质蛋白的产生增加。

3.糖代谢异常

(1)高血糖:高血糖对肾脏的影响有:①引起肾脏肥大及基膜增厚,增加内皮细胞对白蛋白的渗透性及系膜蛋白质的合成;②导致肾小球内皮细胞、上皮细胞、系膜细胞和肾小管细胞释放转化生长因子(TGF),使细胞增生肥大;③慢性高血糖(尤其是波动性高血糖)增加多元醇通路的活性,在不需要胰岛素的情况下,增加糖的摄取和山梨醇在组织的积累。如在肾组织,山梨醇积聚增多,可引起细胞肿胀,使细胞外液的肌醇进入细胞受限,细胞内肌醇减少,进而影响磷酸化过程,从而使Na^+/K^+-ATP酶活性降低以及细胞生理功能发生障碍。

(2)糖基化终产物:血糖增高时,葡萄糖分子中的羧基可与蛋白质中的氨基结合形成醛亚胺,醛亚胺再发生一个分子结构的重排反应,形成性质较为稳定的酮胺化合物。在糖化蛋白与未糖化蛋白分子之间以及糖化蛋白分子之间互相结合,酮胺化合物分子逐渐增大、堆积,互相交联形成更为复杂的糖基化终产物(AGEs),这一过程进行得非常缓慢且不可逆,不需要酶催化,因而多发生在机体内代谢周期长的蛋白质分子,如胶原蛋白、晶体蛋白等。AGEs可能是一种致尿毒症性毒性物质,与糖尿病肾脏病变的发生发展相关。AGEs通过与AGEs受体(RAGE)结合后发挥作用,RAGE在各种肾细胞广泛存在,是AGEs的信号转导受体。受体刺激后通过激活NF-KB使前炎症细胞因子表达增加,RAGE也可作为一种内皮细胞黏附受体使白细胞聚集从而产生炎症作用。AGEs主要在肾小球滤过,近端小管重吸收。RAGE激活导致内皮细胞转变成肌纤维细胞使肾小管萎缩和间质纤维化。在糖尿病,RAGE自身表达上调。

AGEs损伤肾小球的机制可能是:①刺激肾小球系膜细胞产生和释放细胞外基质(ECM)成分,引起肾小球肥大、肾小球硬化;②基膜上的AGE可"捕捉"循环血液中的蛋白到基膜上,引起尿蛋白排出增多;③引起单核-巨噬细胞向ECM迁移;④于局部形成免疫复合物;⑤与血管内皮细胞结合,引起血管通透性增加,促进释放细胞因子和细胞生长因子,引起肾小球增殖性病变。

透析患者可发生"透析相关性肾淀粉样变性",其主要原因是 AGEs 与 β_2-微球蛋白结合引起淀粉样变性。这些透析患者的血糖可升高,亦可正常,说明蛋白质的糖化和由 AGEs 形成的组织损害并非糖尿病所特有。AGEs 的溶解度低,对酶抵抗,任何原因所致的晚期肾衰都不能用透析来清除 AGEs。

AGEs 也加速动脉硬化的进展速度。AGEs 与血管中的蛋白质交联后,改变血管基质成分的结构和功能,使血小板互相聚集,最终形成动脉硬化,使血管弹性下降,脆性增加,但这些改变并无特异性。老年人、肾功能不全者、老年痴呆、皮肤病和白内障患者,也可出现这些病理过程,这可能与这些疾病的病因和病情进展有关。非糖尿病性肾衰竭时,由于尿毒症的氧化作用和羧化作用(氧化应激),使 AGEs 的生成增多并堆积于肾实质内,造成肾脏的各种损害。只是糖尿病患者的蛋白质糖化和 AGEs 生成比其他疾病所致的肾病病变更明显,胰岛移植使血糖正常后,或用药物控制治疗糖尿病后,可防止蛋白质的进一步糖基化,AGEs 的生成亦相应减少。

4.细胞因子和生长因子

(1)生长因子:肾脏多种实质细胞,尤其是系膜细胞合成分泌 TGF-β,并拥有其特异性受体。TGF-β 在糖尿病肾病的发生发展中起着重要的作用,可引起细胞内糖摄入增加。TGF-β 启动分子中有一个被称为"葡萄糖反应元素"的核苷序列,可刺激系膜外基质蛋白的产生,包括纤维连接素以及Ⅰ型、Ⅱ型和Ⅳ型胶原的产生,促进基膜增厚;刺激足突细胞分泌内皮细胞生长因子,从而诱发基膜剥脱与肾小球硬化。高糖以及 AGEs 都增加肾小管、系膜细胞 TGF-βmRNA 和蛋白的表达,通过抑制基质金属蛋白酶从而抑制细胞外基质的降解。结缔组织生长因子(CTGF)是一个富含半胱氨酸的肽(分子量 36000～38000),目前认为它是在 TGF-β 下游发挥作用,CTGF 可促进肾脏成纤维细胞增殖、细胞外基质合成和化学趋化作用。血管上皮生长因子(VEGF)是一种具有很强微血管渗透性的血管源性因子,VEGF 可以增加滤过屏障对蛋白的通透性,促进肾小球基膜增厚。VEGF 目前发现至少存在 5 种异构体,在足突细胞、远端小管和集合管均有表达。在足突细胞,细胞外基质蛋白调节 VEGF 的转录。在糖尿病肾病早期 VEGF mRNA 和蛋白的表达是增加的,AGEs 可使 VEGF 表达增加,用抗 VEGF 的单克隆抗体处理糖尿病大鼠,能降低高滤过、白蛋白尿和肾脏肥大。

肾脏是合成胰岛素样生长因子(IGF)的重要部位,系膜细胞上拥有 IGF-1 的受体,并可持续合成和分泌 IGF-1,明显增加 GFR 和肾血流量(RPF),刺激系膜细胞合成胶原Ⅲ。IGF-1 参与糖尿病肾脏病变早期肾小球高滤过和肾小球肥大的发生。PDGF 是一种主要来源于血小板,并对多种细胞具有生长促进作用的肽类细胞活性因子。PDGF 可直接作用于系膜细胞,增加细胞外基质。在代偿性肾肥大及糖尿病肾脏病变的发生机制中,PDGF 及其受体表达增强,使系膜细胞增生,促进肾小球肥大。还有其他的如肝细胞生长因子(HGF)、成纤维细胞生长因子(FGF)等在糖尿病肾脏病变的发病机制中都有一定作用。

如 HGF 可导致细胞外基质蛋白在肾小球间质中积聚,导致慢性进行性肾衰。FGF 可促进肾小球通透性增加,系膜细胞增殖和活化以及新生血管形成等。

(2)肾脏的 RAAS 系统:肾脏能生成肾素、血管紧张素和醛固酮。已经证实血管紧张素转化酶抑制剂(ACEI)和 I 型 AT-2 受体拮抗剂能减轻糖尿病肾脏病变,其不仅改善了血流动力学异常,而且还具有抗炎症和抗纤维化的作用。AT-2 本身在肾细胞能诱导许多前炎症因子、前纤维蛋白生成因子、生长因子、细胞因子、趋化因子的生成。高糖能刺激肾系膜细胞和肾小管细胞肾素和血管紧张素原的产生,继而使局部 AT-2 浓度增加,然后通过自分泌或旁分泌机制使细胞因子和生长因子分泌增加。局部 AT-2 的增加可抑制足突细胞 nephrin,nephrin 分子为肾小球滤过屏障,位于上皮细胞足突之间的裂孔隔膜上,它参与肾脏滤过屏障的正常发育并维持其正常功能,使足突细胞对尿蛋白呈超滤过状态,蛋白超滤过又可加重足突细胞的损害。AT-2 受体通过激活 NF-KB 诱导前炎症因子产生。近期研究发现醛固酮在糖尿病肾脏病变的发生中存在不依赖 AT-2 的作用,醛固酮拮抗剂,螺内酯能抑制链佐星诱导的糖尿病大鼠肾脏胶原纤维的沉积和 TGF-β_1 表达的增加。新的醛固酮拮抗剂——依普利酮能减少 2 型糖尿病患者的微量白蛋白尿。

(3)炎症因子与氧化应激:糖尿病患者的肾组织活检和糖尿病动物模型可发现,在肾小球和小管间质中存在炎症状态和单核细胞浸润。单核细胞趋化因子-1(MCP-1)是巨噬细胞/单核细胞的重要趋化因子。在系膜细胞,高糖可导致 MCP-1 增加。蛋白尿能与高血糖和 AGEs 相互作用,在足突细胞、肾小管细胞促进趋化因子的表达,浸润的单核细胞释放蛋白酶和纤维蛋白生成细胞因子,包括 TGF-β,这些前炎症因子使肾单元破坏。用抗炎症药物如吗替麦考酚酯(商品名骁悉)可防止糖尿病肾脏病变的发展。人 TNF-α 是由 233 个氨基酸组成,分子量为 26000 的蛋白质,TNF-α 能使过氧化脂质代谢产物增多,在培养的人肾小球系膜细胞中,可诱导前列腺素(PG)等炎性介质的合成。TNF-α 也能刺激胶原的产生和成纤维细胞的增殖。C 反应蛋白(CRP)是一种由肝脏合成非糖基化的聚合蛋白。受遗传因素、激活的单核细胞、成纤维细胞及某些细胞因子如 IL-1,TNF-α,IL-6 等的调节。CRP 也能直接诱导内皮细胞产生血浆 PAI-1mRNA 和 PAI-1 蛋白的表达,同时抑制一氧化氮(NO)酶,使内皮功能受损。纤溶酶原激活物抑制因子(PAI-1)是调节纤溶活性的关键因子。通过基因转染技术使 PAI-1 基因在肾脏中定位表达,结果显示,随 PAI-1 表达水平增加,局部出现细胞外基质(ECM)过度积聚,在肾小球纤维化区域也可检测出 PAI-1 表达增高。白介素-6(IL-6)作为急性时相反应的调节因子,刺激肾小球系膜的增殖和细胞外基质的产生,促进糖尿病肾病的发生发展。

氧化应激与糖尿病肾脏病变的发生发展密切相关。有研究发现,从 2 型糖尿病的启动到临床发病的多年时间中,当轻度高血糖导致氧化应激后,蛋白氧化损伤就已经发生。而且在糖尿病肾脏病变患者,氧化应激可促进单核巨噬细胞活化,介导炎症因子释放,导致蛋白氧化损伤。糖尿病肾脏病变患者的血清蛋白氧化较无糖尿病肾脏病变患者增强,并且与糖尿病肾脏病变氧化应激状态和慢性炎症状态有关。在肾系膜细胞有葡萄糖转运蛋白 4 和 1(GLUT4、GLUT1)。GLUT1 在系膜细胞过度表达刺激细胞外基质蛋白的产生。葡萄糖进入细胞后由于糖酵解和三羧酸循环增加,使电子供体还原型辅酶Ⅰ(NADH)和烟酰胺腺嘌呤二核苷酸磷酸(NADPH)产生增加,其结果使超氧化物增加,解偶联蛋白-1(UCP-1)过度表达,蛋白激酶C(PKC)激活,这些均可使线粒体活性氧(ROS)产生增加。在足突细胞,高糖可使花生四烯酸代谢通路激活,这是不依赖线粒体产生ROS的另一条途径。另外,山梨醇旁路激活也可使氧化应激增加。高血糖使甘油二酯(DAG)形成增加,DAG增加使PKC激活,PKC激活进一步使有丝分裂原活化蛋白激酶(MAPKs)通路激活,MAPKs也可能通过ROS激活,这些通路之间可能存在交互作用。

5.其他因素

(1)高血压:高血压作为一个危险因素,与糖尿病肾脏病变的发生发展有密切联系。糖尿病肾脏病变与高血压可同时存在,互为因果,形成恶性循环。体循环血压增高,使肾脏呈高灌注和肾血流动力学异常。肾小球内异常的血流动力学通过增加物理的和机械的张力改变肾小球、系膜和上皮细胞的生长和功能,结果导致系膜基质的形成和基膜增厚。异常的肾小球血流动力学也影响某些调节血管舒缩的生长因子肽类的表达,如内皮依赖的松弛因子、内皮素-1和纤溶酶原激活物等。

(2)脂代谢紊乱:研究发现对糖尿病患者强化治疗,包括控制血压、血糖、脂质紊乱,不仅降低大血管事件,而且减少微血管并发症如糖尿病肾脏病变(危险率比HR 0.39)、视网膜病变(危险率比HR 0.42)和自主神经病变(HR 0.37)。脂代谢紊乱促进肾小球硬化的机制包括:①升高肾小球毛细血管内压;②改变肾小球血液流变学等;③经氧化和糖化的低密度脂蛋白(LDL)清除降解减少,促进单核-巨噬细胞释放多种细胞因子和生长因子如PDGF-B等,进一步促进肾小球硬化;④胆固醇合成过程中代谢产物可直接激活NF-κB、PKC等,诱导内皮素(ET-1),转化生长因子-β_1(TGF-β_1)等表达。

(3)围生期危险因素:新生儿糖尿病多为先天性或1型糖尿病,其发生糖尿病肾脏病变以及糖尿病肾脏病变的严重性概率与围生期的一些因素有关。Rudberg调查瑞士全国糖尿病肾脏病变患者的围生期指标发现,出生时低体重儿与成年后的心血管病变、高血压和胰岛素抵抗有关;孕妇吸烟增加子女日后发生糖尿病肾脏病变的可能性。这些因素与遗传因素一起或独立起作用,而持续性高血糖是上述危险因素致糖尿病肾脏病变的前提。

(4)蛋白尿:硫酸乙酰肝素(HS)是硫酸乙酰肝素蛋白多糖(HSPG)的阴离子蛋白多糖侧链。HSPG存在于基膜的细胞基质中和细胞膜表面。近年来发现,HSPG的主要结构形式——集聚蛋白存在于肾小球基膜上。实验证明,用肝素酶水解HS,或用HS抗体中和HS,肾小球基膜的通透性增加,这说明基膜的选择性通透功能主要是由HS决定的。但不同疾病引起蛋白尿的发病机制并不相同。例如,由链佐星诱发的糖尿病肾脏病变动物以及由含高糖培养液培养的肾小球细胞,高糖通过降调节使HS合成减少,HS的硫化程度降低,出现蛋白尿。

蛋白尿不仅仅是糖尿病肾脏病变的一种表现,而且是肾功能损害的独立预测因素,蛋白尿本身可加重肾小球硬化和肾小管间质损伤,蛋白的滤过和重吸收引起炎症和血管活性物质的释放,导致纤维增殖、间质炎症和系膜细胞损伤。

(5)羰基化应激:在氧化应激过程中,也产生羟甲赖氨酸和戊糖素,并可与丙醛赖氨酸、4-羟化弹性蛋白物、丙烯醛蛋白等一起沉积于糖尿病肾脏病变病灶内。以上五种化合物都是蛋白质的氨基和羟基在氧化应激催化下进行羰基胺缩合的产物。前者由糖类、脂质和氨基酸衍化而来。糖、脂类和氨基酸的毒性产物使蛋白质的羰基化学修饰过程称为羰基化应激。这类应激可导致糖尿病性肾小球损害。

(6)离子型放射造影剂:离子型放射造影剂为肾毒性物质,糖尿病肾脏病变患者须慎重使用,在有脱水、肾功能严重减退和心衰时须禁用。造影剂对肾小管上皮细胞可能有直接损伤作用,导致急性肾小管坏死,要尽可能减少低渗、等渗造影剂的用量。

(7)低氧:研究发现轻微贫血增加2型糖尿病伴肾病进展的危险。目前贫血与糖尿病肾脏病变进展的精确机制尚未完全明了。研究认为贫血可能引起肾脏低氧,低氧可诱导VEGF 和 TGF-β 的生成。细胞因子和生长因子由缺氧诱导因子(HIF-1)调节。

(二)病理改变

糖尿病肾脏病变是一种全肾的病变。肉眼观察可见肾脏体积增大,早期肾脏表面光滑,终末期可呈颗粒状肾萎缩表现。组织学基本病变是基膜样物质增多,并累及系膜细胞,同时有毛细血管基膜增厚和系膜细胞轻度增生。电镜检查示系膜细胞中细胞器增多。免疫荧光检查可见有 IgG、IgM、补体 C3 和纤维蛋白原呈颗粒样沉着基膜,最终导致肾脏出现典型的肾小球硬化,肾脏体积可增大、缩小或正常。早期病理改变是系膜区扩张,主要是由于细胞外基质沉积和系膜细胞增生所致,肾小球基膜增厚也在早期可见,主要是由于细胞外基质合成增加,排出减少。肾小球上皮细胞(足突细胞)通过 $\alpha_3\beta_1$ 和 $\alpha_2\beta_1$ 整合素黏附在基膜,高糖可使整合素表达调节紊乱,足突细胞减少伴功能障碍。

肾小球的病理改变有三种类型,包括结节性肾小球硬化、弥漫性肾小球硬化、渗出性病变,其中以结节性肾小球硬化最具特征性,又称毛细血管间肾小球硬化或 Kimnel-Steil-Wilson 结节(K-W 结节)。

1.弥漫性病变

肾小球系膜基质为嗜酸性的 PAS 染色阳性物质,局限于小叶的中央部分或广泛地播散于毛细血管间,与结节相似。肾小球毛细血管基膜有不同程度的增厚,轻者仅少数毛细血管累及,病理表现如系膜增生型肾炎;如果毛细血管较多,基膜增厚较著,则与基膜增生型肾炎相似。在一个患者中可同时存在结节性病变和弥漫性病变。1 型糖尿病患者在糖尿病起病 4～5 年后即可出现,而在 2 型糖尿病患者则无法预估。

2.结节性病变

完全形成的结节呈近乎圆形或锥形,直径 $20～200\mu m$,由糖蛋白、糖和脂质组成的一种透明样沉积物,结节随年龄或病程而增大。增大的结节中心呈分叶状,外周可见同心圆形排列的系膜细胞核。肾小管及间质也可发生病理改变,远端肾小管细胞普遍肿胀,上皮细胞空泡变性,基膜增厚,间质病变主要表现为间质纤维化,晚期可见肾小管萎缩、基膜增厚和管腔扩张。

一般认为,Kimnel-Steil-Wilson 结节为糖尿病肾脏病变的特异性损害,常呈局灶性分布。需与特发性结节性肾小球硬化症鉴别。后者的肾脏病理特征是肾小球硬化呈结节状,伴入球和出球小动脉硬化,肾小球基膜增厚,并见局灶性肾小球系膜溶解和毛细血管微血管瘤形成。在这些病例中,实际上多数仍存在糖代谢紊乱或糖尿病,真正的特发性结节性肾小球硬化罕见。病因未明,可能是肾小球动脉狭窄致肾小球缺血所致。此外,糖尿病性结节性肾小球硬化还应与继发性局灶性肾小球硬化鉴别。

3.渗出性病变

渗出性病变主要表现为包曼囊内的滴状物"肾小囊滴"或肾小球毛细血管周围半月形纤维素帽"纤维素冠"或小动脉玻璃样变。性质似纤维素,有时含脂类物质,病变无特征性。

(三)糖尿病肾病的分期

1987年Mogensen建议将糖尿病所致肾损害分为5期,该分期法现已被临床广泛使用。具体分期如下:

1期:肾小球高滤过期。此期主要表现为患者肾小球滤过率(GFR)增加,可增加约20%～40%,同时肾脏体积增大。如果及时纠正患者高血糖,上述变化仍可逆转。此期病理检查除可见肾小球肥大外,无其他器质性病变。

2期:无临床表现的肾损害期。此期可出现间断微量白蛋白尿,患者休息时尿白蛋白排泄率(UAE)正常($<20\mu g/min$或UAE$<30mg/d$),应激时(如运动等)即增多超过正常值。在此期内,患者GFR仍可较高或已恢复正常,血压多正常。此期病理检查(常需电镜检查确定)已可发现肾小球早期病变,即系膜基质轻度增宽及基膜轻度增厚。

3期:早期糖尿病肾病期。出现持续性微量白蛋白尿为此期标志,即使患者未活动UAE亦达$20～30\mu g/min$或$30～300mg/d$水平,但是做尿常规化验蛋白定性仍阴性,此期患者GFR大致正常,血压常已开始升高。病理检查肾小球系膜基质增宽及肾小球基膜(GBM)增厚已更明显,小动脉壁出现玻璃样变。由于糖尿病肾病(糖尿病肾脏病变)病理改变并非增殖性病变,故血尿并不突出。一般认为,从此期起肾脏病变已不可逆转。

4期:临床糖尿病肾病期。从尿常规化验蛋白阳性开始糖尿病肾损害已进入此期,而且,常在此后2～3年内病情迅速进展至大量蛋白尿(UAE$>3.5g/d$)及肾病综合征。严重肾病综合征病例常出现大量腹水及双侧胸水,利尿治疗相当困难。此期患者GFR常进行性减低,血压明显升高。病理检查肾小球病变更重,部分肾小球已硬化,且伴随出现灶状肾小管萎缩及间质纤维化。

5期:肾衰竭期。从出现大量蛋白尿开始,患者肾功能即迅速坏转,常在3～4年内发展至肾衰竭,伴随出现肾性贫血。糖尿病肾脏病变患者常与多数原发性肾小球疾病患者不一样,虽已进入慢性肾衰竭,但是尿蛋白量却不减,仍然呈现肾病综合征。这一特点将会增加晚期糖尿病肾脏病变患者肾脏替代治疗的困难,因为更难维持患者营养,更易出现多种并发症。此时若做病理检查,将只能检查出肾脏晚期病变,即多数肾小球硬化、荒废及多灶性肾小管萎缩及间质纤维化。

（四）实验室检查

1.尿蛋白

白蛋白分子直径小于肾小球基膜滤孔孔径,其电荷极性为负,正常时被肾小球基膜负电荷屏障阻挡而不能通过,当肾小球基膜上的电荷屏障被破坏时,均可使血浆蛋白经肾小球滤出增加、肾小管重吸收减少及组织蛋白释放增加,使尿液中蛋白质含量增加,形成蛋白尿。根据尿白蛋白排出量可将糖尿病肾脏病变分为早期肾病期和临床肾病期。早期肾病期又称微量白蛋白尿期,指 24 小时或白天短时收集的尿白蛋白排泄率在 $30\sim300mg/24h(20\sim200\mu g/min)$。由于尿蛋白受尿液稀释程度及蛋白饮食等诸多影响,因此目前国际上用尿白蛋白/肌酐的比值(mg/g 肌酐)表示,当比值 $30\sim300mg/g$ 肌酐可诊断微量白蛋白尿阳性,但必须 2 次以上阳性,临床上才有意义。夜间尿则其数值下降 25%。如果是半年内连续 2 次尿白蛋白排泄率(UAE)均在 $30\sim300mg/d$ 之间,并排除其他可能引起 UAE 增加的原因,如酮症酸中毒、泌尿系感染、运动、原发性高血压和心衰等,即可诊断早期糖尿病肾脏病变。微量白蛋白尿检测是当前国内、外公认的糖尿病肾脏病变的早期诊断指标。微量白蛋白尿的测定不仅用于糖尿病肾脏病变的早期诊断,还可用于肾功能(GFR)下降的预测。

如常规方法测定尿蛋白持续阳性,尿蛋白定量$>0.5g/d$,尿中白蛋白排出量$>300mg/d$,或白蛋白的排泄率$>200\mu g/min$,或尿白蛋白/肌酐的比值$>300mg/g$ 肌酐,排除其他可能的肾脏疾病后,可确定为临床糖尿病肾脏病变。在 1 型糖尿病伴明显蛋白尿患者,肾小球滤过功能每年大约下降 12ml/min,10 年大约 50% 发生 ESRD,20 年大约 75% 发生 ESRD。在 2 型糖尿病中,因为糖尿病症状的不典型,糖尿病起病时间不确定,尿蛋白和肾小球滤过功能的关系变化较大。

2.糖尿病肾病早期诊断的其他生化指标

(1)尿胱蛋白酶抑制剂 C:尿胱蛋白酶抑制剂 C 由肾小球滤过,不被肾小管重吸收和分泌,在近端肾小管上皮细胞被分解代谢。而且不受性别、肌肉量、饮食、炎症、胆红素、溶血等因素的影响。Mojiminiyi 等报道在 DN 早期,尿胱蛋白酶抑制剂 C(Cys C)反映肾小球滤过功能较 β_2-MG、肌酐等更敏感。

(2)Ⅳ型胶原:高血糖刺激肾小球系膜基质中Ⅳ型胶原合成和沉积增加。已发现Ⅳ型胶原在糖尿病患者无尿白蛋白时就高于正常对照者,随着糖尿病肾脏病变进展其增高更明显。在合并其他微血管病变(视网膜病变、神经病变)时,Ⅳ型胶原也都升高,并与尿白蛋白排泄量相关。

(3)硫酸乙酰肝素蛋白多糖(HSPG):在正常情况下,HSPG 维持肾小球毛细血管负电荷屏障。在糖尿病时,肾小球上含量减少,而尿中排出增多。

(4)纤维连接蛋白(Fn):Fn 是肾小球细胞外基质中的固有成分。血浆中 Fn 由肝细胞、血管内皮细胞和血小板产生,与凝血、维持血小板功能、组织修复、红细胞与内皮细胞黏附等有关,与糖尿病微血管病变发生有关。尿中含有 Fn 降解产物,其排泄量也与尿白蛋白呈正相关,与肌酐清除率呈负相关。

(5)转铁蛋白(TRF)：转铁蛋白(TRF)是一种铁结合单体 β_1 球蛋白，属铁结合蛋白家族成员之一。成熟的蛋白分子是由一个氨基酸残基组成的单链糖蛋白，相对分子量为 8 万左右 TRF 的等电点比白蛋白高。一般来说，具有较高等电点的蛋白质更易滤入肾小球囊，因为后者表面负电荷层对其排斥降低。所以当肾小球发生损害时，TRF 要比白蛋白更早从尿中排出。用 L-精氨酸抑制肾小管重吸收 TRF，发现尿白蛋白排泄量不变而 UTRF 排泄量增加，提示尿 TRF 升高可能是由于肾小管重吸收功能障碍，因而认为尿 TRF 既反映肾小球滤过功能，也反映肾小管吸收功能的损害，可能是较尿白蛋白更早地反映肾损害的标志物。

(6)免疫球蛋白：IgG 是血液中主要免疫球蛋白，多数以单体形式存在，主要由脾和淋巴结合成，不经肾小球滤过，故正常人尿液中含量极低。IgG 为基本不带电荷的大分子蛋白，若尿中增多，表示肾小球病变已达到滤孔屏障损伤阶段。

(7)唾液酸：唾液酸(SA)是构成肾小球基膜的非胶原酸性蛋白成分，构成负电荷屏障。基膜损伤时，尿中 SA 排出增多，特别是尿中与糖蛋白结合的 SA 与总 SA 的排泄率比值与尿白蛋白排泄率呈正相关关系。

(8)转化生长因子 β(TGF-β)：TGF-β 是调节肾小球细胞间质沉积物合成和分解的主要生长因子之一。测定尿和血中 TGF-β 的含量可反映肾小球系膜细胞 TGF-β 的生成量，能间接了解肾小球病变的情况，与肾间质纤维化有关。

3.反映肾小管功能障碍的标志物

尿中尚有另一类分子量 <7000000、可自由滤过肾小球的低分子蛋白质。当肾小管功能正常时，它们可在肾小管全部被重吸收。一旦尿中出现这些蛋白，则表示肾小管重吸收功能障碍。

(1)β_2-MG：β_2-MG 是一种低分子蛋白质，其分子量 11800，是由 100 个氨基酸残基组成的一条多肽链，易被肾小球滤过。β_2-MG 从肾小球滤过后，其中 99.9% 部分由近曲小管以胞饮方式摄取，转运到溶解体降解为氨基酸，所以滤过的 β_2-MG 并不回到血液循环中。正常人血中 β_2-MG 含量极微，且合成和分泌非常稳定。血中 β_2-MG 反映肾脏的滤过功能，是判断肾脏早期受损敏感而特异的指标。β_2-MG 是检查肾功能的一种方法，估计 GFR 较血肌酐敏感，可以早期判断肾脏受损。长期糖尿病引起肾小球动脉硬化，使肾小球滤过功能下降，从而导致血 β_2-MG 增高；当肾小管受损时，β_2-MG 重吸收下降，β_2-MG 清除率降低，从而尿中 β_2-MG 明显增高。总之，血 β_2-MG 和尿白蛋白的检测都是糖尿病肾脏病变早期极敏感的检查指标，对尿常规检测蛋白阴性的糖尿病患者，经常联合检测血 β_2-MG 和尿白蛋白，对及早发现肾小球和肾小管的病变，及时控制糖尿病肾脏病变并发症的发生具有重要意义。

(2)α_2-MG：有报道在尿白蛋白排出正常时，尿中 α_2-MG 已显著升高，并与尿转铁蛋白(UTr)、尿白蛋白排出量正相关，它可能比尿白蛋白更早预示糖尿病肾脏病变。

(3)视黄醇结合蛋白(RBP)：游离的 RBP 可自由滤过肾小球，在近曲肾小管有 99.97% 被重吸收，并在血液循环中降解。与 β_2-MG 相比，无论在酸性尿，还是不同温度中均很稳定。当尿 pH$>$6 时,尿 β_2-MG 与 RBP 高度相关。故测量尿 RBP 能更准确地反映近曲小管的功能。

(4)尿蛋白-1(UP1):又叫 Clara 细胞蛋白,由终末支气管内 Clara 细胞分泌,青春期男性尿道也分泌 UP1。在 2 型糖尿病患者中,已发现 UP1 比 α_2-MG 更敏感地反映肾小管功能。

4.尿酶检测

N-乙酰-D 氨基葡萄糖苷酶(NAG)、碱性磷酸酶、γ-谷氨酰转肽酶、β-半乳糖苷酶(GAL)、溶菌酶、氨肽酶和胸腺核糖核酸酶(RNase)等。常用的有 NAG、分子量 130000,广泛存在于近曲小管上皮细胞溶菌酶体内的一种糖分解酶。主要来源于肾组织。研究发现,在糖尿病肾脏病变早期,NAG 已开始升高,并与肾小球损坏程度呈正相关。有些病程不足 2.5 年,尚无肾脏组织学改变时,NAG 就已显著升高,故可作为早期较敏感的诊断指标。

5.其他蛋白

(1)Tamm-Horsfall 蛋白(T-H 蛋白):分子量 9500,位于 Henle 襻升支上皮细胞内。当远曲小管受损时,尿 T-H 蛋白增加,随着肾单位减少其排量也减少,可作为 Henle 襻上升支转运功能的标志物。

(2)α_2 糖蛋白 1(又称载脂蛋白 H):有人比较尿白蛋白阴性的糖尿病患者,尿 α_2 糖蛋白 1 比尿 RBP 升高更明显,可能要比尿 RBP 更敏感地反映肾损害。

糖尿病肾脏病变并不仅是肾小球的病变,肾小管损害可能早于肾小球的损害,因为在尚无尿微量白蛋白时,尿中已有多种肾小管蛋白存在。由于对尿白蛋白的基础与临床研究进行得最早、最多,从目前众多的糖尿病肾脏病变生化标志中看,仍以尿白蛋白预测糖尿病肾脏病变最可信,特别是在肾小球病变时,而在其他的标志中,以 UTr、尿 RBP、N-乙酰基葡聚糖胺(NAG)的测定较为敏感、可靠。由于糖尿病肾脏病变是包括肾小球和肾小管损害在内的发展过程,多种指标的测定能更准确地反映糖尿病肾脏病变的真实面貌。

6.肾活检病理学诊断

具有早期诊断意义,即使在尿检正常的糖尿病肾脏病变患者,其肾脏可能已存在着组织学改变。光镜下,可见具特征的 K-W 结节样病变;电镜下,系膜细胞增殖,毛细血管基膜增厚。但由于肾活检是一种创伤性检查,不易被患者所接受。在以下情况下,应作肾活检以排外其他肾病:①有管型尿;②有非糖尿病肾病史;③1 周内尿蛋白迅速增加,蛋白尿$>$5g/24h;④有蛋白尿而无视网膜病变者;⑤肾功能下降无蛋白尿者;⑥肾功能快速下降而无明显可解释的原因。

7.肾小球滤过率和肾脏体积测量

对糖尿病肾脏病变的早期诊断也有一定的价值。早期肾体积增大,GFR 升高,后期GFR 下降。糖尿病肾脏病变患者的肾脏体积与慢性肾小球肾炎者不一样,无明显缩小。放射性核素测定肾血浆流量和 GFR,可以反映早期的肾小球高滤过状态。肌酐清除率、血肌酐和血尿素氮浓度测定可反映肾功能,但血尿素氮和血肌酐不是肾功能检测的敏感指标。

(五)临床转归与并发症

糖尿病肾脏病变一旦形成,其病变的发展是很难逆转的,因而糖尿病肾脏病变治疗困难。糖尿病肾脏病变将依其自然发展规律,由早期进展为中期,再进入终末期。经过积极的干预治疗后,其自然病程会明显延长,病情减轻,预后改善。即使发生了终末期糖尿病肾脏病变,积极的治疗也可改善肾功能。而肾移植可使肾功能恢复正常,但因为糖尿病的存在,单独的肾移植效果较差,移植肾仍可迅速发展为糖尿病肾脏病变。胰-肾联合移植或胰岛-肾联合移植将成为治疗终末期糖尿病肾脏病变的最有效途径。

(六)防治

1.一般建议

(1)为了降低肾脏病变风险或延缓肾脏病变进展速度,应当把血糖控制在最佳水平。

(2)为了降低肾脏病变风险或延缓肾脏病变进展速度,应当把血压控制在最佳水平。

2.筛查

(1)病程≥5年的1型糖尿病患者和所有2型糖尿病患者从明确诊断起应当每年检测1次尿白蛋白排泄率。

(2)所有成年糖尿病患者,不管尿白蛋白排泄率如何,都应当每年至少检测1次血清肌酐。如果有慢性肾脏疾病(CKD),血清肌酐用来估计肾小球滤过率(GFR)和CKD分期。

由于尿蛋白排泄率存在变异性,因此,3~6个月内检测结果有2/3异常才考虑患者尿蛋白排泄率异常。运动(24小时内)、感染、发热、CHF、明显高血糖及明显高血压可使尿蛋白排泄率升高。

3.预防

糖尿病肾病预防可分为三级:①一级预防是指阻止早期糖尿病肾脏病变的发生;②二级预防是指阻止早期糖尿病肾脏病变向临床糖尿病肾脏病变发展;③三级预防是指阻止已确定为临床糖尿病肾脏病变的患者向ESRD发展。

预防的具体措施:①持久而良好地将血糖控制在理想范围内。这是预防糖尿病肾脏病变发生发展的关键,糖尿病防治和并发症试验(DCCT)已肯定了理想的血糖控制能有效地预防糖尿病肾脏病变的发生发展;②持续良好地控制血压。这是保护肾脏并阻止糖尿病肾脏病变进展的重要因素;血压最好控制在正常范围或接近17.3/11.3kPa(130/85mmHg);③定期检测、及时发现微量白蛋白尿。微量白蛋白尿是早期诊断和逆转糖尿病肾脏病变的重要标志。2型糖尿病一经诊断就应检查是否有糖尿病肾脏病变,因在2型糖尿病诊断时,就有7%的患者存在微量白蛋白尿;1型糖尿病在诊断后5年要进行糖尿病肾脏病变的评估。如果糖尿病患者开始无微量白蛋白尿,以后每年要对其进行肾病情况评估,尤其是对代谢控制不好者;④系统教育、系统监测和系统治疗糖尿病,这是科学、规范地防治糖尿病肾脏病变的可靠途径;⑤发生糖尿病肾脏病变后,要尽量避免使用对肾有损害和疗效不确切的药物;⑥适时透析及肾或胰肾联合移植可延长患者的生命,减少糖尿病肾脏病变患者的死亡率。

(七)治疗

糖尿病肾病的治疗应是综合性的,除了内科的一般治疗和对症治疗外,特殊而较有效的治疗方法主要有三种:①血液透析;②门诊患者连续腹膜透析(CAPD);③肾移植或胰-肾移植。但对糖尿病肾病患者来说,单独的肾移植效果较差,最理想的是胰-肾联合移植或胰岛-肾联合移植。

常规治疗措施主要包括饮食治疗、控制血糖、控制血压、纠正脂代谢紊乱等。

1.一般治疗

(1)戒烟、减轻体质量:吸烟可加重蛋白尿、加速各种原因所致 CKD 的病情进展。体质量指数的增加是 CKD 进展的独立危险因素。肥胖使肾小球内压增加,导致肾脏血流动力学改变,使肾损害发生的危险性增加。体质量减轻可改善血流动力学、减少尿蛋白的排泄。

(2)避免高蛋白饮食:限制蛋白饮食可减少尿蛋白,对于蛋白尿基线水平较高者尤其明显。高蛋白饮食可减弱肾素.血管紧张素系统(RAS)阻断剂的降尿蛋白作用。ACEI 治疗结合低蛋白饮食可获得比单一治疗更好的效果,ACEI 使肾小球后血管扩张,而低蛋白饮食使肾小球前血管收缩,两者均降低了肾小球内压,改善了滤过膜通透性。对于肾功能正常的临床糖尿病肾病患者,蛋白质宜控制在 0.8g/(kg·d),而对于肾小球滤过率已下降者,蛋白质摄入量应减少至 0.6g/(kg·d),有条件的可每天补充复方 α-酮酸制剂 0.12g/kg。肾功能不全时,最好选择动物蛋白,尽量以鱼、鸡等白色肉代替猪、牛等红色肉,一般认为,要少用或不用植物蛋白。但近年的研究认为,干制豆类食物的营养素和纤维素丰富,为高质量蛋白质类,除提供营养成分外,对机体还有某些保护作用,如豆类食品可降低血清胆固醇,改善糖尿病病情,有助于减轻体重。此外,大豆中含有的异黄酮等具有许多生物作用,除降低胆固醇、改善血管功能和维持骨矿密度外,还可减轻女性行经期的不适,对保护肾脏也有益。对肾功能正常的糖尿病肾脏病变患者来说,只要不超过蛋白质的允许摄入量,豆类蛋白质至少不亚于其他来源的蛋白质。透析后按透析要求增加蛋白量,可能对某些患者更有利。总热量基本与非糖尿病肾病患者相似,除非是肥胖患者,一般患者应保证每日 125.5～146.4kJ/kg热量,防止营养不良。

(3)限制盐摄入:高盐饮食与蛋白尿加重相关,控制饮食中盐摄入量,可改善蛋白尿。低盐饮食降低蛋白尿与血压降低及肾脏血流动力学改善有关。对于服用 ACEI、ARB 等药物的患者,低盐饮食可增加这些药物的降尿蛋白作用,还具有独立于降压作用以外的降蛋白作用。盐应少于 6g/d,出现肾功能不全时应降至 2g/d。

2.控制血糖

英国糖尿病前瞻性研究(UKPDS)、DCCT 等研究均证实,严格的血糖控制可以明显减少糖尿病肾病的发生。但是否有助于延缓糖尿病肾病的发展还缺乏足够的证据。目前多数指南均将糖化血红蛋白 A1c(HbA1c)目标值定为 6.5% 以下,但 2008 年 2 个大型循证医学研究糖尿病和心血管病行动（ADVANCE）、控制糖尿病患者心血管疾病风险性行动（ACCORD）的结果提示，将 HbA1c 控制在 6.5% 以下，虽然可以减少糖尿病肾病的发生，却不能减少心血管事件，反而可能增加患者的病死率。因此，2008 年美国肾脏病协会指出，无论是否并发糖尿病肾脏病，糖尿病患者的 HbA1c 应控制在 7.0% 左右，不宜过低。另外，我们在应用 HbA1c 作为血糖监测指标时，需要注意某些疾病状态对其检测值的影响，例如贫血或其他可致红细胞寿命缩短的疾病可导致 HbA1c 检测值偏低，而尿毒症（由于酸中毒及氨甲酰化的影响）能使检测值偏高。

因此，临床上应积极采取饮食、运动、药物和血糖监测等多种手段，尽可能使患者的 HbA1c<6.5%，空腹血糖<6.0mmol/L，餐后 2 小时血糖<7.8mmol/L。由于糖尿病肾脏病变时肾脏对药物的排泄能力下降，有肾功能不全时更明显，使用经肾排泄的药物需相应减少剂量，以避免低血糖的发生，而且在降糖药物的选择上，以不加重肾损害的药物为主。有部分研究提出噻唑烷二酮类（TZDs）可减少蛋白尿，但目前论证医学证据不足。CKD 3～5 期的糖尿病患者由于胰岛素和口服降糖药物的肾脏清除率下降，且肾脏糖异生功能受损，患者发生低血糖风险增加。应该加强血糖监测，调整药物剂量，并避免使用完全依赖肾脏排泄的口服降糖药物如第一代磺脲类、双胍类药物等。在糖尿病肾脏病变的早期和肾功能正常或轻度受损时，1 型糖尿病患者选用胰岛素治疗，可适当加用 α-葡萄糖苷酶抑制剂，2 型糖尿病可选用格列喹酮、非磺酰脲类胰岛素促泌剂、胰岛素增敏剂和 α-葡萄糖苷酶抑制剂。二甲双胍以原型由尿排出，肾功能不全时，可导致其在体内大量聚集而可能引起乳酸性酸中毒，因此，糖尿病肾脏病变患者仅有轻度的肾功能不全时，即应严格禁止使用。由于肾功能受损，胰岛素的降解和排泄均减少，易产生蓄积作用，发生低血糖，因此胰岛素应从小剂量开始，最好选用半衰期短的短效或超短效制剂。

3.降压治疗

高血压可导致糖尿病肾脏病变的发生和发展，并促使肾功能损害加重。研究显示长期有效地控制血压可减慢 GFR 的下降速度和改善生存率，无论对早期或后期的糖尿病肾脏病变都有良好的作用。在微量白蛋白尿阶段，控制血压可完全阻止部分患者糖尿病肾脏病变的进展。降压药物首选 ACEI 和 ARB。常与利尿剂或钙通道阻滞剂（CCB）合用。此外，β 受体阻滞剂等也可选用。理想的抗高血压药物应减慢或阻止肾病进展的作用，而且不增加胰岛素抵抗，对糖、脂肪代谢无不良影响。

（1）RAS 抑制剂

1）ACEI：有高血压的糖尿病和 CKD 1～4 期患者应使用 ACEI 或 ARB 治疗，同时联合利尿剂可增强其疗效。ACEI 和 ARB 类药物可通过减少尿蛋白排泄，延缓肾脏病进程。协助研究组（CSG）卡托普利试验证实，ACEI 用于 1 型糖尿病大量白蛋白尿患者可有效降低白蛋白尿，减慢 GFR 下降速度和肾衰竭的发生。

近年来的大量研究证实，ACEI 不仅具有良好的治疗高血压的作用，而且还有许多特殊的肾脏保护作用。如：①ACEI 通过拮抗 AT-2 相对优势地扩张出球小动脉，改善肾小球内高压、高灌注和高滤过状态；②缩小肾小球滤过膜孔径，改善肾小球滤过膜选择通透性,减少血浆大分子物质滤出,可使蛋白尿减少30%～50%,降低蛋白尿的危害,防止毛细血管基膜增厚;③阻止系膜细胞对一些大分子颗粒的吞噬作用,可减轻因蛋白尿导致的系膜增生;④减慢细胞外基质形成,促进细胞外基质的降解,使已损伤的肾脏组织得到某种程度的恢复;⑤改善肾小管间质的病变。即使是"正常血压"者,ACEI仍有减少尿蛋白、延缓糖尿病肾脏病变肾损害进程的治疗作用。而在临床蛋白尿阶段,抗高血压治疗对减慢糖尿病肾脏病变恶化的疗效相对较差。因此,有人提倡,糖尿病肾脏病变一旦确诊,就应给予一定量的ACEI保护肾脏。ACEI减少了尿蛋白排出量,降低了GFR,其降低尿蛋白排泄量的作用往往比其降压更明显,这是ACEI成为目前控制糖尿病肾脏病变患者高血压中应用最广泛的首选药物的主要原因。但ACEI对1型糖尿病和2型糖尿病并发肾脏病变的疗效有一定差异。在2型糖尿病患者中,ACEI的疗效有差异,有些患者可表现出肾脏保护作用,而另一些患者则没有,甚至其降压作用也很差。其原因未明,可能与个体的疾病特征有关(如ACE基因多态性),也可能与一些肾脏因素改变了机体对ACEI的反应性有关。所谓肾脏因素主要指GFR与尿蛋白排泄率的"偶联",包括肾血管、肾小球、肾小管、肾小管间质及年龄等因素。

糖尿病肾脏病变合并高血压的目标血压:尿蛋白<1g/d时,血压应降低至130/80mmHg(平均动脉压为95mmHg);尿蛋白>1g/d时,血压应降至125/75mmHg(平均动脉压为92mmHg)。但对存在肾动脉硬化的老年人,应从小剂量开始,以免降血压过度。若非血压极高需迅速降压,一般宜首选长效ACEI。ACEI较为常见的不良反应为持续干咳,停药可消失,偶可出现高血钾、粒细胞减少、皮肤红斑、味觉异常和直立性低血压等。当肾衰竭进入终末期时,ACEI易于在体内蓄积,使血钾和血肌酐增加不超过20%～30%,如升高十分明显,往往提示有血容量不足、肾灌注减少或肾动脉狭窄等器质性病变存在,应考虑减量或停药。使用ACEI应注意的是:①血肌酐<265μmol/L,可用ACEI,首选双通道排泄药物;②血肌酐>265μmol/L,有争议,若用需高度警惕高血钾(监测血肌酐及血钾变化,用药后两个月,宜每1～2周检测一次);③双侧肾动脉狭窄患者禁用;④脱水患者禁用;⑤孕妇禁用;⑥血液透析患者,需注意所用ACEI药物的蛋白结合率,结合率低者易被透析清除,需透析后服药;⑦ACEI与促红细胞生成素合用,可影响其疗效;⑧与非甾体抗炎药合用时,可能影响ACEI的降压疗效,并致血肌酐异常升高。

2)ARB:ARB是近十年来新出现的一类抗高血压药物,疗效与ACEI相似,但作用位点不同。ARB选择性阻滞AT-2的1型受体,因此血浆中的AT-2增加,AT-2又作用于其Ⅱ型受体,使之兴奋,其结果是受AT-2的Ⅱ型受体调节的组织出现继发性血管扩张和抗增生作用,从而达到治疗糖尿病肾脏病变的目的。ARB除用于糖尿病肾脏病变的治疗外,对充血性心衰有特别疗效。但对糖尿病肾脏病变的疗效是否比ACEI更佳,尚待进一步观察。RENAAL等试验对2型糖尿病大量白蛋白尿患者的研究证实,ARB可减慢GFR下降速度和肾衰竭的发生。目前的资料显示,与ACEI比较,ARB对心血管的血流动力学影响小于ACEI,达到与ACEI相同降压效应所引起的不良反应比ACEI少。

现用的制剂有缬沙坦和厄贝沙坦。缬沙坦每日用量80mg,如果血压降低不理想,可将剂量增加至160mg,或与其他抗高血压药合用。可与食物同服,亦可空腹时服用。突然停用不会出现血压反跳或其他临床不良反应。已知对该产品各种成分过敏者以及孕妇、哺乳期妇女禁用。厄贝沙坦成人通常起始和维持剂量为每次150mg,每天1次,可与或不与食物同时服用,治疗3~6周后达到最大抗高血压效应。在部分患者中,每天剂量可增加到300mg。血容量不足的患者(例如应用大量利尿剂)起始剂量应为每次75mg,每天1次。老年人或有肾功能损害的患者,包括透析的患者不必调整起始剂量。ARB同样有可能引起高血钾,因此要注意监测,特别在肾功能不全时,但其高血钾的发生率和程度均较ACEI低。

(2)钙通道阻滞剂:CCB通过阻断钙依赖的受体后信号传导抑制细胞膜上钙通道,降低细胞内钙浓度,导致血管舒张,降低肾小球毛细血管压力,从而起到保护肾功能的作用。CCB是ADA推荐的用于糖尿病肾脏病变的二线降压药,不宜单独用于治疗糖尿病肾脏病变高血压,常和ACEI或ARB合用,有更明显的降压效果和减少蛋白尿的作用,特别适合于收缩期血压增高者。常用药物有尼群地平、氨氯地平、硝苯地平等。尽管理论上CCB抑制钙离子通过细胞膜进入胰岛素B细胞而影响胰岛素的分泌,但实际应用中,该药小剂量即能起降压作用,而不影响胰岛素分泌和糖代谢。INSIGHT(硝苯地平控释片的国际研究:治疗高血压的一线用药)试验还证实硝苯地平控释片可减少新的糖尿病的发生。

(3)β受体阻滞剂:一般认为,β受体阻滞剂可能影响血脂代谢、加重外周血管病变、降低胰岛素的敏感性和掩盖低血糖反应,还可能增加糖尿病的发生率,因此不太适合糖尿病患者的降压治疗。但在UK-PDS中,用选择性 β_1 受体阻滞剂阿替洛尔和卡托普利治疗2型糖尿病患者可同样有效地降低微量白蛋白尿和白蛋白尿的发生率。另一项对1型糖尿病合并高血压及蛋白尿的患者进行的短期研究发现,阿替洛尔和依那普利均可以显著降低白蛋白尿,但前者不能抑制GFR的下降。因此,ADA推荐其作为治疗糖尿病肾脏病变的二线降压药物。

(4)利尿剂:包括噻嗪类利尿剂和襻利尿剂,其降压机制与减少总体钠量有关。利尿剂尤其是噻嗪类利尿剂可使血糖升高,产生高尿酸血症等,不应作为糖尿病肾脏病变降压治疗的一线药物。一些国际大型研究中提示利尿剂可增强ACEI或ARB的降压作用,有助于患者的血压达标。

(5)α受体阻滞剂:哌唑嗪、酚妥拉明对糖和脂类代谢无不利影响,可用于治疗重症高血压,但此类药有反射性心动过速及直立性低血压等不良反应,而糖尿病肾脏病变患者常合并自主神经病变,易出现直立性低血压,因此应用此类药物时应注意。

4.调脂治疗

血脂紊乱[高密度脂蛋白胆固醇(HDL-C)降低,甘油三酯和低密度脂蛋白胆固醇(LDL-C升高]在糖尿病并发慢性肾脏病患者中十分常见,它增加了患者的心血管疾病风险。

(1)糖尿病并发CKD 1~4期患者LDL-C目标值应该低于1000mg/L,治疗目标是使其降到700mg/L以下。

(2)CKD 1~4期患者在LDL-C>1000mg/L时应该开始他汀类药物治疗。研究证实他汀类药物可有效降低 LDL-C 水平,从而降低糖尿病并发 CKD 1~3 期患者的心血管风险。

(3)无心血管疾病的 2 型糖尿病血液透析患者不推荐常规使用他汀类药物治疗。CKD5 期患者需要区别对待,有大型临床对照试验证实阿托伐他汀不能改善 2 型糖尿病持续性血液透析患者的心血管疾病预后,因此对于无心血管疾病的 2 型糖尿病血透患者不推荐常规使用他汀类药物治疗。

5.降低尿蛋白

蛋白尿不仅是糖尿病肾病的主要临床特征之一,而且也是糖尿病肾病发生、发展的独立危险因素。虽然我们强调控制血糖、血压、血脂,但其控制目标都有一个标准,唯独对于尿蛋白的控制则是越低越好。然而目前还缺乏疗效确切的降蛋白药物,ACEI 和 ARB 类药物仍然是目前公认的降蛋白药物,但其降蛋白效果往往需要应用较大剂量。其他常用的降蛋白药物包括胰激肽原酶、己酮可可碱、前列地尔、舒洛地特及中药等,但对于大量蛋白尿疗效均不肯定。目前,学者开始尝试应用免疫抑制剂治疗大量蛋白尿,取得了一定疗效,但尚处在临床摸索阶段。

6.科学规律运动

糖尿病肾病早期,可以选择以快走为主的有氧运动,每天饭后半小时左右,避免长时间强度非常大的能持续升高血压的运动。若出现临床蛋白尿就不宜进行较大强度的运动。

7.其他治疗

(1)吡多胺:吡多胺能抑制麦拉德反应,使 AGEs 和羧甲基赖氨酸显著下降,并显著抑制糖尿病大鼠蛋白尿、血肌酐的升高,表明吡多胺能改善氧化还原失衡,抑制糖尿病肾脏病变的进展。

(2)氨基胍(AG):AG 是 AGEs 的抑制剂,能够阻止结缔组织生长因子的表达,降低 AGEs 在组织中的水平,抑制系膜细胞的肥大。目前在美国此类药物已经进入临床研究阶段。一些胍类复合物(氨基胍)比蛋白质中赖氨酸的 ε-氨基更活跃,可与早期糖基化蛋白质形成一种不活泼的物质,代替了 AGEs 的形成,阻止 AGEs 在血管壁上的积累,同时可抑制醛糖还原酶及一氧化氮(NO)合酶的作用。NO 是一种很强的扩血管物质,直接升高组织血液流量并介导其他内皮细胞依赖的扩血管物质如组胺、缓激肽与 5-羟色胺的扩血管和增加血管通透性的作用。一些动物实验提示糖尿病早期组织器官血流量增加如血管通透性的改变部分由 NO 合成增加所致。目前尚无氨基胍对糖尿病患者慢性并发症防治的临床报道,其药物动力学及临床长期应用的不良反应有待评价。

(3)阿利吉仑:可结合到肾素分子的活性位点上,阻断肾素裂解血管紧张素原,同时抑制血管紧张素Ⅱ(AngⅡ)和醛固酮的产生,伴有器官损害的动物模型发现肾素抑制剂具有远大的前景,临床实验正在进行中。

(4)血管紧张素转化酶-2(ACE2):ACE2 与 ACE 分布基本相同,也存在于肾组织中,能催化 AngⅠ生成 Ang129,并催化 AngⅡ(128)生成 Ang127,通过与其受体结合发挥扩血管等效应,也能通过拮抗 Ang Ⅱ 而发挥上述效应。2002 年已有用血管肽酶抑制剂奥马曲拉治疗自发性高血压大鼠的试验,发现它能增加 ACE2 活性,刺激 Ang127 生成,降低高血压,但由于其不良反应明显而未应用于人类。目前,这类新药还在继续研究中。

(5)葡萄糖耐受因子(GTF):能够通过增加血糖在肝细胞、脂肪细胞和心肌细胞中的转运而减少脂质过氧化产物的产生,从而逆转糖尿病大鼠糖耐量异常导致的损害。试验表明,与未接受 GTF 治疗的大鼠相比,治疗组能明显降低含氮氧化物的免疫活性,推测 GTF 可能在细胞水平表达胰岛素样作用并减少氧化应激物质的产生而达到治疗作用。

(6)螺内酯:炎症在糖尿病肾脏病变的发病机制中起重要作用,醛固酮通过前炎性介质和致纤维化细胞因子诱导心肌纤维化和血管炎症,还通过 NF-KB 转录途经的激活诱导 MCP-1 的过量表达。实验证明在培养的系膜细胞和近端小管细胞,醛固酮的阻断剂-螺内酯能抑制 NF-KB 转录途径的激活和减少 MCP-1 的产生,减慢肾脏炎症进展,对肾脏有保护作用,但对 2 型糖尿病大鼠的血糖和血压并没有影响。

(7)吗替麦考酚酯:是一种新型、高效的免疫抑制剂,主要通过非竞争性、可逆性抑制嘌呤从头合成途径的限速酶——次黄嘌呤单核苷酸脱氢酶,强烈抑制 T、B 淋巴细胞增殖而发挥免疫抑制作用。吗替麦考酚酯联合胰岛素治疗糖尿病大鼠在高血压、蛋白尿、肾小球高滤过、巨噬细胞浸润和广泛的肾小球硬化方面比单用胰岛素效果明显,但对血糖影响不明显。

(8)线粒体内膜转移酶 44(TIM44):氧化应激反应中产生的活性氧主要由线粒体产生,在糖尿病微血管病变中起重要作用。TIM44 的功能是将线粒体热休克蛋白 70 结合到 TIM23 复合物上的锚着点,并将线粒体中的一些前蛋白转运到线粒体基质。将 TIM44 质粒通过转基因技术每周注射到单侧肾切除链佐星(STZ)糖尿病大鼠的尾静脉中,8 周后发现该治疗能缓解蛋白尿和肾脏的肥大,抑制超氧化物的产生和肾脏细胞的分裂、凋亡。体外实验证明,TIM44 的转基因治疗逆转了高糖诱导的代谢和细胞异常。这些实验表明 TIM44 可作为糖尿病肾脏病变干预治疗的一个新手段。

(9)蛋白激酶 C(PKC)抑制剂:PKC 抑制剂芦布妥林在动物试验中能降低尿白蛋白,使 GFR 正常,减轻肾小球损伤。大剂量的维生素 B_1 的应用可减轻尿白蛋白,可能是阻断了 PKC 所致。

(10)ALT-711:一种 AGEs 的交联断裂剂。在动物试验中,能明显降低血压、尿蛋白排出和肾损害。

(11)醛糖还原酶抑制剂:可减少细胞内山梨醇积聚,能降低糖尿病肾脏病变早期的蛋白尿和 GFR。

(12)弹性蛋白酶:用弹性蛋白酶治疗 2 型糖尿病患者,结果显示:大量蛋白尿组治疗 6 个月及 12 个月后尿蛋白排出无明显差异;微量白蛋白尿组治疗 6 个月及 12 个月后尿蛋白排出均明显下降。弹性蛋白酶为一种胰蛋白酶,能通过水解弹性蛋白调节动脉和结缔组织的弹性蛋白质代谢。在动物实验中,发现弹性蛋白酶可抑制肾小球基膜增厚,对 2 型糖尿病肾病患者也有治疗作用。

8.肾功能不全的治疗

其治疗方案与其他原因所致的慢性肾功能不全相似。包括结肠透析药物的使用（包醛氧淀粉，商品名析清）、透析（以维持性血液透析和持续的不卧床腹膜透析）、肾移植或胰-肾联合移植以及支持对症治疗。对终末期糖尿病肾脏病变患者，只能接受透析治疗，以延长生命。透析时机的选择：无论是血液透析还是腹膜透析，终末期糖尿病肾脏病变的透析时机应稍早于非糖尿病的慢性肾衰。当肌酐清除率在 20mol/min 时，应考虑透析治疗或肾移植。血液透析治疗 3 年存活率 50％，5 年存活率 30％，9 年存活率仅 10％左右。肾移植 5 年存活率可高达 65％，10 年存活率可达 45％左右。因此肾移植是较有效的治疗方法，但单纯肾移植的缺点是不能防止糖尿病肾脏病变的再发生，也不能使其糖尿病并发症和合并症改善。移植后使用免疫抑制剂对糖尿病患者有种种不利影响。因此，胰-肾联合移植为目前最理想的方法。多数糖尿病肾脏病变患者接受的是胰-肾联合移植术，少数患者先行肾移植继行胰腺（胰岛）移植或仅作胰腺（胰岛）移植。不同的移植方式、移植种类及移植程序对疗效有较大影响。资料表明，肾移植是 1 型糖尿病患者伴肾脏病变的有效治疗途径。由于目前尚有移植技术的众多问题没有解决，故必须在手术风险、免疫抑制剂不良反应和生命质量（QOL）之间权衡利弊。对于那些非终末期肾衰的糖尿病肾脏病变患者来说，并无充足的理由接受胰（胰岛）-肾移植，除非其糖尿病肾脏病变本身危及生命的风险程度已经超过了移植手术的风险。除同种移植外，近 10 年内已开始在人体内用异种胰岛移植。

总之，对糖尿病肾脏病变目前尚无特效治疗，其治疗应是综合性的，但各期的治疗效果有所不同，重在预防，定期检测，早期发现，早期治疗，控制血糖及血压在理想水平。对终末期糖尿病肾脏病变患者，胰-肾联合移植为其最理想的治疗选择。

二、糖尿病肾感染病变

糖尿病患者免疫功能低下，易发生感染，其发生率约 35％～90％，而且患者多病情较重，感染不易控制，同时感染加剧了糖尿病的糖、脂肪、蛋白质的代谢紊乱，容易诱发高血糖危象。病程的长短和并发症的存在亦与糖尿病肾感染的发生频率密切相关。

1.常见的主要病因如下

（1）皮肤的完整性是机体抵御细菌的第一道防线，糖尿病的血管及周围神经病变常使皮肤容易破损，导致细菌的入侵。

（2）高浓度血糖利于细菌的生长繁殖，且拥有抑制白细胞的趋化性、移动性、黏附力、吞噬能力及杀菌力，同时糖尿病易存在高黏血症及大中血管病变，导致血流缓慢，妨碍细胞的动员和移动。

（3）糖尿病伴营养不良及低蛋白血症，免疫球蛋白、抗体、补体生产减少。

（4）糖尿病常伴有失水，有利于细菌的生长繁殖。

（5）血管硬化，血流减少，组织缺血缺氧，有利于厌氧菌的生长。

2.糖尿病常见的肾感染是急性肾盂肾炎和急性局灶性细菌性肾炎

比较严重的感染是肾皮质化脓性感染，急性肾乳头坏死。

（1）急性肾盂肾炎（APN）：是由各种病原微生物感染直接引起的肾小管、肾间质和肾实质的炎症。

1）临床表现：急性肾脏感染主要表现为严重菌尿伴有寒战、高热、腰痛和肋脊角叩痛的一组综合征，查体可以发现肾区叩痛以及肋脊角压痛等体征。如尿检提示大量白细胞、大量脓尿或严重菌尿，则可做出急性肾盂肾炎的临床诊断。APN 是肾实质的感染性炎症，病变不仅限于肾盂，在一部分 APN 患者的肾组织内可有瘢痕形成，CT 描述为"急性小叶状肾单位"。这种表现尤见于有糖尿病和有膀胱输尿管反流的 APN 患者。

糖尿病患者存在易于发生泌尿系感染的背景因素，包括自主神经病变使膀胱排空延迟、发生糖尿病肾病导致机体整体防御功能下降等，导致糖尿病患者的急性肾盂肾炎逐渐增多，且多数反复发作，尤以女性居多。

2）实验室检查：尿液分析和尿细菌培养有助于确诊急性肾盂肾炎。美国传染病学会对肾盂肾炎的定义是：尿液细菌培养中菌落≥10000 集落单位/mm^3，并有相应的临床症状；菌落计数为 1000～9999 集落单位/mm^3 时，对男性和妊娠妇女的确诊有帮助。尿液标本通常为无菌技术采集的中段尿。几乎所有急性肾盂肾炎患者均有脓尿，脓尿可经白细胞酯酶试验和氮试验确定。尽管在其他疾病状况下也可见到白细胞集落，但同时出现尿路感染的症状时，则特别提示急性肾盂肾炎。糖尿病患者肾盂肾炎主要的病原菌是大肠杆菌，其次是 β 链球菌，并且容易发生真菌性感染。

尿液的革兰染色分析和抗体包被细菌检测可帮助选择最初治疗的抗生素，并帮助确定亚临床性尿路上部感染病例的具体患病位置。90％的急性肾盂肾炎患者的尿液细菌培养呈阳性，尿培养样本的采集应在首次应用抗生素治疗前。并对住院患者进行血液培养，其中约 20％的患者可呈阳性结果。但是血培养的结果并不能改变急性肾盂肾炎患者的治疗措施，而且阳性结果并不意味着急性肾盂肾炎的病程复杂。因此，血培养在临床不能确诊时有意义。

APN 主要声像图表现为肾盂壁充血、水肿，黏膜糜烂、溃疡形成，肾盂壁厚度≥1.2mm，呈"双线征"，其内侧的强回声带为肾盂黏膜表面与肾盂腔内液体所形成的界面反射，中间低回声带为黏膜、肌层回声，外层、的强回声带为外膜回声，此为肾盂肾炎的直接征象；同时由于肾盂黏膜表面脓性纤维性渗出物以及由于累及肾间质破坏肾小管的重吸收和浓缩能力，毛细血管流体静水压增高，肾盂静脉通透性增高，常引起肾盂轻度扩张，内可见液性暗区，此征可作为肾盂肾炎的间接征象。

3）治疗：急性肾盂肾炎治疗的目的主要为：①清除进入泌尿道的致病菌；②预防和控制败血症；③防止复发。许多因素可使糖尿病患者易于发生泌尿系感染，但是血糖控制的不良，并不会直接增加泌尿系感染的发生。大肠杆菌仍是主要的病原菌，其次是 B 链球菌。与正常人相比，糖尿病患者更容易发生真菌感染。抗生素的选择与其他非糖尿病患者一样，但建议坚持 14 天的疗程，最好静脉用 48 小时的头孢菌素。如果复发，疗程应延长至 6 周，并做影像学检查，如果为真菌感染，治疗应更加积极用抗真菌药冲洗肾盂，口服或肠外使用抗真菌药物。在治疗前还应该进行尿培养及药敏试验。如果在用药 48～72 小时仍未见效,应根据药敏试验选用有效药物治疗,在治疗后追踪复查。如连续治疗 5～7 天后仍有菌尿,则需复查尿细菌培养及药敏试验,并据此改用更有效的药物,静脉用药治疗的时间可以延长至 2 周,此后改为口服抗生素治疗。如果患者近 1 年中已有多次症状性尿路感染发作,则应在抗感染治疗的同时进行背景疾病筛查。对于有高热、剧烈腰痛、血白细胞显著升高或出现严重的全身中毒症状的中、重度急性肾盂肾炎患者,宜采用联合使用多种抗生素治疗。

(2)急性局灶性细菌性肾炎(AFBN):是指局限于一个或多个部位的肾实质的无液化细菌感染性炎症。目前认为本病为逆行感染所致,感染范围是由反流到肾脏的叶或多个叶所决定,故也称为急性叶性肾炎。其病因及病理与急性肾盂肾炎相同。

本病多发生于青壮年,急性起病,以患侧腰痛和发热为主要表现,可伴有寒战、恶心呕吐、间断肉眼血尿、尿频尿急、腹痛等非特异性症状。患者血白细胞均有不同程度升高,符合急性细菌性炎症的一般表现。绝大多数患者肾功能无明显异常,体检多出现患侧肾区叩击痛,部分患者可触及肿大的肾脏。

影像学检查的典型表现:B 超多见患肾体积增大,肿物局部回声减低,皮髓质分界消失。脾脏增大是此病炎症性改变的一个特征。静脉肾盂造影见肾盏穹隆变细,受压移位。CT 检查平扫患肾轮廓增大,肿物呈等或低密度改变,边界不清,增强扫描不均匀强化,边界趋于清楚但不规则。CT 重建显示楔形改变是 AFBN 特有征象。

本病属非特异性炎症,及时合理的抗感染治疗后,病灶可以消退,否则可发展为肾脓肿、肾周脓肿。血或尿培养为合理应用抗生素提供了准确依据,在培养未果或阴性时,则按经验用药。如进展为肾脓肿或肾周脓肿,应尽早采用手术引流或 B 超引导下经皮穿刺抽脓。

(3)肾皮质化脓性感染:是一种比较少见的肾实质感染性疾病,临床表现与普通的肾盂肾炎极为相似,但其危害性和严重程度要远远超过普通的肾盂肾炎,如治疗不及时可能导致病情恶化甚至死亡。

肾皮质化脓性感染的发病机制较为复杂,局部和全身抵抗力下降,如患有糖尿病,使用免疫抑制剂等易感染此病。主要发病原因是身体其他部位的化脓性感染病灶经血液到达肾皮质并引起感染。脓肿未形成前多称为急性局灶性细菌性肾炎或急性细菌性叶间肾炎、急性多灶性细菌性肾炎,脓肿形成后称肾皮质脓肿、肾皮髓质脓肿和肾多发性脓肿。

肾皮质化脓性感染的诊断和分型主要依靠 B 超和 CT 检查。目前的 CT 平扫加增强被认为是最敏感和有特殊意义的检查方法。它不仅能确定诊断,还能明确病变范围和评估肾感染程度以及是否存在其他的潜在疾病(如肾结石等)。MRI 检查主要用于碘过敏试验呈阳性或不适合做 CT 检查的患者,静脉肾盂造影检查可帮助除外肾结核等疾病,但其表现为间接征象,且需要做肠道准备。

对于肾皮质脓肿,应在积极抗感染的同时,采用手术切开引流或 B 超引导下穿刺引流治疗。一般认为,当脓肿直径<3cm时可保守治疗,直径>5cm、中心部液化坏死,且明显突向肾外,或破入肾周围的脓肿应及时手术切开引流,如肾皮质破坏严重,而对侧肾功能正常时,可考虑行患肾切除。术前要积极加强对潜在疾病和原发病的控制,对较短时间内改善患者的病理生理紊乱至关重要。对于糖尿病患者,只有有效控制感染,才能使患者血糖降低,病情稳定。

(4)肾乳头坏死:又名坏死性肾乳头炎、肾髓质坏死、坏死性肾盂肾炎等。本病多伴发于严重肾盂肾炎、糖尿病、尿路梗阻及止痛剂肾病等,是一种严重的肾间质疾病。本病的发生与肾缺血、髓质乳头血管病变及感染有关。

肾脏血流量的85%~90%分布在皮质,髓质仅占10%~13%,越近肾乳头血供越差,其血源几乎皆由近髓肾单位的出球小动脉经直小血管而来,且受髓质中浓度梯度的影响,黏稠度逐渐增高,血流缓慢,故为肾乳头缺血性坏死的常见部位。

1)临床表现:肾乳头坏死按起病急缓可分为急性和慢性两型;按病理部位可分为肾髓质型及肾乳头型。患者年龄多在40岁以上,女性多于男性。急性肾乳头坏死常在糖尿病基础上突然起病,寒战高热,肉眼血尿及脓尿,多伴有尿路刺激征和腰痛等急性肾盂肾炎的表现,如肾乳头坏死组织脱落或血块堵塞输尿管则引起绞痛及少尿,甚至无尿,严重双侧广泛性肾乳头坏死者可出现急性肾衰竭。病情进展迅速,如未及时治疗,预后极差,患者多死于败血症或急性肾衰的并发症。慢性肾乳头坏死多在慢性间质性肾炎基础上发生,起病隐袭,临床表现类似慢性间质性肾炎或反复发作性慢性肾盂肾炎,患者可出现肾小管功能障碍,如多尿、夜尿、尿浓缩功能及酚红排泌率降低,尿酸化功能障碍而引起肾小管酸中毒等,并有持续镜下血尿和脓尿以及进行性肾功能减退,最后出现慢性肾衰竭、尿毒症。

2)肾乳头坏死的诊断:主要依据:①尿液中找到脱落的肾乳头坏死组织,病理检查证实;②静脉肾盂造影见肾乳头部有弓形或环形阴影,乳头坏死脱落或被吸收可见杵状或斑点状阴影及充盈缺损,慢性者尚可见肾髓质及乳头部钙化阴影,肾影缩小,轮廓不规则。如肾功能不全静脉肾盂造影可能不明显,可做逆行肾盂造影明确诊断。临床上如有糖尿病患者出现明显血尿、严重尿路感染、肾绞痛及对治疗反应差,肾功能日趋恶化,应高度拟诊肾乳头坏死,并积极进行有关检查。

3)肾乳头坏死的治疗:主要是控制病因,积极治疗原发病,防治感染,根据感染细菌种类及药敏结果,早期选用足量有效抗菌药物;加强支持和对症处理。早期局部可予肾区透热或肾囊周围封闭;大量出血应予以止血及输血等;如坏死组织或血块致梗阻时,可插入输尿管导管用链激酶冲洗肾盂或置管引流,并可由此注入抗生素;对单侧急性肾乳头坏死,如呈暴发性感染,或乳头坏死大量血尿不止,或引起严重梗阻者应作病肾切除;双侧广泛肾乳头坏死,出现急性肾衰竭时则按急性肾衰处理。

第五章 血液系统疾病

第一节 巨幼细胞贫血

巨幼细胞贫血（MA）是由于叶酸或维生素 B_{12} 缺乏或某些影响核苷酸代谢的药物导致细胞核脱氧核糖核酸（DNA）合成障碍所致的贫血。根据缺乏物质的种类，可分为单纯叶酸缺乏性贫血、单纯维生素 B_{12} 缺乏性贫血及叶酸和 B_{12} 同时缺乏性贫血。主要是由于食物营养不足、吸收不良、代谢异常、需要增加或利用障碍引起。本症特点是呈大红细胞性贫血，骨髓内出现巨幼红细胞系列，并且细胞形态的巨型改变也见于粒细胞、巨核细胞系，甚至某些增殖性体细胞。该巨幼红细胞易在骨髓内被破坏，出现无效性红细胞生成。

一、流行病学

（1）营养性巨幼细胞贫血并不少见，在经济不发达地区或进食新鲜蔬菜、肉类较少的人群多见。

（2）在我国，叶酸缺乏者多见于陕西、山西、河南等地，患病率可达 5.3%。

（3）在欧美，维生素 B_{12} 缺乏或有内因子抗体者多见。

（4）偏食或过长时间烹煮食物（可损失叶酸 50%～90%）、患自身免疫病、胃肠道疾病及肿瘤等，是该病的高危因素。

二、病因

维生素 B_{12} 为含钴的维生素，化学名为钴胺，仅由某些微生物所合成，人体所需的维生素 B_{12} 主要从动物性食物，如肉类、肝、鱼和乳制品等中摄取。成年人每天需要量约 2.5μg，一般饮食中的供给量已远超过需要量。正常成年人体内含维生素 B_{12} 总量为 2～5mg，其中约 2mg 储存在肝内，因此单纯因食物中含量不足导致缺乏者极为罕见。叶酸是一种水溶性 B 族维生素，在新鲜绿叶蔬菜中含量最多，肝、肾、酵母和蘑菇中也较多。成年人每日需要叶酸 50～200μg，近 1/2 储存于肝细胞中，储存量仅 5～10mg。营养性巨幼细胞贫血主要由叶酸缺乏引起。

1.维生素 B_{12} 缺乏

（1）摄入不足：单纯摄入不足者罕见，仅见于长期严格素食者。需要量增加见于妊娠、婴幼儿、溶血性贫血、感染、甲状腺功能亢进症及恶性肿瘤等。

（2）吸收障碍：这是维生素 B_{12} 缺乏最常见的原因。原因如下。①内因子缺乏：如恶性贫血、胃切除、胃黏膜萎缩等。胃全切术后发生巨幼细胞贫血时间平均为 5 年，30%～40% 的胃次全切除者有维生素 B_{12} 吸收不良。②胃酸和胃蛋白酶缺乏。③胰蛋白酶缺乏。④小肠疾病：如小肠吸收不良综合征、口炎性腹泻、节段性回肠炎、回肠切除后、小肠淋巴瘤及硬皮病等。小肠疾病常同时有叶酸和铁的吸收减少。⑤药物影响：如对氨基水杨酸、新霉素、二甲双胍、秋水仙碱、苯乙双胍等，影响小肠内维生素 B_{12} 的吸收。⑥肠道寄生虫，如阔节裂头绦虫寄生在较高小肠部位，手术盲袋形成及回肠憩室炎因其中细菌繁殖，均可吞噬食物中的维生素 B_{12}，引起吸收减少。

（3）利用障碍：如钴胺素传递蛋白Ⅱ（TCⅡ）缺乏或存在异常的维生素 B_{12} 结合蛋白及应用一氧化氮，均可影响维生素 B_{12} 的转运和利用。

2.叶酸缺乏

（1）摄入不足：主要原因是食物加工不当，如烹煮时间过长或温度过高，破坏大量叶酸；其次是偏食，食物中蔬菜、肉蛋类减少。

（2）需要量增加：婴幼儿、青少年、妊娠和哺乳妇女需要量增加而未及时补充；甲状腺功能亢进症、慢性感染、肿瘤、慢性溶血、骨髓增殖症及剥脱性皮炎等患者，叶酸的需要量也增加；慢性酒精性肝硬化，叶酸摄入和储存都减少，酗酒使叶酸摄入减少。

（3）吸收障碍：腹泻、小肠炎症、肿瘤和手术及某些药物，如抗癫痫药物苯妥英、扑米酮及柳氮磺吡啶、口服避孕药等，均影响叶酸的吸收。

（4）利用障碍：抗核苷酸合成药物如甲氨蝶呤、甲氧苄啶、氨苯蝶啶、氨基蝶呤和乙胺嘧啶等均可干扰叶酸的利用；一些先天性酶缺陷（甲基四氢叶酸转移酶、N^5，N^{10}-甲烯基四氢叶酸还原酶、FH_2 还原酶和亚氨甲基转移酶）可影响叶酸的利用。

（5）叶酸排出增加：如从血液透析过程丢失。

三、发病机制

维生素 B_{12} 和叶酸是细胞合成 DNA 过程中的重要辅酶，维生素 B_{12} 和叶酸缺乏，导致 DNA 合成障碍，而 RNA 及蛋白合成仍继续进行，致细胞质发育正常而胞核发育延迟，呈现"老质幼核"改变的巨型血细胞。

叶酸在体内许多酶反应中起辅酶作用，有多种四氢叶酸（FH_4）衍生物，携带有甲酰基（—CHO）、亚胺甲基（—CHNH）等，在一碳基团转运中起重要作用。叶酸缺乏时，脱氧尿苷酸（dUMP）变为脱氧核苷酸（dTMP）受阻，脱氧尿苷三磷酸（dUTP）大量堆积进入 DNA 组分，染色体易断裂，形态上显示细胞核染色质的巨幼改变。维生素 B_{12} 以辅酶形式，参与多种细胞代谢，主要是甲基钴胺及腺苷钴胺。维生素 B_{12} 缺乏导致 DNA 合成障碍是通过叶酸代谢障碍引起的。

巨型改变以幼红细胞系列最显著，具特征性，也见于粒和巨核系列，尤以晚幼粒细胞为突出。

骨髓呈增生象,但血象为全血细胞减少,其主要病理生理改变为无效性红细胞、粒细胞、血小板生成,称为髓内溶血。

维生素 B_{12} 还参与神经组织的代谢。维生素 B_{12} 缺乏使蛋氨酸合成减少,进而导致胆碱和含磷脂的胆碱合成障碍,并且由于腺苷钴胺缺乏,导致大量甲基丙二酰辅酶 A 及其前身丙酰辅酶 A 的堆积,合成异常脂肪酸。脂膜由单链脂肪酸构成,改变了神经鞘膜功能,形成脱鞘膜病变,轴突变性,最后导致神经元细胞死亡。神经系统可累及周围神经、脊髓后侧索及大脑。

药物干扰核苷酸合成也可引起巨幼细胞贫血。

四、分类

(1)叶酸缺乏的巨幼细胞贫血。

(2)维生素 B_{12} 缺乏的巨幼细胞贫血。

(3)叶酸及维生素 B_{12} 均缺乏的巨幼细胞贫血。

五、临床表现

无论是叶酸或是维生素 B_{12} 缺乏,其临床表现除神经系统病变外,基本相似。

1.贫血的表现

起病缓慢,逐渐加重。如胃切除后可数年才出现巨幼细胞贫血表现,但妊娠妇女发病可较急,与短期内叶酸需要量增多有关。贫血主要表现为头晕、乏力、活动后心悸、气短等,还可有面色苍白、心脏扩大,并可能出现贫血所致的心脏杂音。由于无效造血,红细胞生存期短,患者可出现轻度黄疸。巨幼细胞贫血严重时,可出现全血细胞减少,易发生感染及轻度出血倾向。

2.消化道症状

食欲缺乏、腹胀、腹泻及舌炎等,以舌炎最突出,舌质红、舌乳头萎缩、表面光滑,伴疼痛,俗称"牛肉舌"。

3.神经系统表现

主要是维生素 B_{12} 缺乏所致,为脊髓后、侧索及周围神经受损。初起感全身乏力,手足有对称性针刺或蚁行感,或手套、袜套症状,逐渐出现感觉减退。可有共济失调、软弱无力、步态不稳、肌张力减退等。神经反射可减弱,也可亢进。精神异常,易激惹、健忘、嗜睡、抑郁等。小儿可有智力发育迟滞,对外界反应迟钝等。神经系统病变可单独出现,或发生在贫血之前。

六、并发症

(1)重度贫血可能导致心绞痛及心肌梗死发作。长期慢性贫血未得到及时纠正,可导致心脏增大,心功能不全。

（2）严重胃肠道反应影响进食，进一步加重营养不良，可能发生低蛋白血症、电解质紊乱等。

（3）严重神经病变可导致患者瘫痪、精神抑郁、神经错乱等。

七、辅助检查

1.血常规

大细胞性贫血，一般 MCV＞100fl，MCH＞32pg，MCHC 正常；网织红细胞计数可正常；血涂片见红细胞大小不一，中心淡染区消失，有大椭圆形红细胞、点彩红细胞等；白细胞计数较低，中性粒细胞分叶过多（5 叶核占 5% 以上或出现 6 叶以上核），亦可见巨型杆状粒细胞；血小板可减少。

2.骨髓

骨髓增生活跃或明显活跃，幼稚红细胞常呈巨幼变，巨幼红细胞特点是细胞体积较大，胞质丰富，核染色质较细致而排列疏松，胞核与胞浆比率增大，胞核发育落后于胞质，即"核幼质老"。从原始红细胞至晚幼红细胞各阶段均可见巨幼改变。亦可见核破裂的残余物，如 Cabot 环或 Howell-Jolly 小体等。成熟红细胞亦较大而厚。巨幼红细胞糖原染色阴性。在叶酸或维生素 B_{12} 治疗开始 6～24h 后即找不到典型巨幼红细胞。粒系也有巨幼变，成熟粒细胞多分叶。中性粒细胞分叶过多要早于巨幼红细胞出现，粒系巨幼变在治疗后恢复要迟于巨幼红细胞。巨核细胞体积增大，分叶过多。骨髓铁染色常增多。

3.血清维生素 B_{12}、叶酸及红细胞叶酸含量测定

血清维生素 B_{12} 低于 74pmol/L（100ng/ml）（维生素 B_{12} 缺乏），血清叶酸低于 6.8nmol/L（3ng/ml），红细胞叶酸低于 227nmol/L（100ng/ml）（叶酸缺乏）。

4.其他

①血清间接胆红素可稍增高，乳酸脱氢酶（LDH）轻度升高；②尿高半胱氨酸 24h 排泄量增加。

八、诊断

（一）临床表现

1.贫血

起病大多缓慢，主要有乏力、疲倦、心悸、气促、头晕、眼花、耳鸣等一般性贫血的症状。部分患者可有轻度黄疸。

2.胃肠道症状

常有食欲缺乏、腹胀、便秘或腹泻。舌面光滑（镜面舌）、舌质绛红如瘦牛肉样（牛肉舌）等。

3.神经系统症状

如足与手指感觉异常，表现为麻刺感、麻木以及深感觉障碍、共济失调、部分腱反射消

失及锥体束征阳性、嗜睡、精神异常等。

（二）实验室检查

血清叶酸和维生素 B_{12} 水平测定是最敏感的方法。对于疑难病例，测定血浆转钴胺蛋白水平及转钴胺饱和度、血清甲基丙二酸水平及红细胞内叶酸水平有助于诊断。测定抗壁细胞抗体、抗内因子抗体和维生素 B_{12} 吸收试验（Schilling 试验）则有助于病因诊断。

1.血常规

属大细胞贫血，MCV 常大于 100fl。重症病例白细胞和血小板减少，可见巨大血小板。血涂片示红细胞大小不一，大卵圆形红细胞增多。中性粒细胞分叶过多，可有 6 叶或更多分叶，当血中 5 叶以上的中性粒细胞超过 5% 或找到 6 叶以上的中性粒细胞，或计算 100 个中性粒细胞的核叶平均数超过 3.5，或 5 叶以上和 4 叶以下中性粒细胞的比例超过 0.17，均具有诊断价值。网织红细胞计数正常或轻度增多。

2.骨髓象

骨髓红系增生活跃，各系细胞均可见巨幼变。巨幼红细胞增多，巨幼红细胞占骨髓细胞总数的 30%～50%，其中巨原红细胞及巨早幼红细胞可达半数以上。可见巨大杆状核粒细胞和晚幼粒细胞。巨核细胞体积增大，分叶过多。叶酸缺乏可有环状铁粒幼细胞增多（<15%）。

3.生化检查

血清胆红素可稍增高，血清叶酸及维生素 B_{12} 水平均可下降。正常血清叶酸浓度为 13.6～47.6nmol/L（6～21ng/mL），缺乏者常低于 6.81nmol/L（3ng/mL），正常红细胞叶酸浓度为 362.6～1450.2nmol/L（160～640ng/mL），低于 227nmol/L（100ng/mL）表示缺乏。维生素 B_{12} 正常参考值为 148～664pmol/L（200～900pg/mL），低于 74pmol/L（100ng/mL）即为缺乏。如果怀疑恶性贫血，还应进行内因子抗体测定，如内因子抗体为阳性，还应做维生素 B_{12} 吸收试验（Sclulling 试验）。

4.维生素 B_{12} 吸收试验（Schilling 试验）

空腹口服 ^{57}Co（钴）标记的维生素 B_{12} 0.5μg，2 小时后肌内注射未标记的维生素 B_{12} 吸收不良，恶性贫血常在 4% 以下。如吸收不良，间隔 5 日重复上述试验，且同时口服 60mg 内因子，如排泄转为正常，则证实为内因子缺乏，否则为肠道吸收不良。如患者服用抗生素后吸收有所改善，提示肠菌过度繁殖与宿主竞争维生素 B_{12} 所致。

（三）诊断要点

根据病史及临床表现，血常规呈现大细胞贫血，中性粒细胞分叶过多（5 叶者占 5% 以上或有 6 叶者）就可考虑有巨幼细胞贫血，骨髓细胞呈现典型的"巨幼变"就可肯定诊断。根据血清叶酸浓度<6.81nmol/L（3ng/mL），红细胞叶酸浓度<227nmol/L（100ng/nd）应考虑为叶酸缺乏，血清维生素 B_{12}<74pmL/L（100mg/mL）应考虑维生素 B_{12} 缺乏。另外，血清甲基丙二酸（正常值 70～270μmol/L）升高仅在维生素 B_{12} 缺乏时体现。

（四）鉴别诊断

本病应与引起全血细胞减少、大细胞贫血及骨髓有巨幼样改变的疾病相鉴别，特别是骨髓增生异常综合征中的难治性贫血、急性非淋巴细胞白血病中的红血病和红白血病、甲状腺功能减退症、肿瘤化疗后及先天性红细胞生成异常性贫血等。

1.溶血性贫血

网织红细胞明显增高时 MCV 可增高,但巨幼细胞贫血网织细胞计数一般不超过 3%,且生化检查叶酸降低。

2.骨髓增生异常综合征

原始及早幼粒细胞比例增加,骨髓中幼红细胞有类巨幼样改变,可见病态造血,如异常小巨核细胞,且骨髓活检发现幼稚前体细胞异常定位(ALIP),可与巨幼细胞贫血相鉴别。

九、治疗

1.病因治疗

治疗基础疾病,去除病因。注意改善饮食,增加新鲜蔬菜、水果的摄入。

2.补充叶酸和维生素 B_{12}

(1)叶酸的补充:口服叶酸 5~10mg,3 次/日。对肠道吸收不良者也可肌内注射亚叶酸钙 5~10mg,1 次/日,直到血红蛋白恢复正常。妊娠妇女至少应给予叶酸每日 $400\mu g$。如伴随有维生素 B_{12} 的缺乏,单独给予叶酸会加重神经系统的表现,应同时联用维生素 B_{12}。如需紧急治疗,可在检测叶酸和维生素 B_{12} 后立即同时给予两种药物。

(2)维生素 B_{12} 的补充:维生素 B_{12} $100\mu g$ 肌内注射,1 次/日,直到血红蛋白恢复正常。对恶性贫血或全胃切除的患者需终身使用维生素 B_{12} 维持治疗(每月注射 1 次)。

3.其他辅助治疗

合并铁缺乏者及时补充铁剂,同时补充氯化钾。

第二节 再生障碍性贫血

再生障碍性贫血(AA)即再障,是多种病因引起的造血干细胞数量减少或功能性的缺陷为主所导致的造血障碍,表现为红骨髓总容量减少,代之以脂肪髓,骨髓中无恶性细胞浸润,无网硬蛋白增生,临床上以全血细胞减少为主要表现的一组综合征。几乎半数发生在 30 岁前,西方年发病率 2/100 万人口,亚洲是其 2~3 倍。

一、病因

大多数获得性再障是免疫介导的造血破坏的结果,约 10% 的病例存在编码端粒酶成分 TERC 或 TERT 基因突变。目前认为继发性再障可能和以下因素有关:

1.药物

一种和药物剂量有关,系药物的毒性作用,引起的骨髓抑制是可逆的,如各种抗肿瘤药物,甲氨蝶呤、白消安、雌激素等。还有一种是药物的特异性反应,与剂量无关,常见的有氯霉素、砷、金制剂等。

2.病毒感染

肝炎病毒、微小病毒 B19 等。

3.辐射

长期接触 X 线、放射性核素等。

4.化学毒物

抗肿瘤药物、苯以及其代谢产物、酚类,杀虫剂、农药均可抑制骨髓。

5.免疫因素

再障可继发于胸腺瘤、系统性红斑狼疮和类风湿关节炎等,患者血清中可找到抑制造血干细胞的抗体。

二、发病机制

1.造血干细胞减少或缺陷

许多再障患者用正常人造血干细胞成功地骨髓移植显示出干细胞异常或缺陷是其发病的原因之一。骨髓 CD34$^+$ 细胞较正常人明显减少,体外长期培养再障的骨髓细胞呈现出造血不良表现。长期培养 AA 的启动细胞(LTC-IC)明显减少或缺乏,CFU-GM,CFU-E 形成能力较正常显著降低。

2.T 细胞功能异常亢进

细胞毒性 T 细胞直接杀伤和淋巴因子介导的造血干细胞过度凋亡引起骨髓衰竭是再障的主要发病机制。

再障存在天然免疫紊乱。再障骨髓 CD4$^+$ T 细胞上 TOLL 样受体(TLR)上调,CD8$^+$ T 细胞上杀伤细胞免疫球蛋白样受体(KIR)上调。TLR 活化后触发细胞因子的释放,诱导 T 或 B 细胞免疫中共刺激因子的生成,TLR 活化后可诱发 Th1 型 T 细胞免疫亢进。

特异性免疫紊乱。免疫抑制治疗如抗淋巴细胞球蛋白/抗胸腺细胞球蛋白(ALG/ATG)联合环孢霉素 A(CsA)治疗再障的良好临床疗效证实了本病发生的异常免疫损伤理论。介导异常免疫的 T 淋巴细胞分泌可溶性的造血负调控因子 IFN-γ,激活 Th1 型细胞进一步分泌 IFN-γ、IL-2、TNF-α 等细胞因子,这些造血负调控因子通过诱导造血干细胞表面 Fax 表达增高,在促凋亡因子的协同作用下通过 Fas/FasL 途径导致造血干细胞凋亡;IFN-γ 在再障病理生理过程中发挥关键性的作用;CD8$^+$ T 细胞内 IFN-γ 水平的变化与免疫抑制治疗的疗效相关,并为再障复发的可靠预测指标之一。

调节性 T 细胞缺陷。调节性 T 细胞(Tregs)是以细胞表面表达 CD4 和 CD25,细胞内表达转录因子 FOXP3 为特征,通过抑制自身反应性 T 细胞而抑制自身免疫的发生和发展。转录因子 NFAT1 与 FOXP3 启动子结合后诱导其表达。再障患者均有 Tregs 的降低,FOXP3 蛋白和 mRNA 水平也明显降低,NFAT1 蛋白水平低至测不出。CD4$^+$CD25$^+$ Treg 细胞在诱导和维持自身免疫耐受性和阻止自身免疫中起着重要作用。Tregs

能够抑制和调节 $CD4^+$ 和 $CD8^+$ T 细胞的活化和增殖,起到负调节作用。有研究发现再障患者的 Tregs 细胞数量明显减少,Treg 细胞缺乏与自身免疫性骨髓衰竭明显有关。再障治疗后获缓解者,其 Tregs 的输注可改善淋巴细胞输注诱发的全血细胞减少。T 细胞内的 mTOR/S6 信号转导途径活化可能参与难治/复发再障的发病。

T-bet 表达增加。T-bet 选择性地表达于 Th1 细胞,T-bet 在再障中表达上调,T-bet 蛋白与 IFN-γ 启动子区结合,是 IFN-γ 基因强有力的转录激活剂,诱导 IFN-γ 的产生。在 Th1 细胞的分化中起决定性作用。T-bet 还能将分化中的效应性 Th2 和已完全分化的 Th2 细胞逆转为 Th1,产生大量的 IFN-γ,抑制 Th2 型细胞因子(如 IL-4、IL-5 等)的产生。

B 细胞功能紊乱。再障主要与 T 细胞功能紊乱有关,但同样也发现了自身抗体。Hirano 等发现 39% 的再障患者存在抗 kinectin 抗体,正常人及其他自身免疫性疾病中未检出该抗体,可能该抗体为再障所特有。Feng 等发现抗地西泮结合相关蛋白 1(DRS-1)抗体与再障免疫机制关联,携带 DRS-1 抗体的再障患者对 IST 治疗效果较好,在 PNH^+ 的再障患者中 DRS-1 抗体检出率为 38%。约 37% 的再障患者可检测到抗膜突蛋白抗体,该抗体可影响造血细胞的功能和活力。有认为,抗膜突蛋白抗体、PNH 克隆和抗 DRS-1 三种指标的联合检测对评估再障的免疫发病机制有帮助。

3.造血微环境支持功能缺陷

造血微环境包括基质细胞及其分泌的细胞因子,起支持造血细胞增殖及促进各种细胞生长发育的作用。已发现再障骨髓成纤维细胞集落形成单位(CFU-F)和基质细胞产生的集落刺激活性(CSA)降低。中国医学科学院血液学研究所观察到再障骨髓基质细胞萎缩、脂肪化、静脉窦壁水肿、出血、毛细血管坏死、CFU-F 减少,急性再障较慢性再障损伤更严重。多数体外试验表明,再障骨髓基质细胞生成造血生长因子(HGF)并无异常,再障患者血及尿中红细胞生成素(EPO)、粒-巨噬细胞集落刺激因子(GM-CSF)、粒细胞集落刺激因子(G-CSF)水平增高;但再障患者 IL-1 生成减少。有研究证实再障患者造血干/祖细胞,尤其是 BFU-E 对 EPO、EPO+IL-3 及 EPO+SCF 反应性明显低于正常对照,甚至缺乏反应性。Wodnar-Filipowicz 等检测了 32 例重型再障患者血清可溶性干细胞因子(SCF)水平,发现重型再障患者血 SCF 水平低于正常对照者,理论上 HGF 就可以治愈再障。事实上,大量临床治疗结果表明,HGF(包括 SCF)只能一过性升高患者外周血细胞水平,并不能改变疾病的自然病程。虽然造血微环境不是引起再障的始因,但可加重病情。

4.遗传因素

流行病学资料发现再障也与特定的 HLA 相关。再障患者常有 HLA-DR2 型抗原连锁倾向,儿童再障 HLA-DPW3 型抗原显著增高,患者家属中常有造血祖细胞增殖能力明显降低,并可见家庭再障。HLA-DR2 高表达的再障患者对 CsA 治疗有较高的敏感性。

端粒位于线性染色体的末端,由 5～15kb 的重复序列(前导链 TTAGGG,滞后链 CCCTAA)组成,维持染色体的完整性。端粒长度的维持需要端粒酶,端粒酶主要由 3 种组分构成:端粒酶 RNA 组分(TERC)、逆转录酶组分(TERT)、端粒酶相关蛋白(TP)。约 1/3 获得性再障存在端粒 DNA 长度的缩短,并推测因端粒酶活性降低所致。约 10% 再障患者发现端粒酶基因突变,主要为 TERC 或 TERT 基因突变。TERC 基因突变主要集中于它的假结区、CR4-CR5 区,突变可能通过影响 TERC 与 TERT 分子之间的结合而降低端粒酶活性。TERT 分子各结构域内均检测到再障发病相关突变基因;如位于逆转录酶区的突变 Y772C(第 772 位半胱氨酸取代酪氨酸)、位于 C 端结构域的突变 V1090m(蛋氨酸取代缬氨酸)等。如 1 例男性 26 岁再障患者,发现 TERT 分子 N 端结构域突变 K570N(天冬酰胺取代赖氨酸),其外周血粒细胞端粒 DNA 长度 3.8kb(同龄正常人群 8.6kb),淋巴细胞端粒 DNA 长度3.1kb(正常人群 7.5kb),体外转染 K570N 突变的重组细胞端粒酶活性明显降低仅为野生型细胞的 1%。TERT 突变基因携带者体内造血细胞数量较没有基因突变者显著减少。端粒重复结合因子 1(TRF1)与端粒 DNA 结合,抑制端粒与端粒酶结合时端粒酶末端弯曲成襻,Savage 等发现 TRF1 内含子 9 第 36192 位核苷酸胸腺嘧啶取代胞嘧啶所引起的突变可能是再障发病的危险因素。在一个 183 例免疫抑制剂治疗临床观察中,端粒较短者再障复发的可能性更高,发生 AML 的风险增加,骨髓细胞染色体不稳定性增加。

三、临床表现

由于全血细胞减少,再障的临床表现主要有贫血、出血和感染。根据发病急缓、病情轻重、血常规、骨髓象和预后,分为重型再障(SAA)和非重型再障(NSAA)。

1.重型再障(SAA)

发病急、症状重、进展快,早期出现感染和出血,贫血进行性加重。感染以身体和外界交通的门户部位多见,如口腔、呼吸系统、泌尿系统和肛门,以革兰阴性杆菌、金黄色葡萄球菌和真菌感染多见。多数患者有发热,体温可达 39℃ 以上。出血广泛且严重,除皮肤、黏膜出血外,还常有内脏出血,颅内出血危及生命。病情险恶,疗效不佳。

2.非重型再障(NSAA)

慢性病程、症状相对较轻,常以贫血为首发表现,出血和感染均较轻,出血以皮肤、黏膜出血为主,内脏出血少见;感染以上呼吸道感染常见,常见感染菌种为革兰阴性杆菌和各类球菌。经适当治疗,病情可缓解或长期生存。病程中如病情恶化,临床表现、血常规及骨髓象与重型再障相似。

四、诊断和鉴别诊断

(一)诊断

临床上有顽固性贫血进行性加重、一般抗贫血药物治疗无效,同时伴有出血、感染和全血细胞减少的患者,应想到再障的可能。其诊断标准为:①全血细胞(包括网织红细胞)减少,淋巴细胞比例增高。至少符合以下三项中两项:Hb<100g/L;PLT<50×10⁹/L;中性粒细胞绝对值(ANC)<1.5×10⁹/L;②一般无肝脾大;③多部位(不同平面)骨髓增生减低或重度减低;小粒空虚,非造血细胞(淋巴细胞、网状细胞、浆细胞、肥大细胞等)比例增高;巨核细胞明显减少或缺如;红系、粒系细胞均明显减少;骨髓活检(髂骨):全切片增生

减低,造血组织减少,脂肪组织和(或)非造血细胞增多,网硬蛋白不增加,无异常细胞;④除外先天性和其他获得性引起全血细胞减少的疾病,如阵发性睡眠性血红蛋白尿、低增生性骨髓增生异常综合征、急性造血功能停滞、原发性骨髓纤维化等。

1.再障分型诊断标准

(1)重型再障:除具有典型的急性临床表现(严重感染、出血和贫血)进行性加重外,尚须具备下列 3 项中的 2 项:①骨髓细胞增生程度＜正常的 25%;如≥正常的 25% 但＜50%,则残存的造血细胞应＜30%;②血常规需具备下列三项中的两项,ANC＜0.5×10^9/L,网织红细胞绝对值＜20×10^9/L,PLT＜20×10^9/L;③若 ANC＜0.2×10^9/L 则为极重型 AA。

(2)非重型再障:除发病缓慢、临床表现较轻及血红蛋白下降较慢外,网织红细胞、白细胞、中性粒细胞及血小板常较重型再障为高。骨髓象显示 3 系或 2 系减少,至少 1 个部位增生不良,如增生良好,常有晚幼红比例升高,巨核细胞明显减少。骨髓小粒中非造血细胞及脂肪细胞增多。

2.辅助检查

(1)血常规:SAA 呈重度全血细胞减少,白细胞分类主要为中性粒细胞减少,血小板计数多＜20×10^9/L,中性粒细胞＜0.5×10^9/L,而淋巴细胞比例相对增高;网织红细胞减少,常＜1%,甚至为零,其绝对值减少,常＜20×10^9/L。NSAA 也呈全血细胞减少,但达不到 SAA 的程度。

(2)骨髓象:再障骨髓象的特点为多部位骨髓增生减低,造血细胞减少,淋巴细胞相对增多,网状细胞、浆细胞、组织嗜碱性细胞等非造血细胞比例明显增高,巨核细胞减少甚至缺如。脂肪多,穿刺涂片时可见大量油滴。

(3)骨髓活检:再障骨髓特征性病理改变为造血组织减少,红髓脂肪变,呈向心性损害,先累及髂骨,后波及脊椎和胸骨。骨髓活检与骨髓穿刺涂片检查,两者结合可使再障诊断的正确率提高。

(4)中性粒细胞碱性磷酸酶(N-ALP):再障中性粒细胞生成存在质的异常,致骨髓及外周血中性粒细胞碱性磷酸酶(N-ALP)显著增高,病情改善后 N-AIP 可恢复正常。

(5)其他检查:再障属于造血干细胞异常疾病,骨髓细胞培养结果显示,再障患者的粒-单系集落形成单位(CFU-GM)、红系集落形成单位(CFU-E)和红系爆式集落形成单位(BFU-E)均明显减少甚至为零。免疫功能检测,可有 T 淋巴细胞亚群异常,$CD4^+$/$CD8^+$ 细胞比值降低,Th1/Th2 型细胞比值增高。造血负调控因子 TNF-α、IFN-γ 水平增高。

(二)鉴别诊断

1.骨髓增生异常综合征(MDS)

临床表现以难治性贫血为多见,可有一系列血细胞或全血细胞减少,与再障相似。MDS 和再障虽同属于造血干细胞疾病,但本质和预后都截然不同。MDS 是一组以骨髓增生异常为特征的克隆性、异质性疾病,以病态造血、易转化为急性白血病为特征。早期髓系细胞相关抗原 CD13、CD33、CD34 表达增多,多有染色体核型异常,骨髓象显示增生活跃且有病态造血,骨髓活检有特征性改变易于鉴别。再障、MDS 及 PNH 三者关系十分密切,有时可以互相转变,临床上应严密观察。

2.阵发性睡眠性血红蛋白尿(PNH)

系造血干细胞异质性疾病,属于血管内溶血性贫血。可表现为全血细胞减少,患者常有反复发作的血红蛋白尿、黄疸和(或)脾大。血清酸溶血试验(Ham 试验)、蛇毒因子溶血试验和尿含铁血黄素试验(Rous 试验)可呈阳性。流式细胞仪检测骨髓或外周血细胞膜上的 CD55、CD59 表达明显下降。再障与 PNH 均属造血干细胞发育异常疾病,两者关系密切,少数病例既可互相转化,也可同时存在。临床上有的再障患者出现 PNH 的实验室特征,亦有的 PNH 患者出现再障的表现,或两者先后出现,均称为 AA-PNH 综合征。

3.急性白血病

对于临床不多见的低增生性白血病,由于骨髓增生减低,出现全血细胞减少易误诊为再障。本病多有肝、脾或淋巴结肿大,多合并胸骨压痛及其他浸润表现,骨髓象原始或幼稚细胞明显增多,不难鉴别。

五、治疗

(一)获得性再生障碍性贫血的治疗

1.治疗原则

骨髓移植(BMT)是<40 岁、有完全相合同胞供者的重型再生障碍性贫血、非重型再生障碍性贫血患者的一线治疗;<40 岁无合适供者或>40 岁的重型再生障碍性贫血、非重型再生障碍性贫血患者应采用包含抗胸腺细胞球蛋白/抗淋巴细胞球蛋白(ATG/ALG)和 CsA 的联合免疫抑制治疗。由于无关供者 BMT 或外周血干细胞移植治疗非重型再生障碍性贫血的生存率较低,因此不建议采用这两种移植。非重型再生障碍性贫血(包括极重型再生障碍性贫血)的治疗原则强调"快诊断、严隔离、早治疗、大剂量、足疗程",包括治本治疗(即 BMT 或联合免疫抑制治疗)以及支持治疗。对非重型再生障碍性贫血患者,根据是否依赖血制品输注可分别采用 CsA+促造血治疗(雄激素、HGFs 等)或单用 CsA治疗。

2.骨髓移植

(1)适应证。

①<40 岁的重型再生障碍性贫血、极重型再生障碍性贫血患者首选完全相合的同胞供者骨髓移植。

②<40 岁的重型再生障碍性贫血、极重型再生障碍性贫血患者在 ATG/ALG 联合CsA 治疗失败后,也可采用 HLA 相合的同胞供者骨髓移植。

(2)预处理方案:目前国际上主要采用 CTX 加(或不加)其他药物的预处理方案。英国对 30 岁以下患者采用非清髓性高强度预处理方案,包含 CTX[50mg/(kg·d),骨髓移植前第 5 天至第 2 天]、ATG[兔 ATG 3.75mg/(kg·d),骨髓移植前第 5 天至第 3 天]和甲泼尼龙[2mg/(kg·d),骨髓移植前第 5 天至第 3 天]。移植后以 CsA 和甲氨蝶呤(MTX)预防移植物抗宿主病(GVHD),具体方案如下。①CsA:5mg/(kg·d)分 2 次口服,从移植前第 1 天开始,第 9 个月起减量,持续服 12 个月,预防迟发移植失败;②MTX:15mg/m²,移植后第 3 天、第 6 天、第 11 天 10mg/m²。甲泼尼龙通常不用于儿科骨髓移植患者。欧洲血液与骨髓移植组(EBMT)以低剂量的 CTX(300mg/m²,连用 4 天)联合氟达拉滨(30mg/m²,连用 4 天)和 ATG 的预处理方案用于>30 岁的患者。包含照射的方案尽管能降低排斥反应的发生,但与患者生存率呈负相关,而且增加了移植后实体肿瘤发生的危险性,导致不育,影响儿童生长发育,所以在 HLA 相合同胞移植中不推荐使用照射。

(3)输注干细胞数量:回输单个核细胞建议至少 3×10^8/kg 体重,CD34$^+$ 细胞至少 3×10^6/kg 体重。

3.联合免疫抑制治疗

(1)适应证

①>40 岁的重型再生障碍性贫血、极重型再生障碍性贫血患者。

②依赖于输血的非重型再生障碍性贫血患者。

③<40 岁但无相合供者的重型再生障碍性贫血、极重型再生障碍性贫血患者。

(2)标准治疗方案:ATG/ALG 和 CsA 为主的免疫抑制治疗能抑制或破坏 T 淋巴细胞,降低 T 淋巴细胞产生的造血负调控因子,解除造血负调控因子对造血细胞的抑制、破坏,进而重建造血。

①ATG/ALG:自 20 世纪 70 年代 Mathe 首次将 ATG 用于重型再生障碍性贫血以来,其已成为重型再生障碍性贫血的主要免疫抑制手段(甚至包括 BMT 前的预处理)。ATG/ALG 可识别绝大多数 T 淋巴细胞表面标志,如 CD2、CD3、CD4、CD8、CDlla、CD18、CD25、HLA-DR,抑制 T 淋巴细胞有丝分裂和增殖,使 T 淋巴细胞在补体依赖性溶解作用下从循环中清除。

ATG/ALG 有马、兔、猪等不同来源,不同来源的制剂临床用量不同,如法国产的马 ALG 一般用量为 10~15mg/(kg·d),德国、法国产的兔 ATG 为 3~5mg/(kg·d),疗程 5 天。国产猪 ATG 用量为 30mg/(kg·d)。用药前应做过敏试验,阴性者方可使用。每日量分两次静脉滴注,每次滴注时间应 6~8 小时。ATG 静脉滴注同时按 4mg/(kg·d)滴注氢化可的松[相当于泼尼松 1mg/(kg·d)],第 5 天后口服泼尼松 1mg/(kg·d),第 15 天后每 5 天减半,第 31 天停用,预防血清病反应。

ATG/ALG 用药过程中应为患者创造无菌环境,严格做好口腔、皮肤、肛周护理,预防真菌感染,进无菌饮食。通过输成分血将患者的血红蛋白提高到 80g/L,血小板计数维持在 20×10^9/L 以上。ATG 的不良反应有发热、寒战、皮疹等过敏反应,以及白细胞和血小板减少引起感染和出血。用药后 1 周左右可出现血清病反应(发热、充血、出血、混合性皮疹、关节酸痛等),可用肾上腺糖皮质激素进行处理。

ATG/ALG 起效时间一般在用药后 6~9 个月,个别可早或晚,晚者可达 36 个月。首次 ATG/ALG 治疗后 6 个月如无效,或首次联合免疫抑制治疗成功后复发的患者可考虑第 2 次 ATG/ALG 治疗。国外文献报道第 2 次包含 ATG/ALG 的免疫抑制治疗的反应率是 11%～65%。应选用与第 1 次 ATG/ALG 不同种属来源的药物,以免发生急性超敏反应。

②CsA:CsA 主要机制是选择性作用于 T 细胞亚群,抑制产生 IL-2 和 IFNγ,抑制 T 抑制细胞激活和增殖。与 ATG/ALG 联用不仅能提高后者疗效,而且能减少 SAA 复发。

CsA 治疗再生障碍性贫血的常规用量为 3～5mg/(kg·d)。CsA 治疗的安全血药浓度范围较窄,患者个体间、同一患者不同给药时间对 CsA 的吸收差别较大,1 天内血药浓度的峰值变异也很大,故为了安全、有效地应用 CsA,用药者应常规定时进行 CsA 血药浓度测定,及时调整剂量。CsA 的血药浓度有谷浓度(CO)(清晨服药前的 CsA 浓度)和 C2 浓度(给药后 2 小时的 CsA 浓度),后者要高于前者 5～10 倍。CsA 治疗再生障碍性贫血的确切有效血药浓度并不明确,有效血药浓度窗较大,BCSH 推荐目标血药浓度(谷浓度)是成年人 150～250μg/L、儿童 100～150μg/L。CsA 亦可单独或联合雄激素用于非重型再生障碍性贫血的治疗。CsA 的主要不良反应是消化道反应、齿龈增生、色素沉着、肌肉震颤、肝肾功能损害,极少数出现头痛和血压变化,出现毒副反应时应减量甚至停药。

一些患者停药后血象稳定,而少部分患者(15%～25%)存在 CsA 依赖性,过早停药易导致疾病复发。文献报道 CsA 足量[5mg/(kg·d)]应用 6 个月后停药的复发率高达 19%～32%。意大利一个儿科研究组分析了 42 名儿童患者,其快速减量[>0.8mg/(kg·d)]者复发率为 60%,而在慢性减量[<0.7mg/(kg·d)]者复发率仅为 8%。BCSH 的再生障碍性贫血指南建议 CsA 维持治疗至少 6 个月,逐渐减量,总疗程为 2 年。实际应用中,可根据患者骨髓象、血象、免疫功能指标、药物不良反应等方面综合考虑患者的用药疗程,最好血象恢复正常后逐渐减量,小剂量巩固 1～3 年。

③其他免疫抑制药:20 世纪 70—80 年代,有学者应用肾上腺糖皮质激素类联合雄激素治疗慢性再生障碍性贫血。肾上腺糖皮质激素可以抑制淋巴细胞(特别是 B 淋巴细胞),但其治疗再生障碍性贫血的疗效甚微,且增加细菌和真菌的感染机会,所以现在不推荐用于治疗再生障碍性贫血,仅与 ATG/ALG 合用,以减少 ATG/ALG 的过敏反应。CTX 虽然具有杀伤淋巴细胞的作用,但有加重骨髓抑制的风险。随机对照研究显示大剂量 CTX 单独或与 ATG 联合应用,两者的治疗反应无差异,但 CTX 组的病死率更高,因此,多数美国和英国学者不主张应用 CTX 治疗再生障碍性贫血。在 ATG/ALG+CsA 基础上加用麦考酚酸吗乙酯(MMF)或西罗莫司(雷帕霉素)不能明显提高治疗反应率,也不能降低复发率,故不用于初治患者。

虽然多国学者在不断探索替代 ATG/ALG+CsA 治疗重型再生障碍性贫血的免疫抑制方案,但没有证据表明这些方案能提高治疗反应率或总生存率。ATG/ALG+CsA 仍是目前对不能做移植的重型再生障碍性贫血患者的唯一、合适的首选治疗。

4.支持对症治疗

(1)护理:重型再生障碍性贫血患者应住无菌病房,对患者进行保护性隔离。患者的衣物、餐具、日用品应高压灭菌或消毒液浸泡、紫外线照射等方法后方可使用。食物也应高压灭菌,水果应消毒液浸泡后再削皮食用。对患者所用的听诊器、血压计、心电图机等采用甲醛熏蒸法消毒,并注意专人专用,防止交叉感染。应做好患者的皮肤、口腔和会阴护理。ATG治疗期间应预防性应用抗肠源性念珠菌感染的药物。

(2)促造血治疗:包括HGFs和雄激素类药物。对伴严重感染的重型再生障碍性贫血患者,静脉抗生素无效时可短期内应用粒细胞集落刺激因子(rhG-CSF)。有文献报道免疫抑制治疗同时常规加用G-CSF可降低复发率。雄激素类药物常用的有甲基睾酮、十一酸睾酮、丙酸睾酮以及蛋白同化激素达那唑、司坦唑醇等,具有刺激骨髓造血、促进蛋白质合成的作用。十一酸睾酮是一种天然睾酮分子的脂肪酸酯,口服后经肠道吸收后进入淋巴系统,所以无肝的首关失活。丙酸睾酮常用作女性患者子宫出血时的临时治疗,作用较持久,1次注射可维持2~3天。长期应用雄激素类药物,主要的不良反应是肝损害、水肿、男性化。

(3)纠正贫血:血红蛋白低于60g/L或患者出现明显血容量不足、缺血缺氧症状时应给予输血。如年轻患者低于60g/L但患者代偿机制良好、无明显缺血缺氧症状时也可暂缓输血。对老年、代偿反应能力低(如伴有心肺疾患)、需氧量增加(如感染、发热、疼痛等)时应放宽输血阈值到Hb≤80g/L。ATG/ALG治疗前应将血红蛋白提高到80g/L。最好选择输注浓缩红细胞,拟行BMT者应输注辐照或过滤后的红细胞。

(4)预防与控制出血:一般选用酚磺乙胺(止血敏,止血定)。血小板计数低于10×10^9/L,无论有无出血倾向都应给予血小板输注。如患者存在血小板消耗危险因素(感染、出血、使用抗生素或ATG/ALG等),血小板计数低于20×10^9/L就应输注血小板以预防出血。发生严重出血者则不受上述标准限制,应积极输注血小板悬液,使血小板计数达到相对较高水平。凝血功能异常时可输新鲜冷冻血浆、凝血酶原复合物、纤维蛋白原等。女性患者子宫出血可肌内注射丙酸睾酮或口服孕激素、雌激素合剂等。其他部位的出血按相应的治疗原则处理。抗凝药枸橼酸钠可以螯合血浆中的钙离子,加重出血,因此大量输抗凝血时应及时补钙。

(5)控制感染:再生障碍性贫血患者由于中性粒细胞减少甚至缺乏、长期应用免疫抑制药,极易发生各类感染,而感染加重骨髓衰竭,因此感染的防治尤为重要。患者出现感染性发热时,应做可疑部位分泌物和血、尿、便细菌培养和药敏实验,检测真菌抗原半乳甘露聚糖(GM试验)和1,3-b-D葡聚糖(G试验),定期胸部CT等影像学检查,经验性应用抗感染药。待细菌培养和药敏实验回报后再调整用药。根据2010年中国侵袭性真菌感染工作组制定的《血液病/恶性肿瘤患者侵袭性真菌感染的诊断标准与治疗原则(第3次修订)》的建议,重型再生障碍性贫血患者应预防性应用抗真菌药,推荐药物是伊曲康唑和氟康唑。重型再生障碍性贫血感染患者应用广谱抗生素治疗96小时无效者,或者起初有效但3~7天再出现发热者,均应给予经验性抗真菌治疗,一般选择抗菌谱较广的药物,如伊曲康唑、两性霉素B、卡泊芬净、伏立康唑、米卡芬净。待确诊后,根据检出的真菌菌种、药敏合理选择药物,足量、足疗程应用抗真菌药。重型再生障碍性贫血患者的感染常是混合感染、致命感染，因此，在考虑到细菌、真菌感染的同时，不能忽略病毒、原虫的感染，采用"强效、足量、广覆盖"的治疗原则，有助于在早期控制感染灶。粒细胞缺少伴严重感染危及生命者在联合抗生素与 thG-CSF 疗效欠佳时可以考虑输注粒细胞。

(6)祛铁治疗：再生障碍性贫血患者反复输注红细胞，不可避免地出现铁过载。铁过载不仅影响心、肝、肾、内分泌腺体等脏器功能，也会对移植产生不良影响，如增加急性 GVHD、菌血症或感染的发生率，降低总生存率。当血清铁蛋白高于 $1000\mu g/L$ 就应开始祛铁治疗。可皮下注射或静脉滴注去铁胺，应用去铁胺期间有发生耶尔森菌感染的风险。不能耐受去铁胺者也可选用口服地拉罗司，该药不良反应有腹泻、呕吐、头痛、腹痛、发热、皮疹及肾功能损害，当与肾毒性免疫抑制药联用时注意监测肾功能。

5.特殊获得性再生障碍性贫血的处理

(1)肝炎相关再生障碍性贫血的处理：肝炎相关再生障碍性贫血的治疗原则是抑制亢进的细胞免疫，同时加强促造血治疗和保肝治疗，随时监测肝功能和病毒复制情况(尽管大多数病例病毒血清学阴性)。雄激素类药物因对肝功能的影响，故剂量不宜过大。可应用静脉丙种球蛋白或胸腺素，有助于增强患者的抗病毒能力。

(2)妊娠期获得性再生障碍性贫血的处理：妊娠会加重再生障碍性贫血病情，或以往对免疫抑制治疗有反应的病例出现复发。再生障碍性贫血合并早期妊娠应尽早终止妊娠，同时加强支持治疗。再生障碍性贫血合并中、晚期妊娠主要是给予支持治疗，避免应用损害胎儿的药物，输血使 $Hb>80g/L$，输血小板使其 $>20\times10^9/L$，可适量应用静脉丙种球蛋白支持到分娩后再治疗再生障碍性贫血。妊娠不是使用 CsA 的禁忌证，而且也没有证据显示 CsA 能导致胎儿畸形，但不推荐对妊娠期患者使用 ATG/ALG。

(3)出现异常克隆的获得性再生障碍性贫血的处理：少部分再生障碍性贫血患者在诊断时存在细胞遗传学克隆异常，常见的有：+8、+6、5q 和 7 号、13 号染色体异常。一般异常克隆仅占总分裂象的很小部分，对免疫抑制治疗的反应与无遗传学异常者相似，但这些有异常核型的再生障碍性贫血患者应该每隔 3~6 个月做 1 次骨髓细胞遗传学分析，异常分裂象增多提示疾病转化。

(4)伴有明显 PNH 克隆的获得性再生障碍性贫血：在再生障碍性贫血患者可检测到 PNH 小克隆，患者骨髓细胞减少但并不出现溶血。通常仅单核细胞和中性粒细胞单独受累，并且仅占很小部分。推荐对这些患者的处理同无 PNH 克隆的再生障碍性贫血患者。伴有明显 PNH 克隆($>50\%$)的再生障碍性贫血患者慎用 ATG/ALG 治疗，可暂按 PNH 处理。

6.疗效标准

中国疗效标准如下：

(1)基本治愈：贫血和出血症状消失。血红蛋白达 120g/L(男)或 110g/L(女)，白细胞计数达 $4\times10^9/L$，血小板计数达 $100\times10^9/L$，随访 1 年以上未复发。

(2)缓解：贫血和出血症状消失。血红蛋白男达 120g/L、女达 100g/L，白细胞计数达 $3.5\times10^9/L$ 左右，血小板也有一定程度增加，随访 3 个月病情稳定或继续进步。

（3）明显进步：贫血和出血症状明显好转，不输血，血红蛋白较治疗前 1 个月内常见值增长 30g/L 以上，并能维持 3 个月。

判定以上 3 项疗效标准者，均应在 3 个月内不输血。

（4）无效：经充分治疗后，症状、血象未达明显进步。

（二）遗传性再生障碍性贫血的治疗

当患者血红蛋白 $<80g/L$、血小板计数 $<30 \times 10^9/L$、中性粒细胞计数 $<0.5 \times 10^9/L$ 或有贫血、出血、感染症状时即应开始治疗。异基因造血干细胞移植（HSCT）适于该病。雄激素和 HGFs 能改善血象，免疫抑制治疗对此病无效。

1.异基因 HSCT

首选 HLA 相合同胞供者 HSCT，其次考虑无关供者或不相合供者。同胞供者必须严格明确不携带范科尼贫血基因，甚至做皮肤成纤维细胞的染色体断裂试验以除外体细胞镶嵌现象。移植时机的选择尚无确切定论。一般而言，在感染、大量输注血制品前移植的预后相对较好，病情稳定、轻症的患者不需要立即移植。因为遗传性再生障碍性贫血患者对放化疗或免疫抑制药的毒副作用很敏感，移植相关并发症的发生率和病死率很高，因此 HSCT 只适用于重度骨髓衰竭或继发白血病者。也有报道移植后发生实体瘤的危险度增高，且发病的中位年龄也较未移植者提前。美国第 3 版《范科尼贫血诊断与治疗指南》建议每 3～4 个月监测血细胞计数，至少每年一次评价骨髓，并做肿瘤筛查，以便尽早发现并发症。

范科尼贫血患者对 CTX、白消安等具有遗传毒性的药物和射线高度敏感，也高倾向发生 GVHD，因此，范科尼贫血患者移植前应使用降低强度的预处理方案，并选择无遗传毒性的方案预防 GVHD。

文献报道，相合供者移植无病生存率在 64%～89%，移植失败的比例在 5%～10%。无关供者移植生存率较低。HSCT 只能纠正范科尼贫血患者的血液学改变，而对实体瘤的预防与治疗无效。

2.雄激素

雄激素能改善范科尼贫血患者血象，对红细胞、粒细胞和血小板均有升高作用，起效时间一般在 2 个月左右，但也有患者起始用药有效而后出现耐药，甚至有的患者对雄激素无反应。

3.HGFs

范科尼贫血患者发生严重的中性粒细胞减少症特别是出现危及生命的严重感染时，在使用广谱高效的抗感染药物的同时，可同时应用 rhG-CSF。

4.支持治疗

贫血者应以浓缩红细胞输注，反复大量输血造成铁过载者应予以祛铁治疗。血小板减少或有出血者应以血小板输注，抗纤溶药对控制出血也有一定益处。

六、预后

获得性再生障碍性贫血的预后与病情、年龄以及治疗是否及时、得当有关。重型再生障碍性贫血预后较非重型再生障碍性贫血预后差;≥65 岁的患者预后差。近年的完全相合相关供者 BMT 的有效率为 70%~80%,儿童高达 91%。基于 ATG/ALG＋CsA 的联合免疫抑制治疗的有效率为 50%~80%,年龄越大治疗反应率和 5 年生存率越低。重型再生障碍性贫血的首位死亡原因为感染,其次为出血。

　　免疫抑制治疗有效的再生障碍性贫血患者有发生克隆性疾病的危险,10 年内的累计发生率在 8%~10%(包括急性髓系细胞白血病、骨髓增生异常综合征、阵发性睡眠性血红蛋白尿症和实体瘤),而相合供者骨髓移植之后的发生率较低。

　　范科尼贫血预后不良,约 10%患者发生骨髓增生异常综合征和急性髓系细胞白血病,也有部分患者发生其他系统的实体肿瘤。文献报道,患儿在 7 岁以前发生重度骨髓衰竭的年危险率达 4%,而在成年人不足 1%。急性髓系细胞白血病在青少年和年轻患者的年危险率达 1%,而 45 岁时发生实体瘤的年危险率超过 10%。骨髓增生异常综合征、急性髓系细胞白血病和实体瘤的累积发生率分别约 50%、25%和 10%。美国文献报道范科尼贫血的中位生存年龄是 23 岁,死亡的主要原因为骨髓衰竭、HSCT 并发症和恶性肿瘤。

第三节　急性髓系细胞白血病

一、定义

　　急性髓系细胞白血病(AML)是一类起源于造血干细胞的髓系造血系统恶性肿瘤。白血病细胞分化阻滞于不同髓系发育的早期阶段,表现为髓系发育的形态和免疫表型特征。

二、流行病学

　　AML 年发病率 2~4/100000,中位发病年龄为 64~70 岁,为老年性疾病。发病随年龄增大而增加。AML 约占急性白血病的 70%,分别占婴儿、儿童和成年人 AL 的 55%~70%、17%~20%和 80%~90%。婴儿发病以女婴多见,儿童无明显性别差异,成年人男性稍多于女性(3：2)。成年人以北美、西欧和大洋洲发病最高,亚洲和拉美最低;儿童发病则以亚洲最高,北美和南亚次大陆最低。美国 AML 年死亡率约为 2.2/100000;我国缺乏相关统计数据,估计高于西方发达国家。

　　环境因素、化学品和药品以及放射线等与 AML 致病有关,某些有前趋血液病史和遗传病史的患者易患 AML。离子射线、烷化剂可诱导 DNA 双链断裂,引起点突变、遗传物质丢失或染色体易位等。烷化剂治疗相关的 AML 发病与患者年龄和药物累积剂量有关,一般潜伏期为 4~8 年,常先有 MDS 表现,具有-7/7q-、-5/5q-等染色体核型改变,疗效差。拓扑异构酶Ⅱ(TopoⅡ)抑制药可稳定 TopoⅡ与 DNA 的结合,使 DNA 断裂。TopoⅡ抑制药治疗相关的 AML 潜伏期一般仅 1~3 年,主要为 M4、M5,也可为 M3 或 M4Eo,常无

MDS 前趋病史,主要遗传学改变为 11q23/MLL 基因易位,也可为 AML1 基因易位或 inv(16)、t(15;17)等,预后相对较好。某些血液系统疾病,如 MDS、CML、PV、ET 和 PNH 等,可继发 AML。MDS 病程中 10%～50%继发 AML。CML 急性变占 70%～85%,AML 或髓、淋双表型 AL 占 75%。约 26%的 SAA 经 ATG 治疗 8 年继发 AML/MDS;CSA、G-CSF 治疗的 AA 也有 22%继发 AML/MDS。PNH 继发的 AML,恶性细胞来源于 PNH 克隆。遗传因素对 AL 发病有重要影响。体质性 8-三体综合征和 Down 综合征(21-三体)可发生家族性白血病。Down 综合征白血病患病率增加 10～18 倍,其中 AML-M7 发病率是正常人群的 500 倍;3 岁以下多为 AML,3 岁以上则以 ALL 为主。Down 综合征继发 AML 与 21q22.3/AML1 基因异常和造血转录因子基因 GATA-1 缺失突变有关。DNA 损伤修复缺陷的遗传病如 Bloom 综合征、Fanconi 贫血等,AML 患病率明显增高。多发性神经纤维瘤位于 17q11.2 上的 NF1 抑癌基因突变失活,继发 AML/MDS 的机会增加。常染色体显性遗传病 Li-Fraumeni 综合征有抑癌基因 p53 突变失活,X-连锁免疫缺陷病 Wiskott-Aldrich 综合征存在 WASP 基因突变,常染色体隐性遗传病 Kostmann 婴儿遗传性粒细胞缺乏症有 G-CSF 受体基因突变,这些患者以及 Blackfan-Diamond 综合征的 AML 患病率均有增加。

三、发病机制

细胞、分子遗传异常是 AML 的致病基础。AML 约 60%有克隆性染色体数量、结构异常,更多的患者存在与细胞增殖、生存或分化调节有关的基因突变或表达异常。遗传学变异主要表现为抑癌基因丢失或突变失活、癌基因表达增高或突变激活等。AML 中常见 Ras、KIT 和 Flt3 等原癌基因激活突变,与细胞获得增殖、生存优势有关。Tp53、Rb 和 Myc 等抑癌基因失活突变将使细胞周期停滞,凋亡受抑。与实体肿瘤不同,AML 还常伴有特异的染色体易位或基因重排。易位基因包括转录因子基因、造血发育必需基因、造血分化基因、同源功能基因及凋亡相关基因等,以转录因子基因易位最为多见。易位形成融合基因,编码融合蛋白,使基因表达异常,或表达产物的稳定性、定位和功能异常,引起造血干/祖细胞恶性转化和增殖、分化或凋亡障碍。AML 染色体易位和基因突变类型多达 200 多种,常见的有 t(8;21)(q22;q22);AML1-ETO、t(15;17)(q23;q21);PML-RARα 及其变异易位、inv(16)或 t(16;16)(p13;q22);CBFb-MYH11 和 11q23 易位/MLL 基因重排等;与 11q23/MLL 基因易位相关的伴侣基因则多达 80 余种。AML 中以 t(9;11)(p22;q23);MLL-AF9、t(11;19)(q23;p13.1);MLL-ELL 和 t(6;11)(q27;q23);MLL-AF6 等最为多见,MLL 基因的内部部分串联重复(MLL-PTD)也与 AL 发病有关。不同细胞、分子遗传特征的 AML 在致病机制、临床表现和预后等方面各有特点。

1.核心结合因子(CBF)异常

CBF 是由 CBFβ 和 CBFα2(也称为 AML1)组成的异二聚体化的转录调节因子,通过 AML1 的 runt 结构域结合 DNA,在其他转录因子或转录辅助因子的协同下,激活或抑制 IL-3、T-细胞受体 α、GM-CSF、M-CSF 受体、髓过氧化酶等靶基因的转录,促进造血干/祖细胞的分化成熟。AML1 能与核共激活复合物结合,募集组蛋白乙酰基转移酶,使组蛋白赖氨酸乙酰化,激活靶基因转录。累及 CBF 的融合基因在功能上多通过表现为 CBF 的负显性作用导致白血病的发生。非随机染色体异常 t(8;21)(q22;q22)累及 21 号染色体的 AML1 和 8 号染色体的 ETO 基因形成 AML1-ETO 融合基因。AML1-ETO 中保留了 AML1 的 Runt 结构域,仍能与 DNA 结合,并能与 CBFb 形成异二聚体,而 ETO 蛋白在 AML1-ETO 中几乎保持完整。由于 ETO 部分可以通过核共抑制复合物募集组蛋白脱乙酰化酶(HDAC),AML1-ETO 结合 AML1 的靶基因序列后,许多由 AMIL1 激活的基因被 AML1-ETO 所抑制,并呈显著负性作用。AML1-ETO 还可干扰 C/EBPα、PU.1、E 蛋白、GATA1 和 Sp1 的功能。最近发现 AML1-ETO 可以抑制 miR-223 的表达,而 miR-223 可促进造血细胞分化。此外,AML1-ETO 还可促进血干细胞的自我更新和促进白血病的发生。但单独的 AML1-ETO 并不能导致白血病的发生,这可能是由于 AML1-ETO 也具有抑制细胞增殖和诱导细胞凋亡的作用,AML1-ETO 在导致白血病发生时需要其他突变协同,克服 AML1-ETO 抑制增殖和诱导凋亡的作用才能导致白血病的发生。

t(3;21)(q26;q22)多见于治疗相关的 MDS 和 AML,以及 CML 的急变期。易位形成 AML1-EAP、AML1-MDS1、AML1-EVI1、AML1-MDS1/EVI1 融合基因转录本。AML1-EAP 融合基因中 EAP 读码框架易位,导致该融合基因 mRNA 编码 AML1 的 1~241aa,这种短 AML1 对全长野生型 AML1 发挥负性作用。AML1-MDS1 及 AML1-MDS1/EVI1 可抑制 AML1 对靶基因的转录激活作用。AML1-MDS1/EVI1 一方面可以抑制 AML1 活性,另一方面与 EVI1 相似,均可与 Smad3 作用,从而抑制 TGF-β 的信号传递,解除 TGF-β 对细胞生长的抑制作用。

AML-M4Eo 最常见的染色体异常是 inv(16)(p13;q22),在 AML 的染色体异常中占 12%,少数为 t(16;16)(p13;q22)。inv(16)与 t(16;16)均形成 CBFb-SMMHC 融合基因。CBFb 基因定位于 16q22,是 CBF 的亚单位,与 AML1 构成异二聚体。CBFβ 在胞质内表达,呈弥散样分布。AML1 可以将 CBFβ 自胞质带至胞核。CBFβ 本身不具备 DNA 结合能力,但与 AML1 形成异二聚体后,能增强 AML1 对 DNA 的结合力,从而增强 AML1 的转录激活作用。平滑肌肌凝蛋白重链(SMMHC)也称之为 MYH11,是一种很大的分子。SMMHC 中的 α 螺旋可以介导其形成二聚体和多聚体。CBFβ-SMMHC 融合蛋白定位于细胞质。由于 CBFβ-SMMHC 仍能与 AML1 形成异二,聚体,这样就可以将 AML1 扣留于细胞质内。由此可干扰 AML1 激活转录作用以及 AML1 与 CBFβ 的协同激活作用。CBFβ-SMMHC 以显著负性作用抑制 CBFβ 的作用,抑制造血细胞分化。CBFβ-SMMHC 还减低 p53 的表达,抑制细胞凋亡;也能抑制细胞由 G1 期进入 S 期,减低细胞增殖;提示有其他突变或"第二次打击"事件绕过 CBFb-SMMHC 的生长抑制作用,导致 AML1-M4Eo 的发生。

2.MLL 基因异常

MLL 蛋白有 3 个区域与果蝇三胸蛋白同源。累及 MLL 基因的白血病既可见于 ALL,也可见于 AML。MLL 蛋白包括氨基端的 AT 吊钩、SNL1 和 SNL2 基序、CxxC 结构域,这些结构域通常保留在融合蛋白中。AT 吊钩可以特异地结合于 AT 富集的 DNA 小沟。MLL 羧基端包括 PHD、转录激活和 SET 结构域,通常被伙伴蛋白取代。其中的 SET 结构域具有组蛋白甲基化活性,可以使组蛋白 H3K4 甲基化,从而激活包括 Hox 基因家族等靶基因的转录。MLL 作用于造血干细胞向定向祖细胞发育和扩增的早期造血阶段。MLL 对 Hox 基因家族中的许多基因都有调控作用,其中 Hoxa9 和 Hoxa10 在造血调节中发挥作用。MLL 调节有造血调节作用的 Hox 基因,也是 MLL 融合蛋白导致白血病的重要机制。

目前已经发现 80 多种 MLL 易位的伙伴基因。t(4;11)(q21;q23);MLL-AF4、t(9;11)(p22;q23);MLL-AF9、t(11;19)(q23;p13.3);MLL-ENL、t(10;11)(p12;q23);MLL-AF10 和 t(6;11)(q27;q23);MLL-AF6 等是 5 种最常见的融合基因,占所有 MLL 基因易位的 80%。仅一部分 MLL 的伙伴基因可以分类,大致可分为 5 类。第一类是 AF4、AF9 和 AF10 等核蛋白;第二类是带有螺旋-螺旋寡聚化结构域的胞浆蛋白,这些寡聚化结构域对于转化很重要;第三类是 septin 蛋白家族的蛋白;第四类是组蛋白乙酰化酶 p300 和 CBP,在形成融合蛋白时保留了乙酰化酶活性;第五类是 MLL 的部分串联重复(MLL-PTD)。所有的 MLL 伙伴基因保持原有的读码框架,提示伙伴基因对相应融合蛋白的转化活性是必需的。所有 MLL 融合蛋白的共同特点是都保留了 AT 吊钩和锌指 CxxC 基序,这两个结构域对于融合蛋白的转化能力是必需的。除 MLL-PTD 外,所有的融合蛋白都缺失了甲基化组蛋白 H3K4 的 SET 结构域,但绝大多数融合蛋白还是能够上调 Hox 等 MLL 靶基因的表达。Hox 等基因表达的上调对于 MLL 融合蛋白转化细胞是非常重要的。MLL 融合蛋白不仅能够将造血干细胞转化为白血病干细胞,还可以将造血祖细胞 CMP 和 GMP 重编程为白血病干细胞,导致白血病的发生。苏氨酸天门冬氨酸酶 1 是一种内肽酶,能切割 MLL,切割后的 MLL 片段对调节 Hox 基因的表达具有不同的作用。MLL 融合蛋白中缺失了 taspase1 切割位点,提示 MLL 融合蛋白可以模仿未切割的 MLL,在造血细胞中不能适当调节造血细胞中 Hox 基因的表达,在白血病发生中发挥作用。这可以部分地解释 MLL 的伙伴蛋白缺少相似性,而且提示 HOX 基因的异常是融合蛋白转化细胞的重要机制。

3.RARα 基因易位及其变异易位

APL 最常见的染色体易位为 t(15;17)(q22;q12),其他几种少见的染色体易位有 t(11;17)(q23;q12)、t(5;17)(q35;q12)、t(11;17)(q13;q12)、der(17)、t(4;17)(q12;q12) 和 PRKARIA-RARα。野生型 RARα 是核受体型转录因子,它与视黄醛受体(RXR)形成异二聚体后,可以与许多基因启动子中的维 A 酸反应元件(RAREs)结合。RARα 对靶基因转录的调节是双重性的,当 RARα 不与配体结合时,其配体结合区与核共抑制复合物结合,从而募集 HDAC,HDAC 使组蛋白的赖氨酸脱去乙酰基,抑制靶基因的转录。当 RARα 结合配体后构象发生改变,就与核共抑制复合物解离,转而与核共激活复合物结合,募集组蛋白乙酰基转移酶,使靶基因组蛋白赖氨酸乙酰化,激活靶基因转录。RARα 的靶基因中许多都与髓系分化密切相关,包括粒细胞集落刺激因子(G-CSF)、G-CSF 受体

(G-CSFR)、CD11b、Hox 基因等。

t(15;17)(q22;q12)使 PML 与 RARα 形成融合基因,编码蛋白后,PML-RARα 与 RARα 竞争结合 RXR 形成异二聚体,与正常的 RXR/RARα 竞争结合 RAREs,并处于优势地位。PML-RARα 抑制转录的程度大于 RARα,生理水平的全反式维 A 酸(ATRA)可以使 RXR/RARα 与核共抑制复合物解离,而 PML-RARα 仍能与之结合,导致 RARα 靶基因启动子组蛋白的异常去乙酰化。最近发现 PML-RARα 还可以募集甲基化酶(Dnmt1 和 Dnmt3a)导致 RARα 靶基因 DNA 的异常甲基化。因此 PML-RARα 通过组蛋白修饰和 DNA 甲基化表观遗传学机制抑制 RARα 靶基因的转录,阻断髓系分化的某些关键基因的表达。在药理剂量水平 ATRA 刺激下,PMI;RARα 可与核共抑制复合物解离,而与核共激活复合物结合,诱导髓细胞分化基因的表达和 APL 细胞的分化。ATRA 与 DNA 甲基化抑制药联合具有协同作用诱导 APL 细胞分化。

PML 正常分布在细胞核内的核小体结构中,正常的 PML 具有抑制细胞生长、转化和促进凋亡的作用。APL 细胞中 PML-RARα 与 PML 形成异二聚体,正常的核小体遭到破坏,PML 抑制细胞生长,促进凋亡的功能便会丧失。经维 A 酸治疗后 APL 细胞的 PML 又重新定位于核小体中,PML 抑制生长和促进凋亡的功能可能得到恢复。

t(11;17)(q23;q12)累及早幼粒细胞白血病锌指(PLZF)基因,形成 PLZF-RARα 融合基因,仅占 APL 的 0.8%。PLZF-RARα 可以结合于 RARE,还可与 RARa 竞争结合 RARE、RXR 及辅助激活因子。PLZF-RARα 中除 RARα 部分可以对 RARα 靶基因的表达有调节作用外,PLZF 部分也可通过核共抑制复合物募集 HDAC,即使药理剂量水平的 ATRA 也不能使之与复合物解离。由此可以解释 ATRA 治疗 t(11;17)APL 无效的原因。

PLZF-RARα 转基因小鼠发生慢性髓系白血病,而非急性白血病。RARα-PLZF 的转基因小鼠不发生白血病,只产生髓系造血异常。RARα-PLZF 可结合 PLZF 的 DNA 结合位点,激活转录。同时转染 PLZF-RARα 和 RARα-PLZF 的转基因小鼠发生 APL,证实 t(11;17)APL 的发病需要 PLZF-RARα 和 RARα-PLZF 两者的共同参与。可能是前者以显著负性作用抑制 RARa 靶基因转录,阻断髓细胞分化。而后者以显著负性作用抑制 PLZF 的功能,激活细胞周期素 A 的表达,使细胞生长能力增强。两种作用共同促进 APL 表型的产生。

t(5;17)(q35;q12)累及 NPM 基因形成 NPM-RARα 融合基因,NPM-RARα 可以结合 RARE,与 ATRA 结合后激活靶基因的转录,因此,t(5;17)APL 病例对 ATRA 敏感,白血病细胞可被诱导分化。t(11;17)(q13;q12)累及核基质有丝分裂器蛋白(NuMA)基因形成 NuMA-RARα 融合基因,NuMA-RARα 可能与野生型 NuMA 竞争 caspase,干扰细胞凋亡。也可如其他 RARα 融合蛋白一样,显著负性作用抑制 RARα 靶基因转录。ATRA 可以诱导 t(11;17)(q13;q12)APL 细胞分化,推测药理剂量水平的 ATRA 可以使 NuMA-RARα 变成转录激活作用。Arnould 等在一例 AML-M1 的患者发现了 STAT5b-RARα 融合基因。STAT5b-RARα 可以结合于 RARE 上,抑制 RARα/RXRα 对转录的激活作用。药理剂量水平 ATRA 可以调控 STAT5b-RARα 的转录调节作用。

4.NPM1 突变

位于人类染色体 5q35 的 NPM1 基因包含 12 个外显子。NPM1 是高度保守的磷酸化蛋白,可以在胞核和胞质之间穿梭,绝大部分分布在胞核。NPM1 主要生理功能包括:①作为伴侣蛋白和输出信号在核糖体的合成中发挥重要作用;②通过调控中心体的复制维持基因组的稳定性;③NPM1 可以通过与 p53 和 p19ARF 相互作用调控细胞的增殖和凋亡。基因敲除实验发现 NPM1 在造血,尤其是红系造血中发挥了作用。而 NPM1 半倍体不足则会导致基因组的不稳定,产生类似 MDS 的血液系统异常。

大约 1/3 的 AML 患者存在 NPM1 的 12 外显子突变。这一突变使 NPM1 结合核仁所需的色氨酸缺失,同时产生了出核信号基序,导致正常本应定位于胞核的 NPM1 异常定位到胞质。NPM1 突变主要见于核型正常的 AML。NPM1 突变也主要是见于原发 AML,很少见于 MDS 患者。突变的 NPM1 抑制抑癌基因 p19ARF 可能是其导致白血病发生的机制之一。此外,NPM1 还可以被募集到维 A 酸的靶基因,作为共抑制因子使组蛋白去乙酰化抑制基因转录。NPM1 异常定位在胞质后,这些转录抑制作用被解除,这也是突变 NPM1 致白血病的机制之一,因此使用药物恢复这些异常的转录可能是靶向治疗这些疾病的策略之一。

5.FLT3 突变

FLT3 基因位于染色体 13q12,属于Ⅲ型受体酪氨酸激酶亚家族成员,与其配体(FL)在造血干/祖细胞的增殖和分化中起重要的调节作用。近年来发现,FLT3 突变与急性白血病的发生密切相关,是 AML 中最常见的分子异常。现在所知的 FLT3 突变主要包括两种:内部串联重复突变(ITD)和酪氨酸激酶结构域(TKD)点突变。FLT3-ITD 见于 25%~35% 成年人 AML 和 12% 的儿童 AML。正常时,FLT3 与其配体 FL 结合后,激活 PI3K 和 Ras 途径,导致细胞增殖加快,细胞凋亡受抑制。ITD 突变导致 FLT3 受体组成性激活,FLT3-ITD 除了可以激活 PI3K/Akt 和 RAS/MAPK 外,还可激活 STAT5。突变型 FLT3 和野生型 FLT3 的抗凋亡途径也不同,野生型 FLT3 通过保持 Bad 的磷酸化状态抗凋亡,而 FLT3-ITD 除保持 Bad 的磷酸化状态,还使 Bcl-XL 低表达抗凋亡。FLT3-ITD 不仅存在抗凋亡和促增殖信号传导通路,而且还可以通过抑制 C/EBPα 和 PU.1 导致细胞分化阻滞。FLT3 还可以使 b-catenin 磷酸化,有助于细胞转化,增加活性氧的产生导致基因组 DNA 的不稳定。FLT3-ITD 转基因鼠能产生慢性骨髓增殖表型,却不能引起以造血干/祖细胞分化受损为特征的急性白血病。一系列的证据显示在急性白血病的发生过程中尚需其他"打击"共同参与,最近就发现 FLT3-ITD 可协同 AML1-ETO 或 CBFb-SMMHC 导致白血病的发生。FLT3-TKD 可见于 5%~10% 的 AML,这些突变主要为 D835 和 I836,较少见的突变有 Y842C、K663Q 和 V592A。现已发现点突变也能使 FLT3 组成性激活,与 FLT3-ITD 不同,FLT3-TKD 不能激活 STAT5,也不能抑制 C/EBPα 和 PU.1。FLT3-TKD 只能产生寡克隆性的淋巴增殖性疾病。和 FLT3-ITD 突变不同的是,

FLT3-TKD 的临床相关性还有一些争议。

白血病细胞有不同的年龄层次,仅一小群白血病细胞具有自我更新能力,可重建白血病,称为白血病干细胞(LSC)。LSC 多处于静止期,对化疗不敏感,是耐药的重要机制。除 APL 外,LSC 和正常造血干细胞(HSC)的免疫表型特点均为 $CD34^+CD38^-$;LSC 表达 CD96 和 IL3R,而 HSC 则表达 CD90 和 c-kit。不同的白血病可能具有不同的白血病干细胞,其免疫标志可能也是不同的。HSC 生命周期长,有足够的时间获得多次打击而转化为 LSC。没有自我更新能力的定向造血祖细胞成为某些白血病癌基因后,也可重新获得自我更新能力,成为白血病干细胞,可在体外连续培养,也可在小鼠连续移植重建白血病。现在认为,AML 发病是个多步骤的过程,是多种不同致病机制相互协同作用的结果。Gilliland 等提出 AML 的二类突变致病假说。所谓 I 类突变是指 FLT3、RAS、c-KIT 或 BCR-ABL 和 TEL-PDGFBR 等遗传变异,能引起细胞内固有信号传导通路的蛋白质激酶活性发生改变,使造血干/祖细胞获得生存、增殖优势;而 AML1-ETO、CBFb-MYH11、PML-RARα、NUP98-HOXA9、MOZ-TIF2 和 MLL 基因重排等称为 II 类突变,改变了与发育、分化有关的转录因子功能,使细胞获得自我更新能力或分化阻滞。两类突变共同作用最终形成显性白血病。

四、临床表现

AML 临床表现主要是骨髓正常造血受抑和白血病髓外浸润。起病前可先有感冒样症状,或局部皮肤破损后难愈、感染扩散,或骨、关节肿痛,有时也可先表现为 Sweet 综合征(正常中性粒细胞浸润引起的皮肤红斑、结节)。Sweet 综合征可先 AML 数月出现,与白细胞多少无关,皮质激素治疗有效。继而出现头晕、乏力、苍白、心悸等贫血表现。血小板减少或合并凝血障碍(DIC 或原发性纤维蛋白溶解症)时可有皮肤、黏膜自发出血或创伤后出血不止。感染以口咽、呼吸系统、胃肠道或肛周等最多见,少数表现为阑尾炎、急性坏死性结肠炎或肠梗阻,尤其是强化治疗期间。也有相当多的患者找不到明确感染病灶。一般以细菌感染最为多见。白细胞低、中性粒细胞功能异常、长期使用广谱抗生素等也可导致真菌和其他机会性感染。真菌感染以念珠菌和曲霉菌最多见。念珠菌感染常发生于舌、软腭、硬腭等处,有时也发生肺、食管念珠菌病,甚至念珠菌血症。曲霉菌感染多在肺部和鼻窦。也可发生疱疹病毒或巨细胞病毒(CMV)感染。AML 可有轻、中度脾或肝大。脾大一般不超过肋下 5cm。巨脾提示可能继发于 MPD。与 ALL 不同,AML 一般无淋巴结和胸腺浸润表现。牙龈增生、皮肤浸润性结节或斑块多见于 AML-M4、AML-M5。粒细胞瘤常为孤立性的皮下包块,以颅骨、眼眶、硬脊膜等处多见。原始细胞含较多髓过氧化物酶颗粒,瘤体切片在遇空气时易氧化成绿色,故称绿色瘤。粒细胞瘤在 t(8;21)、inv(16) 和白细胞显著增多的 AML 较多见。AML 初诊时中枢神经系统白血病(CNSL)少见,脑脊液检查仅发现 5%~7% 初诊患者存在 CNSL,多为外周血原始细胞数过高、血清 LDH 增高以及 M4、M5 的患者。软脑膜或脑实质可见原始细胞浸润性瘤灶。脑神经根麻痹较罕见，一般见于 WBC＞50×10⁹/L 者，与白血病浸润神经根鞘有关，以第Ⅴ（三叉神经）、Ⅶ（面神经）脑神经损害较多见。脑神经根浸润可见于无 CNSL 的患者，脑脊液可找不到白血病细胞，MRI 或 CT 检查可见神经鞘增厚。白血病细胞浸润眼部视盘、视神经浸润可致突然失明，也可浸润脉络丛、视网膜等其他组织。检眼镜检查时如发现视盘水肿和视盘苍白即应考虑白血病眼部浸润。而眼部浸润高度提示脑膜白血病；患者的复发率高，生存期较短。外周血原始细胞超过 50×10⁹/L 时易发生颅内和肺内白血病细胞淤滞。颅内白血病细胞淤滞与白血病细胞黏附、浸润和颅内局部解剖结构有关，表现为弥漫性头痛、疲乏，可迅速出现精神错乱、昏迷。肺内白血病细胞淤滞在单核细胞白血病和 M3v 较为多见。此时肺内微血管栓塞、麻痹、体液渗漏，患者可突然出现气短、进行性呼吸窘迫，或有发热，双肺广泛水泡音；胸片见弥漫性肺间质渗漏。有高碳酸血症、低氧血症和进行性酸中毒时，即使迅速降低白细胞数、机械辅助通气，预后也差。心功能改变通常是肺功能障碍和代谢、电解质紊乱的结果。化疗毒性是心功能改变的主要原因。蒽环类药物可致急、慢性心脏毒性，且与其他药物有协同作用。应于开始化疗前评估心脏功能及左心室、右心室射血分数。

五、实验室检查

AML 常有代谢紊乱、电解质异常。高尿酸症最为多见。低血钾症主要见于 AML-M4、AML-M5。单核细胞内溶菌酶浓度较高，大量溶菌酶释放可损伤近端肾小管，使钾离子经肾丢失过多；白血病细胞合成肾素样因子及抗生素、化疗药物、腹泻、呕吐和低镁血症等也与低血钾症形成有关。白血病细胞迅速杀灭也可致高血钾症。高钙血症与骨质浸润、破骨细胞活化和继发性溶骨有关，也可能与白血病细胞释放甲状旁腺素或甲状旁腺素样物质有关。血钙水平与疾病严重程度正相关。低钙血症可能与白血病细胞释放加快骨形成的因子有关，或与肾损害后血中磷酸盐过多有关，表现为手足抽搐，甚至致命性心律失常。乳酸酸中毒可能与白血病细胞无氧糖酵解有关，主要见于原始细胞数极高和髓外浸润、白血病细胞淤滞表现的患者。外周血大量原始细胞时也可出现假性低血糖和动脉血氧饱和度降低，可能与白血病细胞代谢时消耗氧和血糖有关。原始细胞数极高或增殖快的 AML 易发生肿瘤溶解综合征，尤其是接触化疗药物之后，表现为高尿酸血症、高钾血症、高磷酸盐血症和低钙血症、代谢性酸中毒等，病情快速进展，可出现急性肾损害、致死性心律失常和手足抽搐、肌痉挛等。

AML 常有 RBC、PLT 减少，WBC 可高可低，多为（5000～30000）×10⁹/L。外周血涂片可见原始和幼稚髓系细胞，有时也可见有核红细胞。根据典型症状、体征和外周血象，多数患者能确定 AL 诊断意向。骨髓和外周血细胞形态、免疫表型、细胞遗传学检查能进一步明确诊断、分型。AML 骨髓增生多明显至极度活跃，也可降低，少数甚至骨髓"干抽"，主要见于白血病显著增高或合并骨髓纤维化的患者，需骨髓活检明确诊断。细胞形态是 AL 诊断、分型的基础。AL 骨髓或外周血中原始细胞应≥20%。AML 原始细胞包括原始粒细胞（Ⅰ型和Ⅱ型）、M3 中的异常早幼粒细胞、M4/M5 中的原始和幼稚单核细胞以及 M7 中的原始巨核细胞，但不包括原始红细胞。细胞化学染色是形态诊断的重要组成部分。AML 原始细胞髓过氧化物酶（POX）、苏丹黑（SBB）、特异性酯酶（CE）或非特异性酯酶（AE）等染色阳性；单核细胞白血病的 AE 染色可被氟化钠抑制。电镜下原始细胞的 MPO 阳性率≥3%，M7 的原始巨核细胞 PPO 染色阳性。原始细胞表达 CD117、cMPO、CD33、CD13、CDllb、CD14、CD15、CD64、血型糖蛋白 A 和 CD41、CD42b、CD61 等髓系抗原标记，以及 CD34、HLA-DR 等早期造血细胞抗原；也可跨系表达淋系相关抗原。某些特殊类型的 AML 诊断需依赖细胞免疫表型。如 MO 在形态上不能辨认，MPO 和 SBB 染色阴性，只能通过免疫表型加以确认，需至少表达一个髓系特异抗原（cMPO、CD13/Cy-CD13 和 CD33/CyCD33 等）；M7 诊断需有 CD41、CD42b、CD61 抗原表达或通过电镜证实 PPO 阳性。细胞遗传学检查可确定克隆性特征，对 AML 诊断有重要意义，也是判断预后、确定治疗选择的最重要的因素之一。常规染色体核型通常分析 20～25 个分裂中期细胞，需至少 2 个分裂中期细胞具有相同的染色体增加或结构异常或至少 3 个细胞有一致的染色体缺失方能定义为异常克隆。某些特殊易位如 t(8;21) 和 inv(16) 或 t(16;16) 等，只要在一个分裂中期细胞发现就能确定为异常克隆。荧光原位杂交（FISH）、Southern 印迹杂交、RT-PCR 和基因芯片等分子遗传学检测方法敏感性高，特异性强，是染色体核型分析的重要补充。敏感的分子检测方法可用于对有特殊遗传标记的 AML 治疗后微小残留白血病检测。

六、鉴别诊断

1.类白血病反应

表现为外周血白血病增高，可见幼稚细胞或有核红细胞。骨髓增生，原始、幼稚细胞比例可增高，可有核左移。但患者一般有感染、中毒、肿瘤或应激等病理基础；一般无贫血、血小板减少，无髓外白血病浸润表现；骨髓、外周血中原始细胞比例低于 20%，无 Auer 小体；无克隆性细胞遗传学异常；粒细胞胞质内中毒颗粒多，中性粒细胞碱性磷酸酶不低；去除原发病后血象、骨髓象可恢复正常。

2.再生障碍性贫血

急性再障以感染、出血为主要表现，进行性贫血，病情进展快；慢性再障以贫血为主，可有反复感染、出血，病情迁延。一般无脾大，无白血病髓外浸润表现。外周血象示"全血细胞减少"，无幼稚粒、单核细胞，网织红细胞比例和绝对计数减少。骨髓增生低下，造血细胞减少，原始、幼稚细胞比例不高，而非造血细胞比例相对增多，小粒空虚，巨核细胞绝对减少。

3.骨髓增生异常综合征

表现为贫血、出血，反复感染；起病缓慢，病史较长。外周血象示 1～2 种或全血细胞减少，可见幼稚粒细胞、有核红细胞，可见巨大红细胞或巨大血小板。骨髓增生程度不一，有一系、二系或三系病态造血的形态特点；原始和幼稚粒细胞比例增高，原始细胞达不到急性白血病的诊断标准；可有 Auer 小体。可有＋8、-7/7q-、-5/5q-、＋11 等克隆性染色体异常。高风险发展为 AML。

4.慢性粒细胞性白血病

一般慢性起病,进展缓慢。初期可无贫血、血小板少。骨髓和外周血中粒系比例显著增多,以中幼粒、晚幼粒和杆状核粒细胞为主。脾显著增大。骨髓增生极度活跃,原始粒细胞比例在慢性期、加速期不超过 20%,嗜酸性、嗜碱性粒细胞可增多。中性粒细胞碱性磷酸酶减低。具有特征性 Ph 染色体,或 BCR-ABL 融合基因阳性。

5.淋巴瘤

一般表现为淋巴结、脾(肝)、胸腺或结外淋巴组织、器官肿大,可伴发热、骨痛、皮疹、瘙痒等表现,可有贫血、血小板减少,外周血可见幼粒、幼红细胞。淋巴组织或骨髓病理检查可见淋巴瘤细胞增生、浸润,淋巴组织正常结构破坏。有淋巴细胞克隆性增殖的证据(异常染色体核型,异常淋巴细胞免疫表型,TCR 或 IgH 基因重排等)。

6.其他

如乳腺癌、肺癌、胃癌或肝癌等实体肿瘤骨转移所致的骨髓结核性贫血可依据相应病史和检查除外。

七、诊断、分型

AML 的诊断分型从最初的形态诊断逐渐过渡到结合形态、细胞免疫表型和遗传特征的 MIC(M)诊断分型体系,国际卫生组织(WHO)又借鉴淋巴瘤 REAL 的分型原则,综合现已认知的各种疾病要素来精确定义疾病,制订了包括急性白血病在内的造血与淋巴组织恶性肿瘤新的诊断分型标准。这一开放性的诊断分型系统更为科学、客观地反映了疾病的本质,现已为广大血液学工作者所接受。

1976 年法-美-英协作组首先提出了 AL 的诊断分类标准沿用至今。FAB 标准将原始细胞≥30%作为 AL 的诊断依据。按细胞形态和细胞化,学染色将 AML 分为 M1-M6 型,后来又增加了 M0 和 M72 个亚型。为与 MDS 相区分,修订的 FAB 标准要求分别计数原始细胞占骨髓全部有核细胞(ANC)的百分数和占骨髓除外有核红细胞的有核细胞百分数(NEC)。当有核红细胞≥50%(ANC)时,如原始细胞≥30%(NEC),即使原始细胞<30%(ANC),也可诊断为 AML(即 M6)。NEC 计数是指不包括浆细胞、淋巴细胞、组织细胞、巨噬细胞及有核红细胞的骨髓有核细胞计数。

FAB-AML 各亚型的形态特点。

1.M0(急性髓系白血病微分化型)

骨髓原始细胞胞质透亮或中度嗜碱性,无嗜天青颗粒及 Auer 小体,核仁明显;原始细胞 POX 和 SBB 染色阳性率<3%;免疫表型 CD33 及 CD13 髓系标志可阳性,淋系抗原阴性,但可有 CD7、TdT 表达;免疫电镜 MPO 阳性。

2.M1(急性粒细胞白血病未分化型)

骨髓原始粒细胞(Ⅰ+Ⅱ型)≥90%(NEC),原始细胞 POX 和 SBB 染色阳性率≥3%;

早幼粒以下各阶段粒细胞或单核细胞<10％。

3.M2(急性粒细胞白血病部分分化型)

骨髓原始粒细胞(Ⅰ＋Ⅱ型)占30％～90％(NEC),早幼粒以下至中性分叶核粒细胞>10％,单核细胞<20％;如有的早期粒细胞形态特点不像原始粒细胞Ⅰ和Ⅱ型,也不像正常或多颗粒的早幼粒细胞,核染色质很细,核仁1～2个,胞质丰富,嗜碱性,有不等量的颗粒,有时颗粒聚集,这类细胞>10％时,也属此型。

4.M3(急性早幼粒细胞白血病)

骨髓中以异常的多颗粒早幼粒细胞为主,>30％(NEC),多数>50％,且细胞形态较为一致,原始粒细胞和中幼粒以下各阶段细胞均较少;其胞核大小不一,胞质内有大量嗜苯胺蓝颗粒。分为两个亚型:M3a为粗颗粒型,胞质内的嗜苯胺蓝颗粒粗大,密集甚至融合;M3v为细颗粒型,胞质内嗜苯胺蓝颗粒细小而密集。

5.M4(急性粒-单细胞白血病)

有以下多种情况。

(1)骨髓原始细胞>30％(NEC),原粒加早幼、中性中幼及其他中性粒细胞占30％～<80％,原、幼及成熟单核细胞>20％。

(2)骨髓同上,外周血中原、幼及成熟单核细胞≥5×10⁹/L。

(3)骨髓同上,外周血中原、幼及成熟单核细胞<5×10⁹/L,但血清溶菌酶及细胞化学染色支持单核系细胞数量显著者。

(4)骨髓象类似M2,但骨髓原、幼及成熟单核细胞>20％,或外周血中原、幼及成熟单核细胞≥5×10⁹/L,或血清溶菌酶超过正常(11.5±4mg/L)3倍,或尿溶菌酶超过正常(2.5mg/L)3倍。

M4Eo(急性粒单细胞白血病伴嗜酸性粒细胞增多):除具有上述M4各型特点外,骨髓嗜酸性粒细胞>5％(NEC),其形态除有典型嗜酸性颗粒外,还有大而不成熟的嗜碱性颗粒,核常不分叶,CE及PAS染色明显阳性。

6.M5(急性单核细胞白血病)

分为两个亚型。

(1)M5a(未分化型):骨髓原始单核细胞≥80％(NEC)。

(2)M5b(部分分化型):骨髓原始单核细胞<80％(NEC),其余为幼稚及成熟单核细胞等。

7.M6(急性红白血病)

骨髓原始粒细胞/及原始单核细胞≥30％(NEC),有核红细胞≥50％(ANC)。

8.M7(急性巨核细胞白血病)

骨髓原始巨核细胞≥30％,如原始细胞形态不能确认,应做免疫电镜PPO染色检查或CD41、CD61单抗检查;如因骨髓纤维化而骨髓干抽,需行骨髓活检及免疫化学染色证实有原始巨核细胞增多。

FAB标准统一了AL在诊断、分型上的混乱,使各家的白血病资料具有可比性,极大地促进了 AL 的诊断、治疗,至今仍是 AL 诊断分型的工作基础。但 FAB 标准诊断的可重复性仅 60%～70%,将原始细胞≥30%(NEC)定义为 AL 太武断,根据胞浆中嗜天青颗粒多少将原始粒细胞分为原粒 Ⅰ型和 Ⅱ型在实际工作中不易掌握,易有歧义;除 t(8;21)主要见于 AML-M2,t(15;17)见于 AML-M3,inv(16)或 t(16;16)主要见于 M4Eo 外,多数形态学分型与细胞遗传学改变无关;除 M3 临床出血重、早期死亡率高,M7 伴有骨髓纤维化,M4 和 M5 常有牙龈增生和脾浸润外,多数形态学分型与临床特点无关,也不能反映预后。国际上提出了白血病 MIC(形态、免疫、细胞遗传学)分型,明确了 AML 亚型与免疫表型、染色体核型之间的密切关系。国际卫生组织(WHO)又借鉴淋巴瘤的 REAL 分型原则,结合病因、发病机制,细胞系列归属、临床、治疗和预后特点,提出了 AML 新的诊断分型标准,把 AML 分为"伴重现性染色体异常的 AML""伴多系增生异常的 AML""治疗相关的 AML 和 MDS"和"不另分类的 AML"等 4 类,以下又分若干亚类。具体诊断、分型参见附录。因 MDS-RAEBt 的临床转归和治疗、预后与 AML 一致,WHO 分型建议将骨髓或外周血中原始细胞≥20%作为 AML 的诊断标准,摒弃了 MDS-RAEBt 的诊断。对于 t(8;21)(q22;q22)、inv(16)(p13q22)或 t(16;16)(p13;q22)等特殊染色体易位,即使原始细胞比例达不到 20%也可诊断。WHO 分型标准更为科学、准确、可靠,已逐渐为国内外广大血液学工作者接受。

八、治疗

随着医学科学进展,AML 再也不是不治之症。现代化疗可使 AML 60%～80%达到 CR,5 年无病生存(DFS)可达 20%～60%。个别类型尤以 t(15;17)/PML-RARα 的 APL,单用化疗 CR 可达 90%以上,甚至治愈。有的 AML 取得 CR 后作异基因造血干细胞移植(Allo-HSCT)更可取得长期 CR 而治愈。化疗仍是治疗 AML 最主要手段。整体化疗包括诱导缓解治疗(初始治疗)和缓解后治疗(巩固、维持),其他支持治疗、并发症治疗亦不能忽视。APL 治疗较特殊将另文讨论,此处仅讨论非 APL 的 AML 的治疗。

1.诱导缓解治疗

诱导缓解治疗是 AML 整体治疗关键,但要个体化。目的在最短时间(1～2 个疗程)达到 CR。化疗要使 BM 完全抑制类似 AA,此时 BM 有核细胞增生减低或极度减低,白血病细胞为 0 或<5%,PB 全血细胞重度减少。待 BM 恢复正常造血功能才能取得质量好的 CR。不能单凭 PB 全血细胞重度减少而认为 BM 抑制,必须有 BM 象证实。多年来,国内外治疗 AML 的标准(一线首选)方案可取得 CR 60%～80%的有以下几种,已为熟知并广泛使用。

(1)DA 方案:柔红霉素(DNR)60～90mg/(m² · d),静脉注射,3 天,或第 1、3、5 天,阿糖胞苷(Ara-C)150～200mg/(m² · d),静脉注射,7～10 天。CR 可 60%～80%,1 个疗程 CR 可 50%。DNR 90mg/(m² · d)者,CR 质量较好,CR 期长,复发少,但毒性大。

(2)HA 方案:为贵阳全国白血病学术会议以我国研发的高三尖杉酯碱(HHT)与 Ara-C 组成。HHT 4～6mg/d,静脉注射,7 天,Ara-C 150～200mg/(m² · d),静脉注射,7

天。CR 与 DA 方案无明显差异。

(3)IA 方案:DNR 同类的去甲氧柔红霉素(IDA,伊达比星)比 DNR 的心脏毒性轻,活性较强,半衰期较长(其醇类代谢产物也有细胞毒性),可通过血脑屏障,受多药耐药(MDR,P170)影响小等。与 Ara-C 组成 IA 方案。IDA 12mg/(m² · d),静脉注射,3 天,Ara-C 150～200mg/(m² · d),静脉注射,7 天。CR 可达 80％。

国内 AML 诱导方案众多,为各医疗单位特色方案,多于上述一线方案加米托蒽醌(MIT)或依托泊苷(VP-16)、拓扑替康(TOP)或以多柔比星、吡柔比星、表柔比星取代 DNR,组成各具特色的方案,取得不错疗效。第 2 个疗程多为第 1 个疗程方案或换用其他方案。有重现遗传学异常/分子学异常者最好在 CR 时也达到遗传学和分子学 CR。至于 APL 虽也可用上述方案,但有更特异性药物请见后文特殊 AML 治疗。

2.缓解后治疗

(1)巩固治疗:取得 CR 后用原方案巩固 2 个疗程或以中剂量 Ara-C(500～1000mg/m²,ID)或大剂量 Ara-C(2000～6000mg/m²,HD)作巩固。ID/HD Ara-C 作巩固 5 年生存优于 SDAra-C(标量 150～200mg/m²),分别为 35％～51％和 23％～35％。但不良反应明显。ID/HD Ara-C 优点在于血药浓度较 SDAra-C 高 200 倍,易弥散入 CNS 和睾丸,防止髓外白血病复发。在诱导缓解取得血液学 CR,未达到遗传学/分子学 CR,在巩固治疗后应达到。巩固治疗目的在于消灭残留的白血病细胞(MRD),使 CR 期延长减少复发。ID/HD Ara-C 一般用3～6 天。

(2)维持治疗:目的也是进一步消灭 MRD,延长 CR 期减少复发。至于维持治疗是否需要尚有分歧。通常认为 CR 后经巩固治疗特别 HD Ara-C 6～8 个疗程(BM 抑制恢复后再用下个疗程,其间歇期约 30 天),复查 MRD 阴性后不再治疗。近年来多主张最好维持治疗≥2 年。用多组联合化疗方案序贯交替以减少耐药的发生。通常 CR 第 1 年每月 1 个疗程,第 2 年每 2 个月 1 个疗程,第 3 年每 3 个月 1 个疗程,第 4 年停药。也应监测 MRD,如阴性应停药,如仍阳性继续治疗。总之维持治疗无模式,可根据个人经验、药源情况、患者具体状况设计方案行个体化治疗。

(3)中枢神经系统白血病(CNSL)的防治:白血病细胞经血液或直接播散进入 CNS。化疗药物大都不能通过血脑屏障致 CSF 中药物达不到有效浓度,侵入 CNS 的白血病细胞逐渐增殖而发生 CNSL。

CNSL 分类有:①脑膜白血病(白血病脑膜炎):表现为头痛、恶心、呕吐等颅内压增高症状,亦可出现嗜睡、癫痫发作;②脑实质浸润形成肿物或发生脑神经麻痹,以第Ⅶ对脑神经受损最为常见,其次为第Ⅲ对和第Ⅵ对脑神经受损,表现为面瘫、眼球突出,视力障碍、耳鸣,如侵及垂体后叶发生尿崩症,少数可因脑白质受累出现视觉、运动、言语功能障碍;③脊髓白血病:表现为神经根刺激症状,躯干和肢体放射痛,偏瘫或截瘫,马尾浸润则会阴、骶部及下肢麻木、疼痛及排便困难等。CNSL 可发生在白血病各阶段。在 CR 期出现为白血病髓外复发,可为 BM 复发的先兆,也可为复发的唯一场所。

CNSL 的诊断:①有 CNS 症状和体征;②CSF 压力升高(＞200mm 水柱或 0.02kPa)

或＞60滴/分；③CSF白细胞数＞0.01×10g/L；④CSF中蛋白＞450mg/L或潘氏试验阳性；⑤CSF涂片（含离心沉淀标本）有白血病细胞；⑥排除其他原因引起CNS症状和CSF变化。

诊断时应注意：①具备上述CNSL诊断条件第1～4条和第6条为可疑CNSL，按CNSL治疗好转仍诊为CNSL。②仅具备第5条仍可确诊为CNSL。③具备第1、6条而无第2、5条，于鞘注三联治疗后症状体征明显改善仍为CNSL。④无第1条只有第2、6条暂不能确定CNSL，CSF压力持续增高，经鞘注治疗后压力下降恢复正常亦为CNSL。⑤一般CNSL发生缓慢，如发生快要考虑脑出血或白血病浸润加出血或感染。不要忽略有的白血病浸润可暴发性所谓疯狂性扩增。⑥CSF中 β_2-微球蛋白/血清 β_2-微球蛋白比值增加对早期诊断CNSL有意义。其他CSF中铁蛋白、LDH、TdT、腺苷脱氨酶及脑电图对诊断CNSL也有价值。⑦CSF中红细胞≥10/μl，白细胞＜5/μl，则为损伤性CSF，对CNSL的CSF为血性时有鉴别意义。⑧PB中有原始细胞则损伤性CSF也会有原始细胞，如CSF中白细胞/红细胞比值＞PB白细胞/红细胞比值亦可是CNSL。

一般AML于治疗前做腰穿检查随即注入甲氨蝶呤10mg、Ara-C 25～50mg和地塞米松2mg三联。若CSF无CNSL，则于CR后行预防性注射后，每次巩固强化时再做。如有CNSL，则每周2～3次直至神经症状消失，CSF恢复正常，改为每周1次，共4次改为每2周1次，共2次改为每月1次，原则上维持时间长复发少。鞘注疗效不佳可加颅脑放疗。

有时发生急性上行性运动性多神经根病，表现为吉兰-巴雷综合征，双下肢痛，不能站立，行动困难，随之上肢无力，CSF提示白细胞数正常，无白血病细胞，蛋白增高，可能与白血病免疫功能失调有关，静脉给予人血免疫球蛋白（IVIG）2g/d和地塞米松20mg/d，5天，有效。

3.并发症治疗

AML并发症多种，可因疾病本身或治疗相关，常见有以下几种：

（1）感染：为AML主要死因之一。发生于AML病程任何阶段，尤在治疗BM抑制期。病原体以细菌、真菌为主，但培养阳性率不高，很难按药物敏感来选用相应抗感染药物。最好用强力广谱抗生素一步到位，不主张阶梯升级。用3天不能控制即加抗真菌药物，并加强支持治疗。

（2）免疫相关性并发症：与白血病浸润无关，病变处无白血病细胞，可能与免疫失调有关，皮质激素治疗有良效。

①Sweet综合征（SS）：亦称隆起性红斑，急性发热性嗜中性皮病或急性嗜中性粒细胞增多性皮病。10%～20% SS有恶性肿瘤，其中85%为恶性血液病。可在血液病前、后或同时出现。确切发病机制不清，可能由自身免疫及恶性血液病引起免疫反应异常所致。临床表现有发热、疼痛性皮肤红斑或结节，主要分布于头、颈、上下肢、口腔，且可形成水疱和溃疡，伴关节、肌肉疼痛，结膜炎、虹膜炎、蛋白尿、血尿等。皮损活检显示大量成熟中性粒细胞及其碎片，无白血病细胞浸润，无血管炎，培养无细菌和真菌生长。抗感染治疗无效。治疗首选泼尼松1mg/(kg·d)，数小时内症状可缓解，数日内皮损好转，一般用4周

左右减量至停。其他药物消炎痛、秋水仙碱、氯苯吩嗪、碘化钾、雷公藤、复方丹参片治疗亦有效。②坏疽性脓皮病:常发生在注射处或 BM 穿刺处,其他部位有下肢、胫前、腹部、会阴、躯干等处,头、颈部少见。可单发或多发。初发为红色丘疹,继而成水疱向外扩展,边缘处发紫,可融合,组织学为表皮、真皮坏死、溃疡形成,有炎症细胞浸润,病变中央为慢性炎症细胞,无白血病细胞,无细菌等生长。治疗首选泼尼松(与 SS 同),其他可用氨苯砜、CsA。③血管炎:一种为皮肤血管炎,局限于皮肤,有红斑、丘疹、结节性紫癜,无内脏损害。多见于 AML-M4/M5,皮质激素治疗可消失,化疗无效。另一类为系统性结节性多动脉炎样表现为发热、无力、关节痛、腹痛、高血压、肾脏病变。受累动脉有压痛。常无自身抗体和免疫复合物。皮质激素治疗有效。

(3)急性肿瘤溶解综合征(ATLS):放、化疗敏感或肿瘤负荷重的肿瘤,经治疗大量肿瘤细胞破坏,释出内容物引起的一组代谢异常。白血病也不例外,尤其是高白细胞者,有的甚至未治疗也能引起实验室 TLS 改变而无临床症状。

①临床表现:多于治疗后 1~7 天发生,所谓三高一低,症状多因此而起。高尿酸血症:恶心、呕吐、嗜睡、尿酸性肾病、少尿、肾衰竭、痛风等。血和尿尿酸增高。高钾血症:疲乏、无力、肌肉酸痛、心动过缓、心律失常、心电图 Q-T 间期缩短、T 波高尖。高磷血症和低钙血症:畏光、手足抽搐、皮肤瘙痒等。

②实验室检查:血尿酸、钾、磷较基础水平高>25% 或>正常上限,血钙低于正常低限。此 4 项≥2 项。血肌酐>1.4mg/dL 或≥1 次>正常上限。

③根据临床三高一低症状,实验室改变,ATLS 诊断一般不难。如无临床表现,仅有实验室改变,可认为实验室 TLS。

④预测 TLS 发生概率积分:可按白细胞数、血尿酸、肌酐、LDH 来预测。

白细胞数>75×10⁹/L,血尿酸>7.5mg/dL,肌酐>1.4mg/dL,LDH>正常上限 4 倍,各为 2 分。

白细胞数>25×10⁹/L,≤75×10⁹/L,LDH>正常上限 1 倍、≤4 倍,各为 1 分。

总积分≥6 分,ATLS 发生率 25%,4~5 分为 9%,0~3 分仅 1% 可发生。

⑤治疗:暂停放、化疗。如尿量正常应补充水分,每日入液量不少于 3000mL,同时加强利尿,加快尿酸排泄降低血尿酸水平。给碱性药物(5% 碳酸氢钠液)使尿 pH 维持在 6.7~7.5,加强尿酸溶解减少其沉积。加别嘌醇减少尿酸生成。葡萄糖胰岛素液纠治高血钾。如血尿素氮、肌酐明显升高,少尿或无尿,严重高钾血症应及早行血液透析。对实验室 TLS 可按尿量正常的 TLS 处理,个体化治疗,可防止临床 TLS 发生。对高白细胞性 AML 可先进行低强度化疗降低白细胞或行白细胞单采。

(4)弥散性血管内凝血(DIC):DIC 为多种病因引起的弥散性微血栓形成和继发性纤溶亢进为主要特征的临床出血综合征。AML 作为病因之一,特别是 APL。

①临床表现:除 AML 相关性临床表现外,发生 DIC 时 84%~95% 有出血。多为自发性、持续性皮肤、黏膜出血,出血部位广泛,皮肤出血很少为紫癜样,多为瘀斑,亦可为内脏出血,脑出血多致命。出血常不凝固或凝固后很快溶解。30%~80% 发生微循环衰竭致

休克,早期出现多脏器功能障碍。12%～80%有微血栓形成,常无定位体征。发生于体表浅层栓塞多表现为皮肤、黏膜灶性缺血性坏死及溃疡。发生于深部器官引起器官功能衰竭。25%发生贫血加重。PB 破碎红细胞增多属于微血管病性溶血,但多无典型血管内溶血表现。

②实验室检查:AML 多有血小板减少,并发 DIC 后血小板进行性下降。凝血象检查 PT、APTT 延长,纤维蛋白原减低或进行性减低,FDP 和 D-二聚体增高,三 P 试验阳性,PB 中红细胞碎片增多>2%。

③诊断和鉴别诊断:AML 患者突然病情加重,如出血,器官功能障碍,并有纤维蛋白原降低、FDP 和 D-二聚体增高,即可考虑有 DIC。由于个体差异,DIC 发生急或慢使 DIC 实验室变化不明显,又高度怀疑有 DIC 可能,应加强监测动态变化。鉴别主要与原发性纤溶、血栓性血小板减少性紫癜(TTP)和抗磷脂综合征(APS)区别。原发性纤溶以纤维蛋白原明显降低、其他凝血因子下降趋势不明显、FDP 增高、D-二聚体不增高、PB 红细胞碎片不多等有别于 DIC。TTP 以明显微血管病性溶血、多变性神经精神症状、肾脏损害、PT 正常、^{3}P 试验阴性、D-二聚体不高、抗 ADAMTS13 抗体阳性等与 DIC 不同。APS 特别是灾难性 APS 与 DIC 酷似,但抗磷脂抗体(常为狼疮抗凝物、抗心磷脂抗体)阳性,可与 DIC 区别。

④治疗:按 DIC 病理生理变化有高凝期、消耗性低凝期和继发性纤溶期,但此三期有交叉很难截然分开。治疗主要在阻断 DIC 病理过程。AML 治疗很重要。

抗凝治疗:以抑制凝血活酶和凝血酶引发的凝血链。常用为普通肝素 50～100U/kg,静脉注射,以后每 6～8 小时,SC 或低分子肝素(LMWH)。肝素治疗疗效不佳时,应考虑下列因素并加以纠治,如酸中毒加快肝素灭活;凝血因子和血小板消耗过多不能有效止血;血小板破坏并释出血小板第 4 因子(PF4)中和肝素;肝素相关性血小板减少和血栓形成;对肝素特别敏感即便小量也过量等。其他抗凝药复方丹参注射液(30～60m1+5% GS 100～200mL,静脉注射,每日 2～3 次,7～10 天)、水蛭素[5μg/(kg·h),CIV,4～8 天]、抗凝血酶[40～80U/(kg·d),静脉注射,逐日减量,使 AT 活性维持在 80%～160%,5～7 天]、活化蛋白 C[200～3000U/(kg·d),静脉注射,2～3 天]亦可应用。于 DIC 停止后(PT、APTT、纤维蛋白原正常,D-二聚体不高)继续用 2～3 天停。

补充血小板和凝血因子:DIC 出血主要因血小板及凝血因子消耗过多,补充血小板和凝血因子至关重要。血小板数≥(20～50)×10⁹/L、纤维蛋白原>1g/L、F Ⅺ≥50%、F Ⅷ 30%～50%,才能有效止血。可输注血小板悬液、新鲜血浆、纤维蛋白原,有条件也可输重组 F Ⅷ、F Ⅶ 等非血制品。尽可能不用冷沉淀,因不含所有全部的凝血因子,而且在加工中可能有的凝血因子被活化,输后反加重 DIC。最好在应用抗凝治疗时进行补充。

抗纤溶治疗:一般用于纤溶亢进期,药物有氨基苯酸(50～100mg,静脉注射)、氨基环酸(10mg/kg,后 100～200mg/d,静脉注射)、氨基乙酸(4～6g/d,静脉注射)或抑肽酶(8 万～10 万 U/d,分 2～3 次静脉注射)。前三种只能抑制纤溶酶生成,对纤溶酶活性无影响;而后者也能抑制纤溶酶活性。DIC 高凝、低凝和纤溶期常交叉重叠,与肝素合用为宜。

（5）高血氨综合征：在化疗或 HSCT 骨髓抑制期发病的神志改变呼吸性碱中毒。表现为眩晕、意识蒙眬、烦躁、肌肉震颤、运动失调、换气过度、嗜睡、昏迷、CSF 示颅压升高、脑水肿，无白血病细胞，血氨增高与肝功能损害不成比例。治疗应输精氨酸 10g/d，清洁肠道及少食蛋白类食物减少氨的吸收，重者可血液透析。

（6）呼吸窘迫综合征：高白细胞 AML 可淤滞肺毛细血管，HDAra-C（＞1000mg/d）用后 1～19 天发病。表现胸痛、呼吸困难、发绀、低氧血症，X 线胸片示散在片状浸润，胸膜及心包可有渗液。治疗用白细胞单采快速将白细胞，药物相关性即刻停药，吸氧、呼吸机辅助呼吸及大剂量皮质激素。

4.特殊 AML 的治疗

所谓特殊 AML 包括 APL、高细胞性 AML、低增生性 AML、Ph^+/BCR-$ABL1^+$ AML 和难治性 AML。

（1）APL：上海交通大学瑞金医院首创用全反式维 A 酸（ATRA）诱导分化治疗 APL，可缓解 DIC，不抑制 BM，促异常早幼粒细胞分化成熟，CR 可高达 95％，其后国内外广为应用，ATRA 已成为治疗 APL 的一线药物，使 APL 成为仅用药物可治愈的 AML 之一。哈尔滨医科大学第一医院又首创用三氧化二砷（砒霜、亚砷酸、As_2O_3、ATO）治疗初治、难治及复发 APL，也有较高 CR 率，分别为 87.9％、48.7％和 60％。北京大学人民医院血液学研究所用高纯度四硫化四砷（As_4S_4、雄黄）治疗初治、复发 APL 也取得骄人的疗效。这些具有我国特色的足以自豪的创举是对世界医学的贡献。

①确诊 APL 除形态学外，必须有细胞遗传学和（或）分子学的依据：细胞形态学似 APL 不一定是 APL，可能是 M2、M4、M5b、$CD56^+$-AML、t(4;11)(q11;q13)$^+$ AML，对 ATRA 不敏感。即便细胞遗传学/分子学证实，由于遗传学和 RARa（17q21 上）融合伙伴基因不同，对 ATRA 的敏感亦不相同。＞90％APL 是经典型，即是 t(15;17)(q22;q21)/PML-RARα 阳性，对 ATRA 敏感。变异型 APL 则不然。t(11;17)(q23;q21)/ZBTBlb(PLZF)-RARα 和 del(17q)/STAT5B-RARα 对 ATRA 不敏感。t(11;17)(q13;q21)/NuMA-RARα、t(5;17)(q23;q21)/NPM-RARa、t(4;17)(q12;q21)/FIPILl-RARα 对 ATRA 敏感。细胞遗传学/分子学检查应同时进行，不但可以确诊 APL 尚可指导用药。所幸 APL 绝大多数为经典 APL。由于 APL 多凶险，凡形态学似 APL 可先给予 ATRA±联合化疗，待细胞遗传学/分子学结果进行调整，方为上策。

②按危度个体化诱导缓解治疗：我院按初诊白细胞（WBC）数和血小板（PLT）数将 APL 分为低危、中危和高危。低危 APL：WBC＜$10×10^9$/L，PLT＞$40×10^9$/L，如 WBC＜$5×10^9$/L，用 ATRA[45mg/(m²·d)]±ATO（10mg/d，或每周用 5 天停 2 天）直至 CR。治疗过程中 WBC＞$5×10^9$/L，加 LDAra-C±LD 高三尖杉酯碱以免发生分化综合征。如 WBC 于初治时＞$5×10^9$/L、＜$10×10^9$/L 则 ATRA±ATO±LD 化疗或标量蒽环类药±Ara-C。中危 APL：WBC＜$10×10^9$/L，PLT＜$40×10^9$/L，治疗同低危。高危 APL：WBC＞$10×10^9$/L，一般用 ATRA±ATO＋蒽环类±Ara-C（均为标量）联合化疗。如 WBC＞$50×10g$/L，则先用羟基脲（HU）或温和化疗甚至白细胞单采，使 WBC 数降至（10～20）×

10^9/L,再治以 ATRA±标量蒽环类±Ara-C。经分级诱导低危 APL 几乎 100% 可 HCR,中危 APL 95% 左右,高危 APL 90% 左右可 HCR。疗程约 30 天。少数 APL 经诱导缓解后可同时取得 HCR 和分子学 CR(MCR)。

③缓解后治疗:包括巩固治疗、维持治疗和 CNSL 的预防。

巩固治疗:经诱导治疗取得 HCR 未达到 MCR 者,于巩固治疗后必须达到 MCR,减少分子学复发的可能。

APL 的巩固治疗:取得 HCR±MCR 后,不再按危度分级,均以标量蒽环类或 MIT(10mg/d)×3~4d+中剂量 Ara-C(500~1000mg/d,3~5 天)+ATRA(40~60mg/d×15d)或 ATO(10mg/d×15d),每月 1 次,共 2~3 次巩固。诱导缓解取得 HCR 但未 MCR 者亦能达到 MCR,后转入维持治疗。

低危 APL 第 1 巩固方案:IDA(每天 5mg/m² ×4d)+ATRA(每天 45mg/m²×15d),而 LPA99 方案不加 ATRA。第 2 巩固方案:MIT(每天 10mg/m² ×3d)+ATRA(每天 45mg/m²×15d),LPA99 方案中 MIT 用 5 天,不加 ATRA。第 3 巩固方案:IDA(每天 12mg/m²×1d)+ATRA(每天 45mg/m²×15d),LPA99 方案只用 IDA。

中危 APL 第 1 巩固方案:IDA(每天 7mg/m² ×4d)+ATRA(每天 45mg/m²×15d)。第 2 巩固方案:MIT(每天 10mg/m² ×3d)+ATRA(每天 45mg/m²×15d),LPA99 方案中 MIT 用 5 天,也加 ATRA。第 3 巩固方案:IDA(每天 12mg/m²×2d)+AT-RA(每天 45mg/m²×15d)。

高危 APL 第 1 巩固方案:IDA(每天 5mg/m² × 4d)+ATRA(每天 45mg/m² × 15d),+Ara-C(每天 1000mg/m² × 4d)。LPA99 方案则为 IDA(每天 7mg/m² × 4d)+ATRA(每天 45mg/m² × 15d),第 2 巩固方案:MIT(每天 10mg/m² × 5d)+ATRA(每天 45mg/m² × 15d),与 LPA99 方案相同。第 3 巩固方案:IDA(每天 12mg/m² × 1d)+ATRA(每天 45mg/m² × 15d)+Ara-C(150mg/m²,每 8h × 4d),LPA99 方案则为 IDA(每天 12mg/m² × 2d)+ATRA(每天 45mg/m² × 15d)。

北美 C9710 方案以 ATRA 为基础方案取得 CR 后,以 ATO 0.15mg/(kg·d),每周用 5 天,共 5 周停 2 周再用 5 周为 2 个疗程巩固。

欧洲 APL 组巩固治疗:CR 后以 DNR+Ara-C 巩固 2 个疗程,第 1 个疗程剂量与诱导方案同,第 2 个疗程 DNR 每天 45mg/m²×3d,Ara-C 1g/m²,q12h×4d。老年人仅用第 1 次巩固。

维持治疗:APL 在 HCR 和 MCR 后转入维持治疗。一般不立即施行 Allo-HSCT。如复发,再次取得 HCR 和 MCR,有条件最好做 HSCT。维持治疗常持续 2 年,也有 1 年甚至长达 5 年者。国外多每 3 个月用 ATRA 每天 45mg/m²×15d,巯嘌呤(6-MP)每天 50~90mg/m²,甲氨蝶呤(MTX)每周 15mg/m²×2 周,持续 2 年,并按 WBC 和 PLT 数调整剂量为 >3.5×10^9/L 和 >150×10g/L 则 6-MP 和 MTX 用全量。分别为(2.5~3.5)×10^9/L 和(100~150)×10^9/L 则 6MP 和 MTX 用半量。如分别 <2.5×10^9/L 和 <100×10^9/L 则暂停治疗。如肝酶升高 >正常上限 5 倍或胆红素 >正常上限 2 倍也暂停用药。

间断 ATRA＋连续 6MP＋MTX 维持 2 年,其 10 年无病生存和总生存均较单 DA 或单 ATRA 维持好,分别为 79.7％和 94.4％比 72.6％和 93.4％,比 62.2％和 85％,10 年复发率分别为 13.4％、23.4％和 33％,以单 ATRA 维持者最差。ATO 多用于治疗难治复发 APL。每半年或更长时间查 PML-RARa,如转为阳性仍 HCR 则为 MCR 复发,应再行巩固治疗。我们的维持治疗基本与国外相同,但加 ATO 10mg/d×28d。卓家才等以 ATO 和化疗交替做维持治疗,ATO 用药天数逐年减少共维持 5 年。总之,带有 ATO 的治疗方案无论诱导、巩固、维持应用均可使缓解时间、无事件生存时间和总生存时间延长,复发减少。遗憾的是国内尚无共识的维持治疗方案。当务之急应规范具有我国特色的 APL 维持治疗方案。

CNSL 的预防:APL 初治时很少有 CNSL。APL 可以 CNSL 为复发的首发表现。为此,缓解后治疗要包括 CNSL 预防,以 MTX(10mg)＋Ara-C(30mg)＋地塞米松(5mg)三联随巩固治疗做鞘内注射。

④关于 DIC 的防治:APL 极易伴 DIC 病情危重。自进入 ATRA 治疗时代后,DIC 发生减少,即使发生也较轻。已证实 ATRA 可下调 APL 细胞组织因子和癌性促凝物,抑制纤维蛋白溶解,对 DIC 和继发性纤溶有防治作用。APL 发生 DIC 时多不主张用抗凝肝素治疗,强调输血小板悬液、新鲜冷冻血浆(FFP)、纤维蛋白原或全血使 PLT 数$>30×10^9$/L,纤维蛋白原$>1g$/L。我们的经验是不常规应用肝素,尽量补充 PLT 和凝血因子,在下列情况下加肝素:DIC 并脑出血;用 ATRA 一周,DIC 无改善;输血小板悬液,补充凝血因子后 DIC 无改善或加重;高危 APL;合并严重感染。关于抗纤溶药也不常规应用。APL 除并发 DIC 继发纤溶外,APL 细胞释放纤溶酶原活化素(组织型和尿激酶型)灭活 α_2 纤溶酶抑制素,还可引起原发纤溶而无 DIC 发生。为此,APL 出血为原发纤溶者(外周血红细胞碎片不增多,三 P 试验阴性,D-二聚体不高),虽 ATRA 和 ATO 有抗纤溶作用,但活性弱,且较抗凝活性早出现,可加用氨基环酸等抗纤溶药物。即使高 WBC 的 APL 以 ATRA＋联合化疗也不用肝素来预防 DIC 的发生,以 DIC 筛查试验监控。

⑤ATRA 的不良反应:ATRA 有多种不良反应,除药物热、皮损、高钙血症、高脂血症、高肝酶血症、骨关节肌肉疼痛外,还可引起较严重危及生命的不良反应,有以下几种:

分化综合征(DS):ATRA 治疗 APL 过程中可发生 DS,重则致死。DS 昔称维甲酸综合征(RAS)、早幼粒细胞分化综合征,由于单用 ATO 治疗 APL 亦可发生 RAS,遂改称 DS。众所周知,DS 多在应用 ATRA2 周内发生,WBC 数增高者较易发生。DS 临床表现有发热、气短(呼吸困难)、胸腔/心包积液、心律失常/心力衰竭、肺浸润、肾功能减退或衰竭、水肿、低血压等。$\geqslant4$ 项表现为重度,2～3 项为中度,重度 DS 可危及生命。治疗 DS,应用地塞米松20mg/d,3～5 天。发生 DS 最好停用 ATRA/ATO,恢复后再用时宜从小量开始,并密切监控。在我们的治疗过程中 DS 很少复发。至于是否要预防 DS,尚无一致意见。我们认为用 ATRA/ATO 时如 WBC 数升高$>5×10^9$/L 或高危 APL 者可考虑加用泼尼松 0.5mg/(kg·d)×7～15d 或地塞米松 2～4mg/d×7～15d 以预防。

高颅压综合征:用 ATRA 2～22 天发病,表现为头痛、恶心、呕吐、畏光、流泪、脑膜刺激、视盘水肿、CSF 压力升高等所谓假脑瘤综合征。应暂停药并对症治疗(镇痛药、甘露醇、地塞米松等)可缓解。

高组胺综合征:ATRA 治疗 10～20 天,随 APL 细胞分化可有嗜碱粒细胞增高,分泌组胺入血使之升高引起症状。H_1 受体症状有腹泻、潮红、荨麻疹、哮喘。H_2 受体症状有胃酸过多、溃疡病、消化道出血、心动过速。治疗应暂停 ATRA,用抗组胺药 H_1 受体拮抗药氯苯吡胺 12mg/d;H_2 受体拮抗药西咪替丁(300mg/d)、法莫替丁(40mg/d)或 H_1/H_2 受体拮抗药色氨酸二钠(400mg/d)、CsA(300mg/d)。

横纹肌坏死综合征:用 ATRA 9～24 天出现发热、肌痛尤以腓肠肌,背、臀部肌痛明显,无力、呕吐、恶心,重者尿色浓茶样、甚可少尿、肾衰竭,肌酸激酶、肌酐和 LDH 升高。应停 ATRA、碱化尿液、皮质激素治疗,于数日内好转,恢复后再用 ATRA 不复发。

血栓栓塞综合征:ATRA 抗纤溶活性较抗凝活性出现早,致有高凝状态,可发生血栓栓塞,表现为静脉血栓、巴德-吉亚利综合征、肺梗死、心肌梗死、骨髓坏死、股骨头坏死、脑血管病等。应暂停 AT-RA,用肝素抗凝治疗。

高钙血症:ATRA 增强破骨细胞活性,致骨小梁、骨皮质吸收引起高钙血症,表现为恶心、疲乏、嗜睡、心律失常、心动过缓、心电图 PR 延长,QT 缩短,T 波宽,烦渴、多尿、便秘,重则谵妄、癫痫样发作、意识模糊、昏迷、肾病。无溶骨改变。血钙>2.9mmol/L(11mg/dL),可伴低血钾、低血镁。治疗暂停 ATRA,用二磷酸盐、降钙素、皮质激素等可恢复。再用 ATRA 应减量。

⑥难治性 APL:即使经典 APL 对 ATRA 敏感,亦有 20% 左右对 ATRA 耐药难治。一般认为 ATRA 治疗>30 天不能 CR,BM 中异常早幼粒细胞>50%,无明显形态分化成熟,减少的血细胞无回升,异常凝血象无明显改善,或 ATRA 加化疗一个疗程>30 天不能 CR,或 ATRA 缓解后复发均为难治。此时如未用过 ATO 可用,在 ATO 前给予维生素 C 1g,静脉注射,或口服西罗莫司(雷帕霉素)3mg/d,可增强 ATO 的作用。或改用以蒽环类为基础的联合化疗,或加以下药物维生素 E、维生素 B_2、维生素 K_2、酮康唑、长春新碱、干扰素、G-CSF、组蛋白去乙酰化酶抑制药,以增强 APL 细胞对 ATRA 的敏感。实在难治则考虑 HSCT。

⑦关于 APL 的表观遗传治疗:所谓表观遗传指 DNA 序列无变化,通过基因修饰,DNA 与蛋白质相互作用,影响和调节 DNA 功能和特性,并通过细胞分裂增殖影响遗传。表观遗传修饰包括 DNA 甲基化、乙酰化、磷酸化、泛素化、RNA 相关性沉默和组蛋白翻译后修饰等。这些调节不是孤立的,而是相互作用,且多是可逆的。因此有所谓表观遗传治疗,其中研究较多的为 DNA 甲基化和组蛋白乙酰化状态。过甲基化和低乙酰化均可引起与细胞增殖分化有关的特异性调控区转录静默在致癌及白血病上有重要作用。PML-RARα 和 AML1-ETO 融合基因阳性的 AML 均有组蛋白去乙酰化酶活性增高,使 DNA 低乙酰化。白血病融合基因:PML-RARα 或 AMLl-ETO 与组蛋白去乙酰化酶形成复合物亲和力强,抑制细胞分化和生长调控基因表达,使造血祖细胞转化而发病。Ph^+-ALL 对组蛋白去乙酰化酶抑制药丙戊酸钠和 ATRA 高度敏感,且可逆转对伊马替尼耐药。丙

戊酸钠＋ATRA 可治疗这三种急性白血病。对有 FLT3-ITD 和 Akt/mTOR 信号途径激活的 AML 耐 VPA/ATRA 加 mTOR 抑制药可逆转此耐药。

DNA 低甲基化和高乙酰化有上调 $P21^{wafl}$、$P27^{kipl}$ 介导恶性细胞细胞周期阻滞在 G_0/G_1 而凋亡。药理剂量 ATRA 可恢复组蛋白乙酰转移酶活性，激活转录使 APL 细胞分化成熟，而丙戊酸钠抑制组蛋白去乙酰化酶活性，亦可使组蛋白乙酰转移酶活性增高乙酰化，还可抑制 VEGF 和血管生长，逆转多药耐药治疗 APL。丙戊酸剂量 $5\sim10mg/(kg \cdot d)$，28 天为 1 个疗程或 $30\sim50mg/(kg \cdot d)$，$7\sim10$ 天为 1 个疗程。组蛋白去乙酰化酶抑制药（HDACi）有多种，除丙戊酸（VPA）外，还有伏林司他（SAHA）、LBH589、romidepsin 等，研究较多为 VPA，已用于治疗难治复发 MDS、AML、CML、MM 等均有低乙酰化的恶性血液病，如 HDACi 与去甲基化药物（地西他滨，5 氮杂胞苷）合用疗效当更好。VPA 为常用抗癫痫药，不良反应轻耐受良好，又适合我国国情，值得推广应用。

（2）低增生性 AML：多见于＞50 岁男性。无肝脾淋巴结肿大，PB 全血细胞减少，偶见白血病细胞。BM 象增生减低，原始细胞≥20%，活检虽增生减低符合 AML，无骨髓纤维化。缓解后 BM 增生正常，复发时增生又减低。治疗策略：①先以 G-CSF $150\sim300\mu g/d$，白细胞上升至≥$2\times10^9/L$，进行 LD 化疗，如≥$4\times10^9/L$ 则行标量化疗；②大剂量皮质激素可刺激白细胞上升，介导白血病细胞分化。可用甲泼尼龙 $500\sim1000mg/d$，静脉注射，$3\sim5$ 天，或地塞米松 $20\sim40mg/d$，静脉注射，4 天；③ATO 10mg/d＋维生素 C 1g/d，静脉注射，20 天；④VPA 200mg，3/d±ATRA 40mg/d，28 天。

（3）高白细胞性 AML：指 PB 白细胞数明显升高≥$(50\sim100)\times10^9/L$。此型 AML 很容易发生白细胞淤滞综合征，化疗中易发生 ATLS 和 DIC。治疗策略：有条件可先行白细胞单采，无条件者可先温和化疗，如羟基脲 $2\sim3g/d$ 或 LD 化疗，使白细胞降至＜$30\times10^9/L$，再行标量联合化疗。同时碱化尿液，补液利尿，别嘌醇，以减少尿酸沉积和生成并增加排泄。

（4）Ph⁺/BCR-ABL1⁺ AML：多见于混合型急性白血病。治疗除一般标准方案应加伊马替尼 $600\sim800mg/d$，或达沙替尼 100mg/d 或 70mg，2 次/天，或尼罗替尼 400mg，2 次/天。如经济困难，可用标准方案加 VPA[$10mg/(kg \cdot d)$]±ATRA 40mg/d 或 ATO 10mg/d，静脉注射，或硼替佐米[$1\sim1.3mg/(m^2 \cdot d)$]，静脉注射，第 1、4、8、11 天]为基础的化疗方案。

（5）难治性 AML：难治与否在治疗后方能确定。一般指标准化疗方案 2 个疗程不能取得 CR；或第 1 次 CR 后 1 年内复发及多次复发；或 Allo-HSCT 后复发。不够全面。有的 AML 多方治疗，PB 血细胞可很低，但 BM 无论增生减低或活跃，原始细胞虽减低但仍是白血病性（≥20%），甚至较治前更多称为原发耐药。也有的 AML 对化疗敏感，经治疗 PB 和 BM 均达到抑制，但恢复期 BM 原始细胞快速增长至白血病＞20%，多种方案均如此，称为再生耐药。这些也应为难治性 AML，当无疑义。在诊断难治 AML，如能事先预期其可能难治，加强诱导及缓解后治疗，提高疗效减少复发，较证实为难治再采取措施可事半功倍。为此，将高危 AML 作为难治对待是合理的。对难治 AML 应分析其难治原因,个体化处理。对高细胞性 AML、MDS/MPN 相关性 AML、治疗相关性 AML、低增生性 AML、老年 AML、混合性白血病、髓外白血病、预后不良染色体(Ph、5/7 号、11 号及复杂染色体)AML、高表达耐药基因及抗凋亡基因或血管内皮生长因子的 AML 作为难治。对难治 AML 无标准方案可循,应根据药源、患者情况区别对待。可以采取的策略有:

①加强诱导缓解:多药联合,未用过的药物联合,双诱导,大剂量化疗,延长用药时间,缩短疗程间歇期,单克隆抗体,脂质体药。

②逆转多药耐药:加 CsA、维拉帕米、奎宁、他莫昔芬、西罗莫司,或换用抗耐药药物如伊达比星、阿柔比星、吡柔比星。

③抗凋亡基因抑制:寡核苷酸、ATRA、西罗莫司、降脂药、ATO。

④抑制血管生成:沙利度胺、雷利度胺、IFN-α、ATRA、CsA。

⑤干扰增殖信号传导通路:组蛋白去乙酰化酶抑制药、低甲基化药、法尼基转移酶抑制药、NFKB 抑制药、PI3K/Ak6/mTOR 抑制药等。

以上综合治疗仍无明显疗效可 HSCT 或带病生存。

以下方案供参考:

①FAIP-G 方案:无 P 可代以 VPA(丙戊酸钠)30mg/(kg·d),7 天,或 600mg/d,21～28 天。

F(氟达拉滨)25mg/(m²·d),静脉注射,3 天。

A(阿糖胞苷)1000mg/(m²·d),静脉注射,3 天。

I(伊达比星)5mg/(m²·d),静脉注射,3 天。

P(panobinostat,一种组蛋白去乙酰化酶抑制药)20～60mg/d,第 1、3、5、8、10、12 天。

GO(抗 CD33 单抗):3mg/m²,d4。

②PAM 方案:Panobinostat 用法同上。

Ara-C 1000mg/m²,静脉注射,d1～6。

M(米托蒽醌)5mg/m²,静脉注射,d1～5。

③VIL 方案

V(硼替佐米)1.3mg/(m²·d),静脉注射,d1、4、8、11。

I(伊达比星)12mg/(m²·d),静脉注射,d1～3。

L(雷利度胺)20mg/d,10 天。

L 较贵,可代以沙利度胺 100～200mg/d。

难治性 AML 是当前 AML 治疗中一大难题。如能加强基础研究,对白血病细胞生物行为更全能深入了解,进行大协作,大创新,设计具有我国特色的治疗方案,为最终攻克白血病做出应有的贡献。

参考文献

[1]贺蓓,周新.呼吸系统疾病诊疗基础[M].北京:中国医药科技出版社,2018.

[2]王良兴、余方友.呼吸系统疾病的检验诊断[M].北京:人民卫生出版社,2016.

[3]杨霞,孙丽.呼吸系统疾病护理与管理[M].湖北:华中科技大学出版社,2016.

[4]冯莉,宋立格,王巧云.呼吸科疾病临床诊疗技术[M].北京:中国医药科技出版社,2016.

[5]王伟,卜碧涛,朱遂强.神经内科疾病诊疗指南(第3版)[M].北京:科学出版社,2019.

[6]王拥军.哈里森神经内科学(第3版)[M].北京:科学出版社,2018.

[7]石宏斌.肾内科新医师手册[M].北京:化学工业出版社,2019.

[8]杭宏东.肾内科学[M].北京:中国协和医科大学出版社,2016.

[9]徐欣昌,田晓云.消化系统疾病[M].北京:人民卫生出版社,2015.

[10]彭永德.内科疾病临床思辨[M].北京:人民卫生出版社,2018.

[11]朱月永,庄则豪,董菁.消化内科医师查房手册[M].北京:化学工业出版社,2018.

[12]王晨,王捷.内科疾病学[M].北京:高等教育出版社,2019.

[13]涨潮鸿,江领群.临床护理实践技能[M].北京:科学出版社,2016.

[14]修麓璐.呼吸内科临床护理实践指导手册[M].北京:军师医学科学出版社,2015.

[15]唐前.内科护理[M].重庆:重庆大学出版社,2016.

[16]张晓念,肖云武.内科护理[M].上海:上海第二军医大学出版社,2015.

[17]李秀云,殷翠.临床护理实践[M].北京:人民卫生出版社,2014.

[18]石兰萍.临床内科护理基础与实践[M].北京:军事医学科学出版社,2013.

[19]丁炎明,张大双.临床护理基础技术操作规范[M].北京:人民卫生出版社,2015.

[20]赵冰.循环系统疾病[M].北京:中国医药科技出版社,2019.

[21]王志敬.心内科诊疗精萃[M].上海:复旦大学出版社,2015.

[22]陈晓锋,梁健,唐友明.神经内科医师手册[M].北京:化学工业出版社,2014.

[23]马爱群,王建安.心血管系统疾病[M].北京:人民卫生出版社,2015.

[24]步宏,李一雷.病理学.第9版[M].北京:人民卫生出版社,2018.

[25]王国平,李娜萍,吴焕明.临床病理诊断指南.第2版[M].北京:科学出版社,2018.